张梅芳

眼科六十年医论医案精华

主编 陈兹满

U0194320

全国百佳图书出版单位
中国中医药出版社
·北 京·

图书在版编目（CIP）数据

张梅芳眼科六十年医论医案精华/陈兹满主编.

北京：中国中医药出版社，2024.11

ISBN 978 - 7 - 5132 - 9079 - 1

Ⅰ．R276.7

中国国家版本馆 CIP 数据核字第 2024TS7041 号

中国中医药出版社出版

北京经济技术开发区科创十三街 31 号院二区 8 号楼

邮政编码　100176

传真　010 - 64405721

山东临沂新华印刷物流集团有限责任公司印刷

各地新华书店经销

开本 710 × 1000　1/16　印张 16.5　字数 266 千字

2024 年 11 月第 1 版　2024 年 11 月第 1 次印刷

书号　ISBN 978 - 7 - 5132 - 9079 - 1

定价 98.00 元

网址　www.cptcm.com

服 务 热 线　010 - 64405510

购 书 热 线　010 - 89535836

维 权 打 假　010 - 64405753

微信服务号　zgzyycbs

微商城网址　https://kdt.im/LIdUGr

官 方 微 博　http://e.weibo.com/cptcm

天猫旗舰店网址　https://zgzyycbs.tmall.com

如有印装质量问题请与本社出版部联系（010 - 64405510）

《张梅芳眼科六十年医论医案精华》编委会

序

中医眼科学的形成与发展源远流长，上溯至先秦，下延至明清。自北宋初年独立成科以来，至今已近千年；在这漫长的岁月里，流派纷呈，名家辈出。广东省名中医张梅芳教授已届高龄九旬，系第三批全国老中医药专家学术经验继承工作指导老师，同时也是广东省优秀中医药、中西医结合工作者，以及广东省中医药学会眼科专业委员会名誉副主任委员。张教授自1963年从广州中医学院（现广州中医药大学）毕业后，一直在广东省中医院从事中医眼科的医疗、教学、科研工作，至今已六十余载，经验丰富，著述颇丰，并曾获"广东省教育教学成果奖二等奖""广东中医眼科突出贡献奖""中医眼科学术发展杰出贡献奖""广州中医药大学教学成果奖一等奖"等多项荣誉。

张教授是一位学者型医家，擅长治疗眼底出血性疾病及各种疑难眼病。在治疗上，他师古而不泥古，继承了虞抟、张景岳、唐容川等先辈的血证学说，提出了"眼科血证体系"；在眼底病的诊断上，他拓展了传统五轮学说的应用范围，取得了良好的效果；同时，他还自创了"益眼明""消朦灵""热立清"等多种院内制剂。张教授深耕临床所积累的丰富经验，值得我们系统整理与深入挖掘，以传诸后学，进一步造福患者。

《张梅芳眼科六十年医论医案精华》一书由张教授的传承弟子主编，是其学术思想和临床经验的总结。书中精心选录了代表性医案，对当前临床上一些常见的、疑难的眼病，从诊断、治疗、用药等方面进行了详尽的论述。尤其是将近现代的眼科检查技术和方法，如眼底彩照、OCT、视野等纳入了诊断和辨证的范畴，丰富并深化了中医眼科的临床辨证施治内容，提高了疗效。

本书的出版既丰富了岭南中医眼科学术文献的宝库，也为中、西医眼科工作者及中医眼科爱好者提供了一部非常实用的参考书，对于推动中医眼科学的学术传承与发展具有重要意义。

2024 年 9 月 30 日

前　言

作为中医临床学科的重要组成部分，中医眼科承载着千年的智慧与经验，为无数患者带来了光明与希望。在浩瀚的中医典籍与临床实践中，眼科疾病的诊断与治疗始终占据着举足轻重的地位。本书的编写，正是基于这样的历史背景与现实意义，旨在传承和发扬中医眼科的精髓，为现代中医眼科的临床与研究提供宝贵的参考与借鉴。

本书的编写得益于张梅芳教授六十年如一日的辛勤耕耘与无私奉献。张梅芳教授作为广东省名中医，不仅精通中医眼科的理论精髓，更在临床实践中积累了丰富的经验，形成了自己独特的诊疗思路与用药风格。

本书上篇"眼科理论"部分系统地梳理了中医眼科的基础理论，特别是对眼科血证思想的深入探讨，为读者构建了一个清晰、完整的中医眼科理论框架。同时，张梅芳教授结合自己的临床体会，对眼与气、血、津液的关系，以及瘀血、痰、痰瘀等病理因素在眼科疾病中的作用进行了深入剖析，为后续的临证治疗提供了坚实的理论基础。

下篇"临证医案"则是本书的核心与亮点。我们精心挑选了张梅芳教授亲自诊治的69篇医案，这些医案涵盖了从外眼疾病到内眼疾病的多种眼科疾病，如糖尿病视网膜病变、老年性黄斑变性、视网膜静脉阻塞、玻璃体积血等。每个医案都详细记录了患者的症状、体征、诊断、治疗过程及疗效，不仅展示了张梅芳教授高超的诊疗技巧与丰富的临床经验，更体现了中医眼科"同病异治""异病同治"的灵活性与科学性。通过阅读这些医案，读者可以深刻体会到中医眼科的整体辨证思路与个性化治疗方案的魅力所在。

此外，本书上篇还特别设置了"验方与用药"章节，介绍了张梅芳教授在治疗眼科疾病中常用的验方和药物。这些验方与药物均经过临床实践的检验与验证，具有疗效确切、使用方便的特点。对于中医眼科医生来说，这无疑是一份难得的实用指南；而对于广大中医爱好者来说，也可以通过学习这些验方与药物，了解中医眼科的治疗特色与优势。

在本书的编写过程中，我们始终秉持着严谨、科学、实用的原则，力求将张梅芳教授的学术思想与临床经验原汁原味地呈现给读者。我们相信，本书的出版不仅是对张梅芳教授学术贡献的一次总结与传承，更是对中医眼科事业的一次有力推动与促进。我们期待着广大读者能够从中受益，共同推动中医眼科事业的繁荣发展。

最后，我们要特别感谢张梅芳教授及其团队对本书编写工作的大力支持与辛勤付出。同时，也感谢所有参与本书编写、审校、出版等各个环节的工作人员，是你们的辛勤劳动与无私奉献，才使得本书得以顺利问世。

愿本书成为中医眼科领域的一朵奇葩，为中医眼科事业的繁荣发展贡献一份力量！

《张梅芳眼科六十年医论医案精华》编委会
2024 年 9 月

张梅芳简介

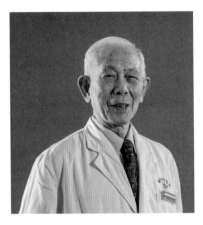

张梅芳，男，1935年生，广东省梅县石扇东山下人。1957年，他毕业于广东省梅县高级中学，同年考入广州中医学院（现广州中医药大学）。1963年，张梅芳从广州中医学院中医医疗系本科毕业，并被分配至广东省中医院眼科，自此致力于医疗、教学与科研工作。现为广东省中医院主任医师、广东省名中医、广东省优秀中医药及中西医结合工作者，同时担任中医眼科学硕士研究生导师及主任导师，亦是第三批全国老中医药专家学术经验继承工作指导老师。他曾任广东省中医院眼科主任、广州中医学院医疗二系眼科教研室主任等职务。

张梅芳教授还兼任多项职务，包括国家卫生健康委员会第四届药品（中药）审评委员、国家药品监督管理局药品（中药）审评专家库专家、广东省药品注册审评专家、广东省医疗事故技术鉴定专家库成员，以及广东省中医药学会五官专业委员会副主任委员、广东省中西医结合学会眼科专业委员会副主任委员、广州中医科技专家委员会委员、广东省中医药学会眼科专业委员会第一届委员会名誉主任委员等。他还被马来西亚中医学院和香港中文大学聘为客座教授。

张梅芳教授学术成果丰硕，著有《中医眼科》（1975年版、1989年版），其中1975年版由人民卫生出版社出版，并于1979年荣获广东省科学大会奖。他主编了《眼科血证》（1999年第一版、2006年第二版），均由广东人民出版社出版，并举办了全国眼科血证学习班（项目编号：330210014）。《眼科及耳鼻喉科专病中医临床诊治》（2000年版）亦由人民卫生出版社出版，荣获"康莱特杯"全国中医优秀学术著作奖及广州中医药大学科技进步奖一等奖。此外，《中西医结合眼科学》（面向21世纪高等医学院校教材，2003年第一版）由科学出版社出版，获得广州中医药大学教学成果一等奖及广东省教育教学成果二等奖。《眼科专病中医临床诊治》（2006年第二版、2013年第三版）亦由人民卫生出版社出版。他的多篇论文发表于各类期刊，如《眼科血证治疗体会》一文即发表于《新中医》1986年第四期的《疑难杂证》栏目。

因教学工作满25年且贡献突出，张梅芳教授于1988年获得广东省人民政府的表彰与证书。2002年，他被遴选为第三批全国老中医药专家学术经验继承工作指导老师；2008年，荣获广州中医药大学第三批老中医药专家学术经验继承工作优秀指导老师称号。其事迹被载入《当代名老中医图录》（2007年版，中医古籍出版社出版）。

2012年，作为"岭南中医眼科名家"，张梅芳教授被编入《岭南中医药名家（三）》（广东科技出版社），并荣获广东省保健行业协会第一届岭南养生文化研究促进会首席顾问荣誉称号。2016年，他获得广东省中西医结合眼科学会颁发的"广东中医眼科突出贡献奖"。2017年，张梅芳教授更是荣获中华中医药学会"中医眼科学术发展杰出贡献奖"及广东省科学技术学会"南粤好医生暨第三届羊城好医生"荣誉称号。

目 录

上　篇

眼科理论

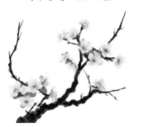

第一章

眼科血证思想溯源

第一节　血

张梅芳教授认为，血证为眼疾之根本，认为眼之明亮，全赖气血之滋养与调和。若气血失和，则眼疾丛生。眼底出血，尤为血证之重，需详加辨证，以明虚实。治则上，中医眼科强调调血以和，理气为先，使气血顺畅，则眼疾自消。同时，注重整体调理，平衡阴阳，以达明目健神之效。

一、血的概念

血，即血液，是循行于脉中、富有营养的红色液态物质，同时也是构成和维持人体生命活动的基本物质之一。血主于心，藏于肝，统于脾，布于肺，根于肾，有规律地循行于脉管之中，在脉内营运不息，充分发挥灌溉全身的生理效应。脉是血液循行的管道，又称"血府"。在某些因素的作用下，血液不能在脉内循行而溢出脉外时，称为"出血"，即"离经之血"。由于离经之血离开了脉道，失去了其发挥作用的条件，因此也就丧失了血的生理功能。

二、血的生成

1. 血液化生的物质基础

（1）"中焦受气取汁，变化而赤，是谓血。"（《灵枢·决气》）"血者水谷之精气也……故虽心主血，肝藏血，亦皆统摄于脾。补脾和胃，血自生矣。"（《妇人大全良方》）由于脾胃化生的水谷精微是血液生成的基本物质，所以有脾胃为"气血生化之源"的说法。饮食营养的优劣，脾胃运化功能的强弱，直接影响着血液的化生。"盖饮食多自能生血，饮食少则血不生。"（《医门法律》）因此，长期营养摄入不足，或脾胃的运化功能长期失调，均可导致血液的生成不足而形成血虚的病理变化。

（2）营气 营气是血液的组成部分。"夫生血之气，营气也。营盛即血盛，营衰即血衰，相依为命，不可分离也。"（《读医随笔》）

（3）精髓 "血即精之属也。"（《景岳全书》）"肾为水脏，主藏精而化血。"（《侣山堂类辩》）"肾藏精，精者，血之所成也。"（《诸病源候论》）由上观之，精髓也是化生血液的基本物质。

（4）津液 "营气者，泌其津液，注之于脉，化以为血。"（《灵枢·邪客》）"中焦出气如露，上注溪谷，而渗孙脉，津液和调，变化而赤为血。"（《灵枢·痈疽》）津液可以化生为血，不断补充血量，以使血液满盈。"津亦水谷所化，其浊者为血，清者为津，以润脏腑、肌肉、脉络，使气血得以周行通利而不滞者此也。凡气血中，不可无此，无此则槁涩不行矣。"（《读医随笔》）因此，血液的盈亏与津液有密切关系。

综上所述，水谷精微、营气、津液、精髓均为生成血液的物质基础。津液和营气都来自饮食物经脾和胃的消化吸收而生成的水谷精微。因此，就物质来源而言，水谷精微和精髓是血液生成的主要物质基础。

2. 血液生成与脏腑的关系

（1）心 心主血脉，一则行血以输送营养物质，使全身各脏腑获得充足的营养，维持其正常的功能活动，从而也促进血液的生成；二则水谷精微通过脾的转输升清作用，上输于心肺，在肺吐故纳新之后，复注于心脉化赤而变成新鲜血液。"血乃中焦之汁，流溢于中以为精，奉心化赤而为血。"（《侣山堂类辩》）"奉心化赤而为血"是指心也参与血液的生成。"血为心火之化，以其为心火所成……故经谓心生血，又云血属于心。"（《医碥》）

（2）肺 肺主一身之气，参与宗气的生成和运行。气能生血，气旺则生血功能亦强，气虚则生血功能亦弱。气虚不能生血，常可导致血液衰少。肺通过主一身之气的作用，使脏腑功能旺盛，从而促进了血液的生成。肺在血液生成中的作用，主要是通过肺朝百脉、主治节的作用而实现的。正如《灵枢·营卫生会》所述："中焦亦并胃中，出上焦之后，此所受气者，泌糟粕，蒸津液，化其精微，上注于肺脉，乃化而为血。"脾胃消化吸收的水谷精微，化生成营气和津液等营养物质，通过经脉汇聚于肺，在肺的呼吸作用下，进行气体交换之后方化而为血。

（3）脾　脾为后天之本，气血生化之源。脾胃所化生的水谷精微是化生血液的最基本物质。正如《景岳全书》所言："血者水谷之精也。源源而来，而实生化于脾。"同样，《医碥》中也提道："胃中水谷之清气，借脾之运化成血，故曰生化于脾。"若中焦脾胃虚弱，不能运化水谷精微，化源不足，往往导致血虚。可见，中医学已深刻认识到血液与营养物质之间的密切关系，并明确指出脾是一个重要的造血器官。

（4）肝　肝主疏泄而藏血。肝脏是一个重要的贮血器官。因精血同源，肝血充足，故肾亦有所藏，精有所资，精充则血足。此外，肝脏也参与造血过程，"肝……其充在筋，以生血气。"（《素问·六节脏象论》）

（5）肾　肾藏精，精生髓。精髓也是化生血液的基本物质，故有"血之源头在于肾"之说。中医不仅认识到骨髓是造血器官，肾对血液的生成有调节作用，还认识到肾精通过肝脏的作用而生成血液。正如《张氏医通》所述："血之与气，异名同类，虽有阴阳清浊之分，总由水谷精微所化。其始也混然一区，未分清浊，得脾气之鼓运，如雾上蒸于肺而为气；气不耗，归精于肾而为精；精不泄，归精于肝而化清血。"

综上所述，血液是以水谷精微和精髓为主要物质基础，在脾、胃、心、肺、肝、肾等脏腑的共同作用下而生成的。因此，临床上常用补养心血、补益心脾、滋养肝血和补肾益髓等方法来治疗血虚之证。

三、血的循行

1. 血液的循行方向　脉为血之府，脉管是一个相对密闭、如环无端、自我衔接的管道系统。血液在脉管中运行不息，流布于全身，环周不休，以营养人体的周身内外上下。李中梓则更明确指出："脉者，血脉也。血脉之中，气道行焉。五脏六腑以及奇经，各有经脉，气血流行，周而复始，循环无端，百骸之间，莫不贯通。"（《医宗必读》）

血液循行的具体方向："食气入胃，散精于肝……食气入胃，浊气归心，淫精于脉，脉气流经，经气归肺，肺朝百脉，输精于皮毛。毛脉合精，行气于府。府精神明，留于四脏，气归于权衡。"（《素问·经脉别论》）此外，"肺司气而主皮毛，将此雾气由脏而经，由经而络，由络而播宣皮腠，熏肤充血泽毛……阴性亲内，自皮而络，自络而经，自经而归趋脏腑。"（《素灵微蕴》）这段论述清晰地阐述了水谷精气的走行方向，并明确指出了水谷精气是进入血液循环的。

从中我们可以了解血液离心性和向心性的具体循行方向。这个方向虽与现代生理学对血液循环的认识有所不同，但古代医学家已明确提出心、肺和脉构成了血液的循环系统。

2. 血液的运行机制 血液正常循行必须具备两个条件：一是脉管系统的完整性，二是全身各脏腑发挥正常生理功能，特别是与心、肺、肝、脾四脏的关系尤为密切。

心主血脉："人心动，则血行诸经。"（《医学入门》）心是血液循行的动力所在，脉是血液运行的通路。在心的推动下，血液循行于脉管之中。心脏、脉管和血液共同构成了一个相对独立的系统。心气是维持心脏正常搏动，从而推动血液循行的根本动力。全身的血液依赖心气的推动，通过经脉输送至全身，发挥其濡养作用。心气充沛与否、心脏的搏动是否正常，在血液循环中起着十分关键的作用。

肺朝百脉：心脏的搏动是血液运行的基本动力，而血液的运行又依赖气的推动，随着气的升降而运至全身。肺主气司呼吸，调节全身气机，辅助心脏推动和调节血液的运行。肺与心相互协作，共同维持血液的正常运行。

脾主统血：五脏六腑之血全赖脾气统摄。脾之所以能统血，与其作为气血生化之源密切相关。脾气健旺，气血充盈，则气的固摄作用健全，血液不会逸出脉外，从而避免各种出血症状的发生。

肝主藏血：肝具有贮藏血液和调节血量的功能。根据人体动静的不同情况，肝能够调节脉管中的血液流量，使循环血液中的血量维持在一个恒定水平。此外，肝的疏泄功能能够调畅气机，这既保障了肝本身的藏血功能，也对血液通畅地循行起着重要的作用。

从上述可以看出，血液正常地循行需要两种力量：推动力和固摄力。推动力作为血液循行的动力，具体体现在心主血脉、肺助心行血及肝的疏泄功能方面；另一方面是固摄力，它是保障血液不致外溢的关键因素，具体体现在脾的统血功能和肝藏血的功能方面。这两种力量的协调与平衡，共同维持着血液的正常循行。

若推动力不足，则可能出现血液流速缓慢、滞涩，甚至血瘀等改变；而固摄力不足，则可能导致血液外溢，引发血证。因此，血液循行是在心、肺、肝、脾等脏腑相互配合下进行的。其中任何一个脏腑生理功能失调，都可能引起血行失常。

中医学认为，血液的生理与心、肺、脾、肝、肾皆有密切关系。正如《景岳全书》所言："血……盖其源源而来，生化于脾，总统于心，藏受于肝，宣布于肺，施泄于肾，灌溉一身，无所不及。"因此，临床上治疗血液疾患也是从整体入手的。

血行失常不外乎出血和血瘀两种情况。治疗出血时，重点在于分清出血的原因和性质，而不仅仅是止血。比如清热止血、益气止血、平肝止血、清肺止血、祛瘀止血等方法。而对于血瘀，则需行血化瘀，总以活血祛瘀为要。无论是活血还是祛瘀，多需在和血的基础上进行，一般不宜过于猛烈。如需逐瘀，常与攻下法同用，如理气活血、温经活络、攻逐瘀血等。

四、血的功能

1. 营养滋润全身　血的营养作用是由其组成成分所决定的。血循行于脉内，是其发挥营养作用的前提条件。血沿脉管循行于全身，为全身各脏腑组织的功能活动提供营养。《难经·二十二难》将血的这一作用概括为"血主濡之"。全身各部，包括内脏、五官、九窍、四肢、百骸等，无一不是在血的濡养作用下发挥功能的。例如，我们能嗅到气味，看到事物，听到声音，发出声音，以及用手抓取物品等，都是在血的濡养作用下得以完成的。因此，血能"目得之而能视，耳得之而能听，手得之而能摄，掌得之而能握，足得之而能步，脏得之而能液，腑得之而能气。是以出入升降，濡润宣通者，由此使然也"（《金匮钩玄》）。

血的濡养作用可以从面色、肌肉、皮肤、毛发等方面反映出来。当血的濡养作用正常时，面色红润，肌肉丰满壮实，肌肤和毛发光滑。然而，当血的濡养作用减弱时，机体除了脏腑功能低下外，还会出现面色不华或萎黄，肌肤干燥，肢体或肢端麻木，运动不灵活等临床表现。

因此，"凡为七窍之灵，为四肢之用，为筋骨之和柔，为肌肉之丰盛，以至滋脏腑，安神魂，润颜色，充营卫，津液得以通行，二阴得以调畅，凡形质之所在，无非血之用也"（《景岳全书》）。这充分说明了血在人体中的重要作用。

2. 神志活动的物质基础　血的这一作用是古人通过大量的临床观察而认识到的：无论何种原因形成的血虚或运行失常，均可出现不同程度的神志方面症状。心血虚、肝血虚时，常有惊悸、失眠、多梦等神志不安的表现；失血严重者，还可出现烦躁、恍惚、癫狂、昏迷等神志失常的改变。由此可见，血液与神志活动有着密切关系。因此，古人说："血者，神气也。"（《灵枢·营卫生会》）

五、血与气的关系

气属阳，主动，主煦之；血属阴，主静，主濡之。这是气与血在属性和生理功能上的主要区别。但两者都源于脾胃化生的水谷精微和肾中精气，在生成、输布（运行）等方面关系密切。故曰："气中有血，血中有气，气与血不可须臾相离，乃阴阳互根，自然之理也。"（《难经本义》）

"人之一身，皆气血之所循行，气非血不和，血非气不运，故曰：气主煦之，血主濡之。"（《医学真传·气血》）这种关系可概括为"气为血之帅"，"血为气之母"。气和血在人体内相互依存、相互促进，共同维持着人体的正常生理功能。

1. 气对血的作用　气对血的作用，是"气为血之帅"。这一表述包含三方面的意义：气能生血、气能行血、气能摄血。

（1）**气能生血**　气能生血是指气的运动变化是血液生成的动力。从摄入的饮食物质转化成水谷精微，再进一步转化为营气和津液，最终转化为赤色的血，其中每一个转化过程都离不开气的运动变化。这种气的运动变化是通过脏腑的功能活动表现出来的。当气的运动变化能力旺盛时，脏腑的功能活动也会旺盛，从而增强化生血液的功能；反之，若气的运动变化能力减弱，脏腑功能活动会衰退，化生血液的功能也会减弱。因此，气旺则血充，气虚则血少。在临床治疗血虚疾患时，常配合补气药，以增强生血的动力。周学海曾指出："前贤谓气能生血者……人身有一种气，其性情功力能鼓动人身之血，由一丝一缕化至十百千万，气之力止而后血之数亦止焉。常见人之少气者，及因病伤气者，面色络色必淡，未尝有失血之症也，以其气力已怯，不能鼓化血汁耳。此一种气，即荣气也，发源于心，取资于脾胃，故曰：心生血，脾统血，非心脾之体能生血统血也，以其藏气之化力能如此也。"（《读医随笔》）

（2）气能行血　气能行血是指气的推动作用是血液循行的动力。气一方面可以直接推动血行，如宗气；另一方面，气可促进脏腑的功能活动，从而间接推动血液运行。正如古人所言，"运血者即是气"（《血证论》），"气行乃血流"（《素问·五脏生成论》王冰注）。气生成于血中而固护于血外，气为血之帅，血在脉中流行，实赖于气之率领和推动。因此，气的正常运动对保证血液的运行至关重要。总之，气行则血行，气止则血止。临床上治疗血行失常时，常以调气为主，调血为辅。例如，气虚不能行血会导致面色㿠白，通过补气行血可使面色恢复润泽；气滞则血瘀，可能导致妇女月经闭止，通过行气活血可使月经恢复通畅。

（3）气能摄血　气能摄血是指气对血具有统摄作用，使血液正常循行于脉管之中而不逸出脉外。如古人所言，"人身之生，总之以气统血"，"血之运行上下，全赖乎脾"（《血证论》）。气摄血实际上是脾统血作用的体现。脾作为气血运行上下之总枢，其气上输心肺，下达肝肾，外灌溉四旁，充溢肌肤。若脾虚不能统血，则血无所主，可能导致出血等症状。因此，在治疗时，必须采用补气摄血之法，以达到止血的目的。例如，临床上对于血脱的危候，治疗时常采用"血脱者固气"之法，用大剂独参汤补气摄血，从而气充血止。

2. 血对气的作用　血对气的作用，即"血为气之母"。血为气母的含义在于气在生成和运行中始终离不开血。具体来说，血为气母的含义有两方面：其一，血能生气。气存于血中，血不断地为气的生成和功能活动提供水谷精微。水谷精微是全身之气生成和维持其生理功能的主要物质基础，而水谷精微又依赖血的运输，从而为脏腑的功能活动持续提供营养，确保气的生成与运行正常进行。因此，血盛则气旺，血衰则气少。其二，血能载气，"守气者即是血"，"载气者，血也"（《血证论》）。气存在于血中，依赖血的运载而遍布全身。血是气的守护者，气必须依附于血才能保持其静谧状态。"气阳而血阴，血不独生，赖气以生之；气无所附，赖血以附之"（《医论三十篇》）。如果血不能载气，气就会飘浮不定，无所归附。因此，气若不得血，就会散乱而无所依附。在临床上，常见大出血时，气也随之涣散，形成气随血脱的现象。

综上所述，气与血，一阴一阳，相互维系，气为血之帅，血为气之母。"一身气血，不能相离，气中有血，血中有气，气血相依，循环不已"（《不居集》）。若血气不和，则百病丛生。因此，保持气血的和谐平衡对于维护人体健康至关重要。

六、血与津液的关系

血与津液均是液态物质，均有滋润和濡养作用，与气相对而言，二者均属于阴，在生理上相互补充，在病理上相互影响。

1. 血对津液的作用　运行于脉中的血液，渗于脉外便会化为具有濡润作用的津液。"十二经脉，三百六十五络，其血气皆上于面而走空窍……其气之津液，皆上熏于面。"（《灵枢·邪气脏腑病形》）当血液不足时，会导致津液的病变。例如，若血液瘀结，津液则无法渗于脉外以濡养皮肤肌肉，从而肌肤变得干燥粗糙，甚至产生甲错现象。在失血过多的情况下，脉外的津液会渗入脉中以补偿血容量的不足，因此导致脉外津液不足，进而出现口渴、尿少、皮肤干燥等症状。因此，中医有"夺血者无汗""衄家不可发汗""亡血者，不可发汗"之说。

2. 津液对血的作用　津液和血液同源于水谷精微，被输布于肌肉、腠理等处的津液，会不断地渗入孙络，成为血液的组成成分。因此，有"津血同源"之说。汗为津液所化，若汗出过多则耗津，津耗则血少，故又有"血汗同源"之说。当津液大量损耗时，不仅会导致渗入脉内的津液不足，甚至脉内的津液还可能渗出于脉外，进而形成血脉空虚、津枯血燥的病变。因此，对于多汗导致津液大量丢失的患者，不宜使用破血逐瘀的峻剂。故《灵枢·营卫生会》有"夺汗者无血"之说。

血与津液均是周流于全身的液态物质，它们不仅同源于水谷精微，而且在运行输布过程中相辅相成，互相交会。津可入血，血可成津，"水中有血，血中有水"，"水与血原并行而不悖"（《血证论》），共同发挥滋养、濡润作用。在病理上，血与津液也相互影响，"孙络水溢，则经有留血"（《素问·调经论》）。"经为血，血不利则为水，名曰血分"（《金匮要略·水气病脉证并治》）。这意味着血能病水，水能病血。临床上，水肿可导致血瘀，血瘀亦可导致水肿，这是屡见不鲜的。瘀血也可以是水肿形成后的病理产物，而水肿则往往伴随瘀血的表现。如《血证论》所述："汗出过多则伤血，下后亡津液则伤血，热结膀胱则下血，是水病而累血也。"这里唐宗海将汗、津液及膀胱所藏之液均归于水类。阴水过多的损耗必然导致阴血发生虚或瘀的变化。如《血证论》所言："吐血咳血，必兼痰饮，血虚则精竭水结，痰凝不散，失血家往往水肿，瘀血化水，亦发水肿，是血病而兼水也。"例如，心咳、肺咳往往可以继发水肿。此外，血、水还可以同时发病，如妇女经闭水肿、外伤瘀血水肿等。由于血液与津液在病理上常互相影响而并存，故在治疗上应注意水病治血、血病治水、水血兼顾等原则。

第二节　眼与气、血、津液的关系

《灵枢·本脏》曰："五脏者，所以藏精神血气魂魄者也；六腑者，所以化水谷而行津液者也。"眼具备视觉功能，这依赖于脏腑所藏与化生之气、血、津液的滋润和濡养。

一、眼与气的关系

气是维持眼生理活动的基本物质。《太平圣惠方》曰："眼通五脏，气贯五轮。"若眼的组织缺乏气的贯注，或气失和调，眼病便会随之发生。气对眼的主要作用，可概括为以下三个方面。

1. 温养作用　眼受五脏六腑上输之精气的温煦和濡养，方能维持眼内外各种组织的正常功能。其中，瞳神"乃先天之气所生，后天之气所成"（《证治准绳》），因其所受精气尤为充足，故独能视物辨色。

2. 推动作用　由于气的升降出入运动不息，才能推动精、血、津液等源源不断地运行上头，入目养窍。王肯堂将"目之经络中往来生用之气"称为真气。当真气冲和流畅时，目视便精明；若有亏滞，则可能引发眼病。然而，目中真气的运动与肾气的盛衰、脾气的升降、心气的推动、肝气的疏泄、肺气的敷布等密切相关，不可孤立地看待。

3. 固摄作用　真气充足，固摄有力，则血行脉中，不得外溢；目内所含津液，亦不致干枯。此外，气的固摄作用还关系到瞳神的聚散。古人认为瞳神为水火之精华，由肾精胆汁升腾于中，元阳真气聚敛于外而成。倪维德在《原机启微》中说："神水（指瞳神）亦气聚也。"顾锡在《银海指南》中也提道："气不裹精"则"瞳神散大"。

总而言之，气对于眼的作用很大，一旦有亏滞，便会影响其功能，甚至导致病变。如《灵枢·决气》所言："气脱者，目不明。"这就是指气虚所致视力模糊。

二、眼与血的关系

血富含营养，是眼部赖以维持生理活动的主要物质。刘河间在《黄帝素问宣明论方》中说："目得血而能视。"流注于眼中的血液，古代医家称为"真血"。《审视瑶函》中写道："真血者，即肝中升运于目，轻清之血，乃滋目经络之血也。"该书还指出："夫目之有血，为养目之源，充和则有发生长养之功，而目不病；少有亏滞，目病生矣。"这明确指出了眼部供血不足或血行瘀滞均可能导致眼病的发生。

三、眼与津液的关系

津液包括体内各种正常水液，它布散于全身，主要起到滋润、濡养作用，并对维持人体水火、阴阳平衡具有重要意义。眼之所以能够明视万物，离不开五脏六腑源源不断地上渗津液以滋润、濡养，并维持阴阳平衡。因此，《灵枢·口问》说："液者，所以灌精濡空窍者也……液竭则精不灌，精不灌则目无所见。"又因为目内组织富含津液，目珠才得以维持圆润，所以《外台秘要》说："其眼根寻无他物，直是水耳。轻膜裹水，圆满精微，皎洁明净，状如宝珠。"

津液上渗于目，就其所化而言，在外表现为泪液，为目外润泽之水；在内则主要为神膏、神水。神膏有涵养瞳神的作用，因此神膏一旦衰减，瞳神便会受损。至于神水，《审视瑶函》指出："在目之内……即目上润泽之水。水衰则有火盛燥暴之患，水竭则有目轮大小之疾，耗涩则有昏渺之危。"由此可见，津液对目有着不可或缺的重要作用。

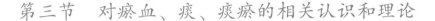

第三节　对瘀血、痰、痰瘀的相关认识和理论

一、对瘀血的认识

在明、清两代治血四大家中，赵献可主张解郁以治血，缪希雍则以行血、补肝、降气为治血要诀，王清任以补血益气名扬于世，唐宗海主张泻火降逆、治血必治气为其大法，张景岳概括说："见血休治血"（《景岳全书》）。张梅芳教授则认为瘀血的治疗可以从以下方面入手。

1. 补气以治血　气血两者，气占主导地位。气充则血盈，气行则血行，气固则血安。唐宗海说："天地之大，总以阳统阴，人身之生，总以气统血"，从而提出了"治血者必调气"的治疗大法。气虚统摄失司，可致各种血证。凡气虚致血证者，多以面色㿠白、气短懒言、自汗、易感冒、周身乏力、食少便溏、舌淡苔薄白、脉缓为特征。肺气虚者，常见吐血、鼻衄、支气管扩张咯血、肺结核咯血、便血及血小板减少性紫癜等，并伴有咳嗽声低无力、气喘吐痰、胸闷胸痛。治宜补益肺气以摄血，可选用生脉散、补肺汤。脾气亏虚多见便血、吐血、产后大出血及崩漏下血等，常伴有不欲饮食、胃脘胀满。治宜健脾益气以摄血，可选用归脾汤、补中益气汤之类。

2. 行气以治血　血之运行与气的升降输布密切相关，气机郁滞能致血瘀，血虚也可致血行失其常路而出血。凡气郁而致出血者，多以胸胁胀满、头晕头痛、脉弦等为特征。肝气郁结则血不循经，多致崩漏、月经过多、吐血、便血及眼科出血等。治宜疏肝理气以止血，可选用柴胡疏肝散、逍遥散之类。"见血休治血"之论，出自《景岳全书》。其主要论点是：凡遇血证要辨证论治，消除出血原因，而不是一味止血。张梅芳教授认为，凡见血证，必详审辨证，治本清源，方能收到事半功倍之效。

3. 清热以治血　五志化火、六淫之气郁久化火或五脏之虚火，皆能灼伤血络而出血。实火者多以口干欲饮、口舌生疮、面红烦热、尿黄便干、舌苔黄腻、脉数为特征，虚火者多以五心烦热、潮热盗汗、舌红少苔、脉细数为特征。肺火致出血者，多见鼻衄、咯血、吐血等症，肺之实火宜清泻肺火以止血，方选泻白散、葶苈大枣泻肺汤；虚火宜滋阴清肺以止血，可选用百合固金汤、清燥救肺汤之类。

4. 温阳以治血 阳虚寒盛致温煦减弱，气化失常，动力不足，使血离经妄行。其症状多以形体畏寒、局部隐痛、大便稀薄、舌质淡、苔白、脉沉迟缓为特征。脾胃虚寒、血失摄纳而致出血者，多见便血、吐血、崩漏、月经过多等。

5. 益精化瘀以治血 精能生血，血以充精，肾之阴精亏虚，血失于封周而致出血者，多见崩漏下血、月经过多、胎漏，还可见鼻衄、吐血、阴斑及各种眼科出血。其表现常以腰膝酸痛、头晕耳鸣、双目昏花、精神不振、脉细为特征，治宜补益肾精以止血，可选用左归丸加减。

《说文解字》曰："瘀，积血也。"可见，瘀血是指血液停积，不能正常循行的一种病理产物。因此，瘀血又称蓄血。由于瘀血失去了正常血液的功能，所以又有"恶血""败血""坏血"等名称。这种病理产物一经形成，就成为某些疾病的致病因素而存在于体内。故瘀血又是一种继发性的致病因素。一般认为，因瘀致病的叫"血瘀"，因病致瘀的叫"瘀血"；先瘀后病者为病因，先病后瘀者为病理。这种区别似无太大意义，故统称"瘀血"。瘀血证则是由瘀血而引起的各种病理变化，临床上表现出一系列的症状和体征，存在于临床各科。虽然病证特点各异，但治疗方法有相同之处，即所谓"异病同治"，证同治亦同。中医对瘀血证的治疗做出了巨大贡献，所以认识瘀血证具有重要意义。

6. 瘀血证的病因病机 瘀血的形成主要有两个方面：一是由于气虚、气滞、血寒、血热等内伤因素，导致气血功能失调而形成瘀血；二是由于各种外伤或内出血等外力作用，直接形成瘀血。

血依赖于气的推动而运行，气则负责运送血液。气行则血行，气虚则运血无力，导致血行迟滞而形成瘀血。或气虚不能统摄血液，使血液溢出脉外而成瘀，此为因虚致瘀。气行则血行，气滞则血亦滞，气滞必然导致血瘀。血在温暖的环境中流动顺畅，遇寒则凝。感受外寒，或体内阴寒过盛，会使血液凝涩，运行不畅，进而形成瘀血。热邪侵入营血，血热互结，会使血液变得黏滞而运行不畅，或热邪灼伤脉络，使血液溢出脏腑组织之间，同样会导致瘀血。可见，寒热因素均可损伤血脉而导致瘀血。

各种外伤，如跌打损伤、负重过度等，可能伤害肌肤或脏腑，使血液离开经脉，停留在体内，无法及时消散或排出体外，或血液运行不畅，从而形成瘀血。或因出血之后，离经之血未能排出体外而凝聚成瘀，即所谓"离经之血为瘀血"。或因出血后，过于依赖止血药物，过度使用寒凉药物，导致离经之血凝固，未离经之血郁滞不畅而形成瘀血。

此外，情志内伤也可导致血瘀，多因气郁而引发血瘀。同时，不恰当的饮食起居习惯也可能导致血瘀。

二、对痰的认识

对于痰的认识，有广义和狭义之分。一般认为，自呼吸道产生而排出的涎液，谓之痰，这是常说的狭义之痰，即有形之痰。而中医理论中的痰，不限于肉眼可见之痰，更多的是指概念意义上的痰——无形的、无处不在的、蛊惑为病的痰，这便是广义的痰。自古以来，很多医家都着墨描述这种无形之痰，创立了很多施治有效的方药，使临床很多顽疾怪病得以治愈。在中医学发展史上，痰证学说独树一帜。

但是，对于广义之痰，不论是从致病因素还是病理产物角度论述，对于西医学发展来讲，都是不甚详尽和完善的。加上现代临床上以痰论病者增多，且疗效显著，都急需对痰证进行专门的、深入的研究与探讨。

中医对痰证的认识，经历了从"有形之痰"到"无形之痰"的深化过程。在《黄帝内经》（以下简称《内经》）阶段，记载有"饮发于中""积饮心痛"等，虽没提到"痰"字，但对其证型已有明确记载。《素问·经脉别论》曰："饮入于胃，游溢精气，上输于脾，脾气散精，上归于肺，通调水道，下输膀胱，水精四布，五精并行。"这段文字的记载，为后世医家对痰饮的研究思路奠定了理论基础。

对痰的认识经历了两次概念上的重大变革。首次是隋唐至宋代，将"痰"与"饮"分开立论，进行辨证施治；第二次是金元至明清，对痰证的认识从"狭义可见之痰"泛化为"广义无形之痰"，其视野得以拓展，施治范围也随之扩大。这两次重大变化在很大程度上推动了中医对痰证认知的进步。

东汉张仲景在《伤寒论》中提到"痰饮"与"水气"，详细记载了"寒（热）痰结胸""痰阻胸阳"等证的辨证施治，为后世治疗狭义痰饮病开拓了先河。隋代巢元方在《诸病源候论》中不仅论述了"痰厥头痛"，而且专列"诸痰病候"，为后世创立"百病多由痰作祟"之说奠定了基础。此阶段为痰证学说发展的第一阶段，不仅将"痰"与"饮"分开论述，而且丰富了痰病辨治的内容。随后，金元时期的张子和将痰分为"风痰""热痰""湿痰""沫痰"（即食痰），创造性提出"痰迷心窍"说，为用痰证学说理论治疗精神、神经方面的痰病做了有益的尝试。在此时期，中医对痰的认识有了突破性进展，并且对痰证学说的概念泛化进行了大量有意义的探索。论痰之说、治痰之方都日渐丰富且颇有成效，很多顽痰怪病有了攻克的希望。这一阶段，痰证学说在漫长的实践中逐步形成。

从病因病机方面来看，明代张景岳在《景岳全书》中提道："痰即人之津液，无非水谷之所化……而痰涎皆本血气，若化失其正，则脏腑病，津液败，血气即成痰涎。"而清代李用粹在《证治汇补》中说："人之气道贵乎清顺，顺则津液流通，何痰之有。若外为风寒燥湿之侵，内为惊怒忧思之扰，饮食劳倦，酒色无节，营卫不清，气血浊败，熏蒸津液，痰乃生焉。"唐宗海从另一角度提出："出血积既久，亦能化为痰水。"他进一步明确提出痰水、瘀血胶结为害的病理机制。

从施治方面来看，朱丹溪根据"善治痰者，不治痰而先治气，气顺则一身之津液亦随气而顺矣"的理论创制的"越鞠丸"，至今仍是临床上顺气消痰治诸郁的常用方剂。张景岳曰："实痰无足虑，其来也骤，其去也速。而最可畏者，惟虚痰，其来也渐，其去也迟。"清代魏玉璜在《续名医类案》中辑录了朱丹溪、李士材、张路玉、黄履素、薛立斋、傅青主等名医治疗痰证病案30多例，理法方药俱备，对治疗和研究痰证（病）有很高的参考价值。

从预防角度论述，张景岳指出，痰为水谷津液所化，可以随去随生，攻伐伤害元气是"但知目前，不知日后"。他提出治痰的关键在于"使之不生"，并且提出了温肾补土等治法以化瘀散结。古代医家关于痰证的精辟论述，虽源于《内经》等古典医籍，但都从各方面补充和发展了中医痰证学说，为我们今天论痰治痰积累了极其宝贵的经验。

三、对痰瘀的认识

朱丹溪治疗杂病多从气、血、痰、郁四个方面入手。朱丹溪云："气血冲和，万病不生，一有怫郁，诸病生焉。故人生诸病，多生于郁。"他提出越鞠丸以解诸郁。解气郁药有香附、苍术、川芎；解湿郁药有白芷、苍术、川芎、茯苓；解痰郁药有海石、香附、制南星、瓜蒌；解热郁药有山栀、青黛、香附、苍术、川芎；解血郁药有桃仁、红花、青黛；解食郁药有苍术、香附、净山楂、神曲。同时，他提出要根据四时用药，春加川芎，夏加苦参，秋、冬加山茱萸。

朱丹溪认为，气、血、痰、食、火皆能成郁，尤以痰致郁为最顽固、最难治。痰致气机阻滞，气机受阻则血行不畅，气血与痰胶着，形成"痰瘀"。他对痰致病有精辟论述："痰之为物，随气升降，无处不到"，"百病中多有兼痰者，世所不知也。"他高度注重痰在发病中的重要作用。

朱丹溪关于"痰致病"的理论，为后世医家对疑难杂病的病因病机学说奠定了基础，同时，也为难病、怪病的治疗提出了新的治疗途径。他强调，治疗时要以二陈汤为基本方，他说："二陈汤，一身之痰都管治，如要下行，加引下药，在上加引上药。"

四、痰瘀相关理论

气、血和津液是脏腑功能活动的产物，同时也是人体生命活动的物质基础。因此，气血津液的正常与否能够反映脏腑功能的情况。同时，人体的病理变化无不影响到气血津液，而气血津液的失调又与眼部病变的发生、发展密切相关。因此，我们应当了解气血津液失调引起眼病的病机。

1. 气失调　气与眼的关系密切，正如《太平圣惠方》所言："眼通五脏，气贯五轮。"气的正常与否，常常直接或间接地通过眼部表现出来。一般可按虚、实，归纳为气虚气陷、气滞气逆两大类。

（1）气虚气陷　多因劳伤过度或久病失养，导致元气耗伤，气机衰惫，无法敷布精微，充泽五脏，上荣于目，从而使得卫外不固，统摄、温养失职，进而引发眼病。具体症状包括眼睑下垂、无力抬举，冷泪常流，黑睛陷翳、久不平复，视力疲劳、不耐久视，眼内水肿、出血，晶珠混浊，视衣脱落，以及各种眼病日久不愈等。全身常伴有少气懒言、肢寒怕冷、语言低微、自汗、心悸怔忡、头晕耳鸣、倦怠乏力、食少、小便清或频，舌淡而胖，脉弱无力等症状。

（2）气滞气逆　多因痰湿停聚、食滞不化、情志不舒或感受外邪等，引起脏腑经络气机阻滞，运行不畅，升降失常，从而导致眼病。如外邪犯肺，肺气郁遏，可致白睛红赤疼痛，或形成小泡或结节隆起；情志不舒，肝郁气滞或气火上逆，可致头眼胀痛、眼珠抠痛，或引发绿风内障、青风内障等；气滞不行，血脉瘀滞，或气逆于上，血随气逆，常可引起眼内血络阻塞，以致眼底缺血或瘀血，表现为云雾移睛或暴盲等症状。

2. 血失调 《内经》谓："肝受血而能视。"《审视瑶函》又谓："夫目之有血，为养目之源，充和则有生发长养之功，而目不病，少有亏滞，目病生矣。"这都说明了目得血的濡养，才能明视万物，一旦失调，则可引起眼病。眼部血证一般可分为血热、血虚、血瘀三种。

（1）**血热有虚实之分** 实证多由外感邪热或脏腑郁热侵入血分所致。血得热则涌流，在眼部表现为焮赤肿痛，或赤脉增多而色红粗大；若血受热，迫而妄行，溢于眼络之外，则为眼部出血。一般实火所致的出血较急，量多，色鲜红。全身症状可伴见心烦恶热，口渴喜冷饮，大便秘结，小便短赤，舌红、苔黄，脉数有力等。虚证则由肝肾阴亏，虚火上炎所致。虚火入于血分，亦可致目中血络红赤、充盈或血热妄行而溢于络外，但赤脉不如实证多而粗大，一般出血较缓，血量不如实火多。全身症状可伴见颧红潮热，心烦失眠，口燥咽干等。

（2）**血虚** 主要是由于失血过多或化生不足，目失濡养所致。在眼部可表现为目痒时作、目睛干涩、眉骨酸痛、不耐久视或视物不清、胞睑苍白、眦部与白睛以至眼底的血络淡红，或可见眼内出血，以致视力障碍等。全身症状可伴见面色苍白、唇舌色淡、爪甲无华、头目眩晕、心悸怔忡、倦怠无力、脉细弱等。

（3）**血瘀** 凡邪毒入营、气滞或气虚无力行血、外伤血络等，均可引起血行阻滞，甚至阻塞不通的血瘀病变。在眼部，通常表现为痛有定处，疼痛剧烈，持续不解；或见血脉紫赤，迂曲充盈，或胬肉红赤肥厚，鹘眼凝睛，或生瘤积包块，以及眼内外的瘀血等。瘀血是病理产物，也可阻滞气血流行，所以它又是重要的致病因素。若大量瘀血积聚眼内，则见视力障碍；瘀血积于眶内，还可引起眼珠外突。若瘀血阻塞神水排泄通道，神水瘀滞，可致眼珠胀硬，头眼剧痛，视力骤降；瘀血堵塞眼底血管，就能引起眼底缺血或出血的病变，致使视力严重障碍。全身症状可伴见舌质紫暗或有瘀斑，脉涩等。

3. 津液失调 津液滋润、濡养眼部，并维持眼珠圆润明澈。津液有所不调，则可引起眼部发病。津液失调，主要分为如下三种情况。

（1）津液亏虚，则目窍失养　在眼外，可致泪液减少，目中干涩不爽，白睛表面不莹润，黑睛暗淡失泽，甚至灰白混浊，眼珠转动涩滞不灵。在眼内，多致神水、神膏耗涩，不能涵养瞳神，导致视物昏朦，或目无所见。若津液亏耗太甚，还可引起目珠向眶内退陷。

（2）水液停滞，津液运行障碍，则停聚为水　在眼外，如脾失健运，或肾阳不足，水湿上泛于目，则胞睑浮肿；肺失宣降，水液滞留白睛，则白睛浮肿，甚至胀起如鱼鳔。在眼内，肺、脾、肾三脏所致的水液停滞，俱能引起眼底水肿。黄斑水肿常与脾湿有关，视神经乳头及其附近视网膜水肿往往与肾水有关。若大量水液积聚于视网膜之下，还可导致视网膜脱离。

（3）痰湿积聚，痰由湿聚　水液停滞体内，遇寒邪凝聚或火热煎熬，则可变生为痰。和瘀血一样，痰既是病理产物，又为致病因素。痰壅胞睑，则胞生痰核。若痰郁生热、化火、动风，上壅目窍，则可暴发绿风内障。痰浊停滞眼内，可见黄斑或视网膜出现渗出。顽痰与瘀血搏结，可为眼底增殖性病变，亦可致眼珠突起，或发为眼部肿瘤。风痰攻冲眼带，还可见眼珠偏斜，转动受限，视一为二等。

第二章

临证经验

第一节　眼科治疗应注重病证结合

"病证结合"是指将中医对"证"的推理性判断和西医对"病"的实证性认识结合起来，以病统证，这是目前中医发展的基本方向。同时，"病证结合"诊疗体系在中医眼科发展中也具有广泛的实践意义。

一、"病证结合"的起源及演变

"病证结合"的诊疗思想在《内经》中即有论述，虽然不够细致，但已将"病"与"证"的关系进行了统一，为"病证结合"的论治方法提供了基本思路和理论基础。张仲景的《伤寒论》以"辨某某病脉证并治"为篇名，形成了"病下系证，证下列方，方随证出，随证治之"的格局，体现了"以病为纲、以证为目、病脉证并重"的辨病、辨证治疗思想。这部著作奠定了中医学辨证论治的理论体系，并继承了《内经》中寓辨证于辨病的思想，将"病、证和症"作为一个有机整体，通过"依症辨病、据病辨证和随症加减"的基本方法，确立了"病、证、症结合论治"的诊疗模式。

二、"病证结合"与中医眼科

1. "病证结合"是现代中医眼科重要的临床研究模式　中医眼科学在千余年的发展中，不断总结经验，逐步形成了具有专科特色的辨证方法。五轮学说、八廓学说、六经辨证等形成了眼科临床辨证的理论基础。然而，由于时代的限制，各种辨证体系存在一定的局限性。而"病证结合"诊疗体系目前在中西医结合眼科临床中具有广泛的应用性。该体系在中医眼病，尤其是疑难性眼底病的辨证论治中具有优势，并有进一步研究发展的潜力。以病为经，我们通过对疾病病因、疾病发生发展过程中的病理变化进行研究，了解疾病全程的发展规律；以证为纬，在疾病发展的各阶段，我们根据临床表现及四诊资料，进行病机分析，确定辨证类型。这种经纬结合的方式，就形成了新的专病诊治体系。

另外，从"病证结合"入手，可以避免中医临证中对"病"的认识不足，从而提高临床诊治水平。特别是在慢性疑难性眼病的治疗中，我们应借助于西医现代检查手段和理化检查，以了解疾病自身的病理变化和演变规律，使诊断更为准确，同时也可以弥补单纯辨证论治的不足。

2. "病证结合"加速中医眼科临床证候研究的规范化　"病证结合"是中医证候诊断规范化研究的主要方法。中医学认为，"证"是"病"在发展的某一阶段中主要矛盾的概括，它受到"病"的基本矛盾的影响，两者之间存在着必然的联系。目前，关于"证"本质的研究结果也证明，在不考虑具体疾病的情况下，寻找"证"的一组指标系统是十分困难的，甚至可以说是不可能的。因此，证候诊断离不开对具体疾病的诊断。采用"病证结合"的研究思路，有助于我们正确分析和诊断疾病发展过程中各阶段的主要证候，并对中医的证候演变规律进行梳理。因此，"病证结合"的研究思路也是证候诊断规范化研究的主要思路和方法。

眼底病辨证体系"病证结合"的研究，也亟待规范和深入。随着西医学的不断发展，中医眼科借助现代检查方法，扩大了望诊的范围。影像检查和生化检测则为眼底病提供了丰富的病理生理学、分子生物学信息。在整体辨证的前提下，这些信息有助于我们在更深层次上进行眼科疾病的诊断和治疗，为"证候"诊断赋予了新的内涵，同时使辨病与辨证更为准确。尤其在眼底病的辨证论治中，进一步论证眼底症状和微观指标的辨证意义，将有助于提高眼底病的辨证水平。

3. "病证结合"诊疗体系在中医眼科的实践意义　随着中西医结合眼科临床实践的发展，"病证结合"诊疗体系的研究也在不断深入。然而，目前尚缺乏系统的归纳、整理及在临床实践中的验证实施。建立中医眼病的病证结合诊疗体系，可以科学地界定各种疾病的中医证候外延，便于我们更准确地把握患者特定的临床表现，并体现出中医证候自身的演变规律。同时，在限定疾病范围的基础上，我们可以沿着疾病演变的主线，将不同阶段的中医证候贯穿起来，从而突出疾病不同阶段的中医证候特点，使中医眼病的辨证有据可依。

第二节 眼科治疗应处理好局部与整体的辨证原则

《灵枢·大惑论》云："五脏六腑之精气，皆上注于目而为之精。"故眼为人体视觉器官，其与整体（全身），特别是脏腑经络，有着密切的内在联系。因此，中医眼科有"脏有所病，必病于轮，轮之有证，由脏之不平所致"之说。精、气、神、血、津液对滋养眼目、维持其正常功能起着重要作用，其功能失调亦可导致眼病发生。眼科病证繁多，治疗时，需依据中医眼科学之特点，除以五轮理论指导外，尚需结合四诊八纲等观点，从整体观念出发，应用局部与整体、辨证与辨病相结合的方法，进行诊断与治疗，以祛除致病因素，调整脏腑、经络、气血、阴阳等，使之相对平衡，达到治疗眼病的目的。因此，治疗眼科病证时，需处理好眼的局部与整体的辨证关系，其原则如下。

1. 若眼病局部症状明显，而整体证候不明显，其辨证应主要针对眼病的局部症状表现进行。

2. 若眼病局部症状不明显，而整体证候明显者，其辨证则着重从整体证候表现进行。

3. 若眼病局部及整体证候表现皆明显者，则应两者互相参合进行辨证。

4. 若眼病局部症状及整体证候皆不明显，其辨证则着重于眼病的局部变化情况（结合西医学医疗仪器对该眼微观结构的病变，进行详细检查所得结果）进行。

历代中医眼科医家对外障、内障眼病的诊治已有相当多的论述。然而，受历史条件的限制，对于外障、内障眼病的某些疾患，特别是内障眼病的眼底病，如神膏、视衣、目系等病变，无法进行详细检测。因此，中医眼科工作者在对某些眼病，尤其内眼病进行辨证时，往往遇到无证可辨的困惑。

　　随着西医学医疗仪器广泛应用于中医眼科临床，这不仅增加了中医眼科的望诊内容，也丰富了其辨证辨病的手段。通过相应医疗仪器的详细检查，医生能够获得外障、内障眼病的病位、病变、病程等情况，从而得到更为详细及全面的了解。这大大提高了中医眼科辨证辨病的能力，使得在临床中眼病发生时，眼局部及整体皆无明显证候而致的无证可辨问题得以解决。

　　例如，视瞻有色（中心性浆液性脉络膜视网膜病变）和视瞻昏渺（年龄相关性黄斑变性——湿性型）这两种不同的疾病，都可表现为视物昏蒙、视力下降、视直如曲的症状。若仅凭此症状，是无法进行辨病辨证的。但应用西医学仪器对这两种疾患做详细检查时，可见视瞻有色病变的眼底黄斑部视网膜水肿、中心凹反光消失等；做荧光血管造影检查时，可见浆液性液体渗漏于病变处，造成局限性的视网膜神经上皮脱离。而视瞻昏渺病变，则可见病变区隆起及颜色暗红的出血斑等；做荧光血管造影检查时，可见视网膜下典型的新生血管。

　　通过对眼部微观结构病变的详细检查结果进行分析，前者可辨证为水湿上泛证，用健脾除湿、利水消肿法治之；后者可辨为瘀血阻络证，应用活血化瘀、通络消肿散结之品，并加入止血药治之。这种通过西医学仪器详细检查眼部微观结构病变具体情况，进行辨证辨病的方法，已为现代中医眼科医生在临床中所喜用。

　　因此，临床治疗外障、内障眼病时，须以四诊八纲、中医眼科五轮学说等理论为依据。同时，通过相关医疗仪器对患眼进行局部、详细的诊检，辨明病位、病因、病程等情况，再给予恰当的辨证论治，这样可以收到预期的治疗效果。

第三节　治疗眼科血证的总体原则

　　血证常见于临床各科，也是眼科的常见病证。眼作为人体视觉器官，与外界直接接触，与内在脏腑、经络、气、血、津液等关系密切。因此，外感六淫、内伤七情、饮食不节、劳累过度、外伤、病理产物、衰老及继发于其他疾病等因素，当其中某一因素导致脏腑、经络、气、血、津液功能失调，且病变主要见于眼部出血、血运不畅或瘀血内停的外障眼和内障眼病证时，这些统称为眼科血证。

在古籍文献中，并未见有"眼科血证"之名，而只有"目衄""血灌瞳神""瘀血灌睛"等名称。"眼科血证"之名首见于《新中医》中张梅芳教授撰写的《眼科血证治疗体会》一文。

中医学对血证的概念，主要指血不循经而渗溢于脉外的出血；溢出经脉之外而积存于组织间隙的血；或因血运行受阻而滞留于经脉内及瘀积于器官内的瘀血。以西医学概念而言，则包括各种出血性疾患；以血液循环障碍为主，特别是微循环障碍所致的缺血、瘀血、出血、血栓和水肿等病理改变；以及炎症所致的组织渗出、变性、坏死或增生等内容。因此，眼科血证的范畴是相当广泛的，临床上常见的有以下几个方面。

外眼血证：包括眼睑出血、结膜出血、流行性出血性结膜炎、角膜血染、角膜血管翳等。

内眼血证：包括前房积血、玻璃体积血、视网膜静脉周围炎、视网膜动静脉阻塞、高度近视性视网膜病变、糖尿病性视网膜病变、老年黄斑变性、高血压的眼底改变等。

其他血证：包括眼眶出血、外伤性视网膜脉络膜出血、缺血性视神经乳头病变、动脉硬化的眼底改变等。

以上各种眼科血证疾患，有以出血为主的病证，有以血运不畅为主的病证，还有以瘀血内停为主的病证。张梅芳教授以其多年来的临床实践经验，根据中医眼科的特点，认为眼科血证可按如下原则进行治疗。

1. 出血证期　凡眼科血证，不论病之久暂，凡出血者，治以止血为主，适当加入祛瘀药。这一方法既可达到止血目的，又可防止留瘀。

2. 瘀血证期　凡眼科血证，出血已经停止，而见有瘀血斑者，或无瘀血斑而见微循环障碍，甚至脉络阻塞者，治以祛瘀为主，适当加入止血药。这一方法既可达到祛瘀目的，又可防止再次出血。

3. 瘀痰互阻证期　凡眼科血证，见有瘀血斑，并杂有渗出物、机化物等，或无瘀血斑，但见有渗出物、机化物、前膜形成，或瘢痕组织等，治以祛瘀除痰散结为主，适当加入止血药。这一方法既可达到加快瘀血斑及渗出物等吸收的目的，又可防止再次出血。

《血证论》指出："凡离经之血，即是瘀。"又云："故凡血证，总以祛瘀为要。"中医向来有"瘀血不化,新血不生"之说。因此,在眼科血证的治疗中,凡处于出血证期,应以止血为主,并适当加入祛瘀药物。若出血已止,进入瘀血证期,则应以祛瘀为主,同时适当加入止血药。

从临床所见,眼科血证,特别是内眼血证,其病程一般较长,某些病例容易反复发作,经久不愈,治疗较为棘手。其难以治愈的原因,可视为瘀痰之邪合而犯眼所致,形成瘀痰互阻证期。这一阶段往往既有瘀血斑存在,又可见渗出物或机化物等错综复杂的情况。瘀作为病理产物之一,痰亦不例外,同为病理产物。由于"气为血之帅",故气行则血行,气滞则血滞。凡血运不畅,局部血液停滞,或离经之血存留于器官内未能消散,均可形成瘀血。瘀血形成后,又能反过来影响气血运行,导致气滞不畅、经脉不利,进而引发脏腑失调、津液败坏,气血则可化为痰。因此,《景岳全书》云:"津凝血败,皆化为痰。"

瘀和痰皆是脏腑功能失调的病理产物,它们可直接或间接地作用于机体的某一组织器官而引起疾患。故凡眼科血证经久不愈、反复发作,其内之瘀血斑不易消散吸收者,常发生渗出物、结缔组织增生、新生血管形成等病变。这些病变有如窠囊之物,为眼科血证临床所常见,其成因在于瘀与痰的相互作用。因此,《丹溪心法》有"痰夹瘀血,遂成窠囊"之句,《明医杂著》亦云:"用血药而无行痰、开经络、达肌表之药佐之,焉能流通经络、驱逐病邪以成功也。"

基于上述认识,对于眼科血证中痰瘀互阻证期的治疗,应以祛瘀除痰散结为主,同时适当加入止血药。根据具体情况的不同,给予不同的治疗方法,这实为标本兼治之法,为眼科血证临床中所常用。

第四节 治疗眼底出血强调"三要"

眼底出血属于眼科血证之一,中医学多将其归入"内障"范畴。目为肝之窍,瞳神为肾所主。若思虑太过,用心罔极,则营血暗耗;或色欲过甚,真阴亏耗,肾水不能濡养肝木,则相火易动,火妄动则易导致血热妄行;或忿怒暴悖、肝气上逆,气血郁闭,精明失用;或恣酒嗜辛,脾胃湿热蕴蒸,气血逆行,因阳明脉包绕于目,同样可见眼底出血。总而言之,眼底出血与肝、脾、肾关系密切。男子多因气、怒、劳、役、酒、色六字所伤；女子多因郁、结、风三字，闭塞关格。

从七情致病分析，眼底出血多因七情内动，情志不舒所致。情志过急则气病，气为血之帅，气行则血行，气滞则血滞，怒气上逆，抑郁即气滞，这些都是引起出血的因素。其中，亦有气虚不足者，气虚则无力推动血行，血停而为瘀，瘀血壅阻脉道，血溢脉外而见出血。此外，大怒伤肝，肝阳上亢也会引起眼底出血。《内经》曰："阳气者，大怒则形气绝，而血菀于上，使人薄厥。"这里是指怒气上冲而致血压升高，引起眼内血管破裂而造成眼内出血。

眼内出血与气火关系密切，气有余便是火，火是导致眼底出血的因素之一。《景岳全书》指出："血本阴精，不宜动也，而动则为病；血主营气，不宜损也，而损则为病。盖动者多由于火，火盛则逼血妄行；损者多由于气，气伤则血无以存。故有以七情动火者，有以七情而伤气者，有以劳倦色欲而动火者，有以劳倦伤阴者，或外邪不解而热郁于经，或纵饮不节而火动于胃，或中气虚寒则不能收摄而注陷于下，或阴盛格阳则火不归原，而泛滥于上，是皆动血之因也。故妄行于上则见于七窍。"眼为七窍之一，火冲于目可使目盲。

治疗眼底出血需注意如下"三要"。

一、治血要平冲宁血

冲脉，俗称"血海"，总领十二经脉的气血，具有储存和输送血液的功能。维持这种功能的原动力，即"冲气"，其根源在于肾，起始于血室，为肝所主管，隶属于阳明。肝喜条达舒畅，阳明之气以下行为顺，因此冲气也以条畅下行为顺，郁滞上逆则为病。《血证论》指出："凡周身之血，总视血海为治乱。""未有冲气不逆上而血逆上者。"气逆血上，这是血证的一大关键。因此，治血以治冲为要，治冲应从阳明、肝、肾入手进行论治。

二、治血要降气

人身之血，上生于心，下藏于肝，汇于血海，营运全身。人身之气，下生于肾，上主于肺。肺气下行，气布水津，如雾露之灌，润泽五脏。血随气下，气顺则血宁。气以下行为顺，肺气下行，气不逆上，血随气下不妄行。治血当降肺气。肺为太阴，与阳明经相合，因此治血又要降胃肠之气。血生于火，得肾水上济，方能下归于肝。因此，《血证论》指出："止血法虽多，而总莫于降气。降气之法，据《内经》'上者抑之'之意。"降其肺气，顺其胃气，纳其肾气。降气尤推大黄一味，张梅芳教授认为大黄既是气药又是血药，止血不留瘀，尤为妙药。

三、治血要气水同调

眼底血证常伴有视网膜水肿等病理改变。津血同源，水能病血，血能病水。治血调气，为治之常。《血证论》认为，治血要气水同调。因为气、水本是一家，气生于水，水由气化，水行则气行，水止则气止，气病固然累及血，水亦能致气病。"气分之水阴不足，则阳气乘阴则干血。"因此，调血须先调水，调水即是调气。同理，治水即是治气，治气即是治水。治血时，单纯治气而不治水，是治标不治本。无形之水阴生于下，济于上而养气，此水宜滋，滋之即调气。

第五节　治疗眼科血证强调分期论治

眼科血证常见于眼睑出血、结膜下出血、前房积血、玻璃体积血和视网膜出血等出血性眼病。以西医学而言，则包括各种出血性疾病；血液循环障碍，尤以微循环障碍所致的缺血、瘀血、出血、血栓和水肿等病理变化为主；以及炎症所致的组织渗出、变性、坏死或增生等内容。对于眼科血证的诊治，张梅芳教授认为，既要注重中医学的辨证，又要与西医学的辨病相结合。只有结合西医学的辨病及相关检查，才能不断发展新的治疗思路。张梅芳教授认为，在眼科血证的治疗上，要注重止血、祛瘀、除痰等方面，并应分期论治：出血期，治以止血为主，适当加入祛瘀药，这一方法既可达到止血目的，又可防止留瘀；瘀血证期，治以祛瘀为主，适当加入止血药，这一方法既可达到祛瘀目的，又可防止再次出血；痰瘀互结证期，治以祛瘀除痰、通络散结为主，适当加入止血药。

张梅芳教授特别强调，在痰瘀互结证期，凡见到渗出物、机化物、前膜形成或瘢痕组织等，都应从痰邪论治。眼科血证在痰瘀互结证期之所以难以治疗，可视作痰瘀之邪合而犯眼所致。瘀为病理产物之一，痰亦不例外，亦为病理产物。"瘀"与"痰"，实为同源而异物，它们之间有着依存互根、互相转化、共同消长的关系。唐宗海云："须知痰水之壅，由瘀血使然，但祛瘀血，则痰水自消。"痰瘀互结证期者，应在祛瘀之中合并选用温胆汤，以加快病理产物的吸收。而且，在治疗中，止血和祛瘀需贯穿治疗的始终。王明芳等在眼科血证治疗中也认为，眼科血证治疗应按照分期论治，这亦提供了佐证。

眼科血证是眼部疾病的一个症状，并非一个具体的疾病。张梅芳教授在治疗本病时，注重辨证与辨病相结合，根据不同分期，选用不同的治疗方法。特别是在痰瘀互结证期，由于治疗周期较长，张梅芳教授强调要痰瘀同治。他认为，在眼科血证治疗后期加上补益肝肾、明目的方法，可以达到填精明目、促使视力提高的效果。此外，张梅芳教授在眼科血证治疗中，还非常注重与患者沟通，因为眼科血证的治疗周期长，需要患者具有良好的依从性，这样才能确保取得良好的治疗效果。

第六节　治疗眼科血证强调辨气血

张梅芳教授认为，经络运行全身气血，在人体中起着沟通表里上下、联络脏腑器官的作用。《灵枢·口问》曰："目者，宗脉之所聚也。"《灵枢·邪气脏腑病形》曰："十二经脉，三百六十五络，其血气皆上于面而走空窍，其精阳气上走于目而为之睛。"这说明眼与脏腑之间，依靠经络的连接贯通，保持着有机的联系，通过经络不断输送气血，以维持眼的视觉功能。然而，经络与眼的关系中，其生理功能和病理变化，归根结底，是由气血的盛衰决定的。气血是人体生命活动的基本物质和动力源泉，是脏腑、经络生理功能和病理变化的物质基础。《素问·调经论》曰："人之所有者，血与气。"这充分说明，凡人体内而脏腑，外而皮毛，四肢百骸，五官九窍，十二经络，都不能离开气血的荣养与支持。机体一旦发生病变时，同样地，不是出之于气，便是出之于血的病理变化。因此，"气血辨证"是贯穿于脏腑辨证、五轮学说、经络辨证等辨证的核心。

元代朱丹溪提出："气血充和，百病不生，一有怫郁，百病生焉。"而眼底病中所观察到的视网膜动脉变细，反光增强，甚至呈银丝状、铜丝状变化；静脉迂曲扩张；动静脉交叉压迫，微血管扩张，小血管瘤；视网膜新生血管；视网膜脉络膜水肿、渗出、出血、机化；视神经和视网膜颜色形态的改变等，其实质均符合气血"怫郁"之理论。常见的眼底病，如视网膜中央动脉或静脉阻塞、老年性黄斑病变（干性、湿性）、糖尿病性视网膜病变、中心性渗出性脉络膜视网膜病变、视网膜色素变性、缺血性视神经病变、视神经萎缩等，均为眼科疑难病，致盲率高。这些疾病的某阶段，眼底均相应地有脉络膜视网膜血管病变。"气血不和，百病乃变化而生"亦揭示了眼底难治疾病的核心病机。由此可见，眼病，尤其是眼底病的辨证论治中，当以气血辨证作为核心。

王清任在《医林改错》中说："治病之要诀，在明白气血，无论外感内伤……所伤者无非气血。"眼底病多为眼科疑难杂病，其病程缠绵，经久难愈，属中医学"久病""怪病"之列。此等难治眼疾多由气血失和所致，将其统称为"眼底瘀血证"。其常见的证型有气滞血瘀、气虚血瘀、气血两虚、气不摄血等，此外，尚有痰瘀互结之证。《景岳全书》云："津凝血败，皆化为痰。""瘀"和"痰"皆是气血功能失调的病理产物。"眼底瘀血证"经久不愈，反复发作，其内之瘀血斑不易消散吸收者，常发生渗出物、结缔组织增生、新生血管形成等病变。这些病变为"眼底瘀血证"临床所常见，乃由瘀与痰互结所成，治疗相当棘手，故《丹溪心法》有"痰夹瘀血，遂成窠囊"之说。

故张梅芳教授在眼科血证的治疗上，主张以调和气血为要旨，并根据全身及眼底局部辨证，设立治疗之法。这成为眼科血证治疗的重要法则。唐由之教授在长期临床实践中也认为，气血失调贯穿了眼底病的整个病程，他总结出眼底疑难疾病从气血论治的宝贵经验，强调以调和气血为宗旨。其治法既具有共性，又针对疾病的不同阶段而动态辨治；既有章可循，又不呆板僵化。这对复杂多变的眼底疑难病治疗，具有极重要的指导意义。

第七节　治疗眼科血证应注重开郁

玄府是人体组织的微细结构，是气液流通的场所，易发生"怫郁"的病理改变。"怫热郁结"是"玄府气液闭郁"的主要内容。因此，"开通玄府""宣通玄府气液""开通郁结"成为河间学说的重要内容。在《审视瑶函》的方剂治法中，也引用了刘完素的"怫热郁结"和"玄府论"的学术观点。书中指出，眼睛是玄府所在，眼睛内部也有玄府。如果眼睛内部的玄府不畅通，那么通光的脉道就会瘀塞，通光的孔窍就会逐渐闭塞，导致视力模糊。"目一昏花，愈生郁闷，故云久病生郁，久郁生病"。书中还以"玄府论"的观点解释了眼科病机，例如：认为神光自现症是由于"清气怫郁，玄府受伤过深"；视正反斜症是因为"眼睛内部的玄府郁遏有偏"；而视赤如白症则是由于"内络气郁，玄府不和"。

刘完素之后的金元诸家，也十分强调导滞、开郁等治法。例如，张子和就非常重视人体血气的流通。他在《儒门事亲》中指出："《内经》一书，惟以气血通流为贵。"张氏所倡导的汗、吐、下等诸法，都是以流通血气为目的。此外，张子和流通血气的思想在《审视瑶函》的治法方剂中也得到了体现。《审视瑶函》引用了《儒门事亲》中关于流通血气在眼科方面应用的大段原文，认为如果血气过多，就会导致眼睛壅塞而引发疼痛，这是太阳阳明之实的表现。因此，在治疗上，他主张刺太阳阳明出血，以宣通二经气血，从而使眼睛更加明亮。目之玄府闭塞是中医眼科的根本病机，因此开通目窍之玄府是治疗眼科疾病的重要法则。

朱丹溪作为金元后期的医家，深受刘完素、李东垣、张子和等医家的影响。他在前人的基础上，进一步深入探讨了"郁病"的治法。他一方面继承了刘完素"开通怫郁"的思想，另一方面又发扬了张子和重视气血流通的观点。他曾说："气血冲和，百病不生，一有怫郁，诸病生焉，故人身诸病多生于郁。"他将郁证分为气、血、痰、火、湿、食等六郁，并以开郁解郁为主要治法。

在朱丹溪"六郁"提纲的影响下，张梅芳教授认为解郁治法主要包括了行气、活血、祛痰、散火、除湿等具体内容，并总结出以下特点。

第一，疏风类方剂中常配伍行气活血药物，如枳壳、川芎、当归等。因为外邪犯目会阻滞眼中经络，导致气血不畅，而血气流畅则有助于外邪的疏散。

第二，在补益之中也辅以疏散之法，如使用枳壳、川芎、当归、羌活、防风等活血行气、升散疏导的药物，使得补益之中有疏散之功，补而不滞。这充分考虑到了"目为玄府，宜开导宣通"的生理特性。

第三，眼部气机不利或脉络受损，或痰湿阻结，或寒凝血络，或热邪熏灼等情况，常常导致脉络不畅、气血运行受阻。而"诸脉者皆属于目"，眼部常见瘀血阻滞经络、窍道的现象。因此，在方剂配伍上多以活血药中合以疏风之品来促进血郁瘀阻的消散。

第四，在清热治法中常配伍行气活血、疏风升散类药物，如红花、当归、枳壳、川芎、羌活、防风等，可助火邪疏散，有利于解除火郁。

第五，痰湿郁结于局部会导致经络气血不畅或闭阻经络、窍道；或阻碍玄府气液流通；或阻碍目窍神光发越，皆可引发目病。在治疗上常将化痰药物与疏散药物同用以促进痰郁的消散，如选用防风羌活汤等方剂。

第六，在除湿治法中多参以疏风升散之药来增强除湿效果。这种方法犹如以风吹之使得湿郁更易消散。

第八节　治疗眼科血证应以辨证为纲，灵活用药

对于以往某些医家方药"偏滋补、恶攻下"，"惟开导一法决不能用"的观点，张梅芳教授认为其理念过于狭隘。他主张在辨证施治的主要原则下，诸如寒热并用、通因通用等方法也不可或缺，尤其是对一些长期难治且伴有全身症状或病情复杂的眼病，更需要开拓治疗思路。

例如，在眼科血证的治疗中，特别是痰瘀互结证期，张梅芳教授以生脉散健脾益气、温胆汤化痰散结为基础方，再加入田七、泽兰、毛冬青、瓦楞子等以增强化瘀散结的效果。这种祛邪中又有扶正，活血化瘀中不忘温中健脾的方法，体现了散中有收、相反相成的治疗原则，既没有偏离中医辨证施治的轨道，又兼顾了临床实际情况，灵活运用。这种思维方法值得推广。

此外，张梅芳教授还强调引经之药的重要性。他认为，在治疗眼病时，应根据病位选择适当的引经药物，如柴胡、升麻、蔓荆子、羌活、白芷、细辛等。他指出："病位有阴阳之别，如黑水神珠皆法于阴，白睛赤脉皆法于阳，阴齐阳侔，故能为视。阴微不立，阳益即淫。"由于眼病所属脏腑经络的不同，如内障受病多属心、肝、肾等脏腑，以及足厥阴、足太阳、手少阴等经脉的病变，因此在治疗时选择适当的引经药物可以引导药物直达病所，提高治疗效果，事半功倍。

张梅芳教授非常注重细观病情转归之异同，认为疾病的内外因直接导致相对应的内外障眼病，其可互相转化，关键取决于体内环境。如：思则气结，气结不舒，郁遏于肝，肝经血脉受伤，故风轮生陷翳，是内因导致外障眼病；或偶遇外感头痛甚，致瞳神散大者，是外障而致内障病。应从不同角度来认识患病的差异性及病情的转化，尤其对于临床个体化治疗，因人、因时、因地灵活用药。张梅芳教授在眼科血证治疗中，反复引用前人的理论："目系属足厥阴、足太阳、手少阴三经。盖此三经脏腑之虚，则邪乘虚入经中郁结，从目系入黑珠，内为障翳……故以药言之，则补中疏通此三经郁结，使邪不入目系而愈。"由此他认为，当邪气乘虚而入经所归属的经络、脏腑而导致气机郁结时，既要注重求本补虚，还应不忘祛邪、疏通气机郁结，以免顾此失彼，切记"补中勿忘祛邪"。张梅芳教授在方剂配伍中非常讲究，他认为"补不可过用参、术，以助其火，惟用清和滋润之类；泻不可过用硝、黄、龙胆草之类，以凝其血，惟用发散消滞之类；今人治目，往往大补或骤用大寒，多致受伤"。可见，清散消滞、清和滋润之法是其用药特色。

在眼科血证的治疗中，张梅芳教授反复告诫"治目勿过投寒凉"。此外，他也强调："寒热温凉之间，又宜量人。年岁有多少，身体有强弱，受病有轻重，病程有远近。补泻、收散、顺逆一一分清，不可拘泥而治。"例如，对于目昏不明，多因气虚未脱，故可用参、芪补中，微加连、柏等药。这体现了治病要细致准确地观察，同时用药要斟酌寒热多寡，这对于如今临床提高疗效颇有帮助。由于眼科血证治疗周期较长，在治疗过程中，不能一直单纯使用活血化瘀、化痰散结之法，以免损伤正气。因此，他特别强调阶段性地服用健脾益气、补益肝肾的药物。张梅芳教授临证时，多以脾胃为中心。他认为脾胃为人体枢纽，脾胃一伤，则精气不能上行，元气不能充养，诸病由生。故他十分重视脾胃的生长和升发。在治疗上，亦强调补中益气升阳之法。在甘温补脾的同时，强调升发脾胃之气，代表方剂如益眼明（已开发为院内制剂）。目受五脏六腑的精气滋养，尤其是脾胃后天精气上升于目，对眼部生理功能的正常发挥具有重要意义。张梅芳教授全面吸收了李东垣"益气升阳"的思想，在补益方药之中常合以升提之品。如柴胡、羌活、防风等升散药常与白术、党参等甘温补益药同用，以达到升举阳气、益气疏散、引药上行的作用。

张梅芳教授同时认为，阴难成而易亏，气常有余，血常不足，阳常有余，阴常不足。因此，他也非常重视调治气血，尤其重视益阴养血。他说："气为阳宜降，血为阴宜升，一升一降无有偏胜是谓平人。"同时，由于阴血易亏，升补阴血就具有了重要的意义。五脏六腑之精气皆上注于目，阴精应当上奉于目；肝开窍于目，又主藏血，肝受血则目能视。阴精肝血亏损常致目昏、神水不足。因此，养血填精、升阴实为明目之津梁、养目之法门。张梅芳教授临证常用此法，自然以朱丹溪为宗。李东垣与朱丹溪同为金元时期的著名医家，一位注重升阳，另一位则注重升阴；一位注重益气，另一位则注重养血。这些观点都对张梅芳教授眼科血证治疗理论的形成具有非常重要的影响。

第九节　治疗眼科血证当注重辨别阴阳

一、阴阳协调共用是正常视瞻活动的基础

阴阳是对事物或现象属性的概括，是一个抽象却又具体的概念。就人体而言，"人生有形，不离阴阳"，无论结构还是功能，都可用阴阳涵盖。《素问·金匮真言论》曰："夫言人之阴阳，则外为阳，内为阴；言人身之阴阳，则背为阳，腹为阴；言人身之脏腑中阴阳，则脏者为阴，腑者为阳。"阴阳调和是生命活动的基础，即所谓"阴平阳密，精神乃治"。目在结构和功能上同样体现了其自身的阴阳属性。《灵枢·大惑论》曰："是故瞳子黑眼法于阴，白眼赤脉法于阳，故阴阳合传而精明也。"因此，目在结构上分阴阳，不同部位具有相应的阴阳属性，正是阴阳间的协调共用，为正常视瞻活动提供了保障。"五脏六腑之精气皆上注于目而为之精"，精是构成目的物质基础。作为物质本源的存在形式，精在目则进一步化生为神水、真血、神膏等不同形态，所谓"膏外有白稠神水，水以滋膏，水外则皆血，血以资水，膏中一点黑莹是也"，使目在体具有"轻膜裹水"和"圆满精微"这些属"阴"的特点。与此同时，神光发越产生的视瞻活动，则体现了其性属"阳"的功能特点。目居高位，为诸阳之会，《灵枢·邪气脏腑病形》曰："十二经脉、三百六十五络，其血气皆上于面而走空窍，其精阳气上走于目而为睛。"特别是手足三阳经和督脉、阴阳跷脉皆上聚

于目及其周围，使之成为真正意义上的"阳窍"。目与外界直接相通，外纳自然之清气，内受五脏之清阳，而上行目中的脏腑之精气、经络之气血包括"精"及"阳气"两方面。

"精"代表了目的构成特征，而"阳气"则反映了其功能属性，以此体现了目"体阴而用阳"的生理特点。目的阴阳属性还表现在左、右的差异上，《银海精微》曰："（目）有大有小，有圆有长，亦由禀受之异也。夫男子右目不如左目精华，女子左目不如右目光彩，其各得阴阳气分之正也。"

二、目的阴阳属性与病理特征

目又称"精明"，有"以精为本，以阳为用"之意。"精"为目之基，属阴；"明（视瞻）"为目之用，属阳。瞳神属肾，为神光潜居之所。肾寓水火真元，肾中阴、阳须保持平衡协调；心藏君火，须下达肾水，水火既济，如此，阴阳协调，则神光发越有源而目视精明。张隐庵说："夫火之精为神，水之精为精，精上传于神，共奏于目而为精明。"故阴阳失调、水火不济是眼病发生的重要原因。目具有体阴用阳的生理特点，使目在病理上常表现出阳热亢盛、阴精易损的特征。火之由来，不外乎外感、内生两类。目为阳窍，火热炎上，无论内生还是外客，目必首当其冲，同气相求之故也。从临床上看，"火热"致病确是眼科最主要的病机特点，故有张从正"目不因火则不病"和"能治火者，一句可了"之说，虽未免失之偏颇，但也反映了火热在眼科致病中的重要地位。

"阳盛则阴病"，火热上攻，必然耗伤目中的阴津膏液。因此，目除了具有"多火热为病"的特点外，还常表现为阴精不足的病理特征，特别是在疾病后期尤为突出。这与目自身的结构和功能属性特点密不可分。

三、脏腑阴阳失调与目病

目病是脏腑功能失调的外在反映，这种病变机制更多地体现在具有相对阴阳属性的脏腑间的功能失调上。就目病而言，首先责之于肝、肾和心、肾间的阴阳制化失调。肝开窍于目，主疏泄而喜调达，若疏泄异常，则气机逆乱，甚至化火循经上攻而致目病，而这种病机与肾密切相关。《素问·金匮真言论》曰："腹为阴，阴中之阴肾也；腹为阴，阴中之阳肝也。"肝肾同源，肝取木属阳，肾取水为阴，肝木之生发和疏泄都赖肾水之涵养。肾水不足，阴不制阳，水不涵木，肝、肾之间阴阳制化失调，则气机逆乱，风阳内动，上攻而为目病。故邓苑在《一草亭目科全书》中指出："阴虚则水不涵木，少火挟肝木而上炎，肝通眼窍，眼斯病矣。"而《儒门事亲》则曰："然小儿水在上，火在下，故目明；老人火在上，水不足，故目昏。"明确表明肝、肾间阴阳失调，是眼病发生的重要机理之一。"肝肾悉具相火"的生理特性是导致目病多火的另一重要因素。肝、肾同为相火所寄，相火内阴而外阳，其性主动，妄动则变为邪而伤人身，火炎则目焚。朱震亨认为，"肝肾之阴悉具相火"，病理上，"相火易起，五性厥阳之火相煽，则妄动矣。火起于妄，变化莫测，无时不有，煎熬真阴，阴虚则病"。肝、肾阴阳制化异常，导致相火妄动，在引起火热的同时，还会耗伤阴液，促进病情的发展。心主火，居上，属阳；肾主水，居下，属阴。正常情况下，心火下达，肾水上济，水火既济，则五脏宁静。若肾水亏虚，不能上济心火，君火一动，则相火应之，五脏之火皆摇，成为目"多火热为病"的重要内在原因。《审视瑶函》曰："五脏之中，为肾水神光深居于中，最灵最贵……但一肾水而配五脏之火，是火太有余，水甚不足，肾水再虚，诸火益炽。"可以看出，脏腑间的阴阳失调是导致目病，特别是内生火热性病变的重要原因。正如《证治准绳》所说："火性炎上，目窍高，火所从泄，因素斫丧，肝肾有亏，阴虚血少……故邪得乘虚入目而害。"

临床中有专家也认为，目病发生的原因复杂，所以治疗用药必须结合体征，探求其病因病机，进而从中分辨出阴阳虚实，有火、无火而图治。实证宜泻，虚证宜补。阳证、实证多为外伤，阳热怫郁，火热上炎，治宜清热、活血、止血。出血必伤血，热象减退，还亦滋阴补血。

第十节　治疗眼科血证，制方用药宜轻扬灵动

目内结构精细，脉络窍道幽深。清阳灌目，才能玄府通利，精血上达，神光畅通；清阳不灌，则邪害空窍，使目中玄府壅滞，神光发越受阻，而成为眼科的重要病理机制。所谓"眼乃五脏六腑之精华……内有脉道孔窍，上通于目，一有瘀塞，则水不通矣"。目窍郁阻有虚、实之不同：

精血不足，则脉络空虚，易致络道涩滞不畅；真气不足，推动无力，气血运行受阻，则玄府闭塞。《眼科篝华录》曰："盖目主气血，盛则玄府得通利，出入升降而明，虚则玄府不能出入升降而昏。"邪实则更易导致目中窍道闭塞。因此，通阳、开窍、明目是治疗眼病所应遵循的基本理念，应贯穿于眼科治疗的全过程。

清阳出上窍，一身之阳气皆上灌于目。清气上升，目得温养，才能视物精明。而五脏六腑之中，尤以脾胃之升清功能最为紧要。清阳不升，不仅神光发越受阻，还易使邪害空窍。故《医宗金鉴》曰："外邪趁虚而入，入项属太阳，入面属阳明，入颊属少阳，各随其经之系，上头入脑中，而为患于目焉。"

目为上窍，只有轻扬之品才能升举上行。因此，眼科临床用药，应针对目的生理病理特点，同时结合药物的升、降、沉、浮属性，有的放矢，使药行目中，以获取疗效。目在体"轻膜裹水"，目内神水诸液动。这既是目窍通利、阴阳互用之征，也是神光发越而能视瞻的基础。因此，临床制方遣药应强调轻扬灵动，不仅在治疗外障眼病时宜轻清宣散，在治疗内障眼病时也应遵循同样的原则。特别是应用补益重镇类药物时，制方应静中有动，避免目窍壅塞或滋腻碍胃。在注重药物选择的同时，还可通过合理配伍，如滋补类药物与轻清升阳之品配伍，避免药味过多、药量过大，从而达到轻扬灵动、药达病所的目的。

第十一节　治疗眼科血证，切忌滥施寒凉、擅用温补

眼科疾病，历来被认为"火热证多、虚寒证少"。例如，金代名医张子和亦善治眼科疾患。他总结眼病特点曾说"目不因火则不病"，指出了眼科多见火热证这一特点。清代以前的眼科各证的病机论述多着眼于实火、虚火，选方用药多以疏风清热、清肝泻火、滋阴降火、养血填精为法，而对温热类药物、温补类药物的使用极其有限。由于目位居人身上部体表，为肝所开窍的生理特点，以及火性上炎的病理特性，眼科临床病证中火热证居多，但阴证、寒证亦占十之二三。若遇阴证、寒证，不加辨别，妄用寒凉，则会给临床带来极大的弊端。

张梅芳教授有感于现在的眼科医生多"滥施寒凉"的现象，以及张子和"目不因火则不病"的论断，进行了深入剖析。张梅芳教授指出，张子和曾说："目不因火则不病……但治疗之法，有寒凉以降火，有补水以配火，有添油以济火，有填灰以养火，有滋阴以制火，有培木以生火，有抽薪以退火，有沃水以灭火，有升阳以散火……故子和又曰：能治火者，一句可了。"张梅芳教授并未全盘否定张子和的说法，而是对这一说法的内涵进行了拓展，衍生出了诸多治法。其中，补水配火、添油济火、填灰养火等法就是借鉴于张介宾、赵献可等温补派医家，将"狭义的治火"上升到了"广义的治火"层面上来，尤其针对真阳不足、元气亏虚、虚阳浮越于上而致的"假热虚火"的病机实质。同时，张梅芳教授还借鉴了《目经大成》"火之原，与真精相为运用；火之邪，游行于外，与元气势不两立。故有火者，必元气伤者半，阴水亏者半，正治益炽，从治乃息"的观点。张梅芳教授主张眼科血证治疗中，要注意使用温补之法，避免寒凉，以免闭门留寇，突破了"目不因火则不病"的陈规，重视眼科的温补治法，纠正了中医眼科界中"滥用寒凉"的不良习气。

第十二节　治疗眼科血证当痰瘀同治

首先，痰和瘀是气机升降紊乱的病理产物，气的病变是产生痰瘀相关产物的根本。津血运行、输布全赖气的推动，古语有云："气能行津，气能化水。"若气机调畅，则津液输布正常，反之，如气滞、气虚，推动无力，温煦、固摄失职，则津液运行迟缓，易凝聚、停滞而为痰。正如李梴在《医学入门》一书中指出："痰乃津血所成，随气升降，气血调和则流行不聚，内外感伤则壅逆为患。"气为"血之帅"，血在脉中运行，亦时时赖气之率领和推动，气行则血行，气止则血止，故气行正常，则血液运行流畅，反之，则血行瘀滞，留而为患。气病既可成痰，又可致瘀，痰、瘀是气机升降紊乱的共同病理产物。

其次，痰瘀又可因气的病变互相转化。水液代谢障碍，形成痰饮滞留体内，痰浊可随气流行，内而脏腑，外而经络，痰性黏滞，阻碍气机，壅塞血脉，气血不畅，由痰致瘀。故《素问·调经论》曰："孙道水溢，则经有留血。"瘀血形成过程中，亦易滞碍气机，阻滞络道，津液聚集、化生痰浊，最终发生痰瘀互结。对痰瘀之间的内在联系，历代医家也有论述。《诸病源候论》云："诸痰者，此由血脉壅塞，饮水积聚而不消散，故成痰也。"《血证论》对痰血的关系也有明确的论述："血积既久，亦能化为痰水"。"吐血、咳血必见痰饮。"朱丹溪首次提出"痰夹瘀血，遂成窠囊"的理论。

眼科血证中，眼底血证常伴有视网膜和脉络膜渗出物，眼底硬性渗出、软性渗出、纤维增殖等病理改变。中医眼科学认为，此乃脏腑经络失调，影响津液之生成和输布，组织发生水肿，日久不消，逐渐出现渗出物，属中医学"痰证"的范畴。《血证论》云："血积既久，亦能化为痰水。"《景岳全书》云："津凝血败，皆化为痰。"在眼底血证的发展过程中，痰、瘀之间可相互转化、共同消长，出现因痰致瘀、因瘀致痰的痰瘀互结、加重病势的恶性循环。故治疗中，应注意痰瘀同治，既化痰，又行瘀，便能打破这种恶性循环，中断这种病理环节。痰瘀同治较单纯行瘀有更大的优势：单行其瘀而痰不化，仍然存在成瘀之机；单化其痰而瘀不行，仍然存在生痰之源。痰瘀同治可收事半功倍之效。常用的祛痰方为"温胆汤"。在病程中，"痰"与"瘀"互相影响，用药必须兼顾，舌脉互参，辨证施治。

眼底出血的病程一般较长，某些病例容易反复发作，经久不愈。眼底往往有瘀血斑、渗出物或机化物等表现。瘀为病理产物，痰亦不例外。眼科血证多病程较长，由于久病多虚，虚可致瘀，所以痰瘀互阻，合而犯眼，病变进入痰瘀互阻期。因此，凡眼科血证的痰瘀互阻期，治以祛痰行瘀散结为主，适当加入止血药。

综上所述，中医辨治眼底出血要注重辨证止血。辨证与辨病相结合，同时分期辨证用药，整体调理，标本兼顾，方能充分发挥出中医特色，取得更好的疗效。

第十三节　治疗眼科血证当注重调脾

张梅芳教授擅长治疗眼科疑难杂症。在眼科血证治疗中，张梅芳教授非常注重调脾，如运用得当，效果甚佳。眼科血证是指以眼部发生出血性病变为主要临床表现的各种血证的总称，主要见于眼睑出血、结膜下出血、前房积血、玻璃体积血和视网膜出血等出血性眼病。眼科血证，中医学称为"振胞瘀痛""暴盲""视瞻昏渺""云雾移睛"等，多属全身病的并发症或其他眼病的一部分。对于眼科血证，张梅芳教授提倡以"止血、祛瘀、除痰"为基本治疗法则。眼科血证大多疗程冗长，而且运用止血、祛瘀等方法，可能会损及脾胃，故在眼科血证的临床诊治过程中，张梅芳教授非常强调顾护脾气，畅通脾之气机，健脾存津，匡扶正气，促进眼科血证的治疗。

一、脾之中医学特性

脾为后天之本，气血生化之源，位于人体中焦，为气机升降之枢纽。"血者，水谷之精也。源源而来，而实生化于脾"（《景岳全书》）。"胃中水谷之清气，借脾之运化成血，故曰生化于脾"（《医碥》）。若中焦脾胃虚弱，不能运化水谷精微，化源不足，往往导致血虚。可见，中医学已认识到血液与营养物质的关系，同时也认识到脾是一个造血器官。若脾失健运，化生不足，易患虚弱性疾病。补脾非独治脾本脏之虚也，他脏之亏损、身体羸弱，皆可通过补脾法而获康复。

二、眼与脾的关系

中医学认为，眼之上睑属脾，眼目的运动、眼带的约束等均由脾气升精之功能主导。脾虚失运，清气无力上升以充目，则目失所养，视物昏花。如《兰室秘藏》云："脾者，诸阴之首也。目者，血脉之宗也。脾虚则五脏六腑之精气皆失所司，不能上归于目。""夫五脏六腑之精气，皆禀受于脾，上贯于目。脾者，诸阴之首也，目者，血脉之宗也，故脾虚则五脏之精气皆失所司，不能归明于目也。"脾气虚弱，精微输布上行出现障碍，严重影响眼目对精微的摄取，使目失所养，出现视力下降、眼目干涩等。脾气虚弱，脾虚不能统摄血液，血不循经，溢于脉外，导致眼底出血。脾气不运，水湿不化，易发生视网膜及黄斑水肿、渗出物等。由此可见，眼与脾的关系非常密切。

三、调脾治疗眼科血证

调脾是补益脾脏虚损的一种治法，在《金匮要略》中的运用较为广泛，如虚劳、湿病、腹满、呕吐、下血、痰饮、水气等。调脾法亦是李东垣《脾胃论》中重要的治疗方法之一。临床上，如能合理使用调脾法治疗眼科血证，收效甚佳。

1. **健脾益气** 《灵枢·刺节真邪》曰："真气者，所受于气，与谷气并而充身也。"李东垣《脾胃论》指出："真气又名元气，乃先身生之精气也，非胃气不能滋之。"眼科血证大多病程较长，耗气伤津，久而久之，致脾虚气弱，治以补脾益气法以恢复亏损之气。

2. **补脾止血** 脾主统血，血之所以运行上下，循环周身，全赖于脾。若脾虚而失去统摄的功能，则血不循经，会出现各种出血症，如眼底出血、肌衄、紫斑等。通过补脾，使脾气充盛，血液有所统，循行于经脉而不外溢。《难经·四十二难》曰："脾裹血，温五脏。"表明脾有统摄血液循行于经脉的功能。故脾虚则易致血不归经，进而导致眼底出血等症，治疗当以补脾摄血为佳。

3. **补脾化痰** 水液运化有赖于脾的生理功能正常，脾气虚损，运化水液无力，水湿运化无权。脾为痰饮化生之源头，故或痰或饮，均可论治于脾，脾健水化，则痰除饮消。眼科血证中伴有渗出物、机化物、前膜形成或瘢痕组织等，大多由痰邪导致。痰与瘀，实为同源而异物。故通过补脾法治之，则痰水自消、瘀结自除。

4. **温补脾阳** 目为清阳之窍，位于人体上部，脉道细微，惟清阳之气易达之。《素问·阴阳应象大论》云："清阳出上窍。"《脾胃论》云："耳、目、口、鼻为清气所奉于天。"说明清阳之气上达目窍，是维持辨色视物之功能不可缺少的要素。只有脾气上升，清阳之气方可运于目，目得清阳之气温煦，才能通窍明目。脾之阳，后天所生者也，脾中之阳喜升浮，虚则反陷于下，遏抑不伸，治疗当温补脾阳。

张梅芳教授认为，按照中医五轮学说，瞳神属肾，统归水轮，即视网膜亦归肾水。然而，随着现代检查手段的引入，人们对眼底疾病的认识也日益加深，原有的五轮理论已无法系统解释诸多复杂的眼科疾病。眼科血证影响到黄斑的时候，要求注重调脾，这与《内经》"中央黄色，入通脾胃"的理论相符。张梅芳教授认为，黄斑在视网膜正中，治疗应该从脾经入手。眼能视物，黄斑至关重要，光线入目，聚焦于黄斑，黄斑能否聚光视物，全赖精气。精气所成，来源于先天和后天，人既生则先天禀赋已成，精气的充盈，主要由脾胃来化生。正如《兰室秘藏》所云："夫五脏六腑之精气，皆禀受于脾，上贯于目。""脾者，诸阴之首也，目者血脉之宗也。故脾虚则五脏之精气皆失所司，不能归明于目矣。"脾胃居于中焦，吐故纳新，运化有序，气血津液生化无穷，黄斑得养，神光充沛而不病。若脾胃虚弱，不仅气血不能上承养目，而且因为中焦亏虚，可以产生水湿痰浊诸邪。气血精气不足，则目窍黄斑失养而视物不清。浊邪上犯，阻闭目窍则视物昏蒙。

在眼科血证的治疗中，张梅芳教授首先分析眼科血证发生的病因病机，不可一见到眼科血证，就采用活血化瘀之法。张梅芳教授认为，眼科血证患者多年老体衰，脾胃虚弱，运化无能，气血生化乏源。此外，其虚由脾及肾，肾气虚则鼓动无力，主水及藏精之功能失职，导致水液或痰湿停留，痰湿郁久易化火，灼伤血络。因此，有一部分眼科血证，就是由于脾气亏虚、脾不摄血等脾虚所导致，在治疗时要分析由于脾所引起的病因病机。在眼科血证的病机发展中，"瘀"邪可转化成"痰"邪。出现"痰"邪的时候，要注重健脾化痰。对于病情日久、伤及阳气、损伤脾阳者，要温补脾阳。

在眼科血证的治疗中，张梅芳教授经常使用活血化瘀的药物，如用桃仁、红花、水蛭、莪术等比较峻猛的药物时，可能会损伤脾胃，特别对于原本就脾胃虚弱的患者，更容易出现此种情况。一旦在治疗中出现脾胃功能异常，需停止治疗，以调理脾胃为先，以免损伤脾胃而影响药物的吸收，进而影响治疗效果。因此，在眼科血证的治疗中，切不可只注重活血化瘀，一定要顾及脾胃。张梅芳教授认为，眼科血证，特别是内眼血证，病程漫长，痰、水、瘀常合邪为犯，尤多痰瘀相合。正如《血证论》所云："水病不离乎血，血病不离乎水。""须知痰水之塞，有瘀使然，但祛瘀血则痰水自清。"如果眼底见渗出有形，则为痰；眼底见视网膜下新生血管形成，或有视网膜色素上皮脱离，则为痰瘀相合。治当健脾化痰、祛瘀明目之法同用。

综上所述，调脾在中医治疗眼科血证，尤其是内眼血证中，是一种非常重要的治疗方法。通过合理应用调脾法来治疗部分眼科血证，可以获得较为满意的临床疗效，这在临床实践中值得借鉴和参考。

第十四节　治疗糖尿病性视网膜病变的经验

糖尿病性视网膜病变属于中医眼科学之"消渴目病"范围，是消渴日久而导致的并发症。《秘传证治要诀及类方》指出："三消得之气之实、血之虚也，久久不治，气极虚……三消久之，精血既亏，或目无所见。"后世医家也观察到，糖尿病的病程越长，糖尿病性视网膜病变的发生率越高。张梅芳教授认为，糖尿病性视网膜病变的主要病机为阴虚内热→气阴两虚→阴阳两虚，而血瘀、痰湿是眼底病变发展过程中的重要兼证。根据眼底病变的辨证，一般认为，眼底出血及微动脉瘤为瘀血的表现，渗出物为痰湿之征，视网膜水肿则为水湿上泛于目，新生血管和纤维增殖乃为痰瘀互结。此出血与致瘀生痰之因为何？盖因血液的运行有赖于气的推动、温煦和固摄，还需血液的充足，而血属阴，故不论是阴虚还是阳气不足，皆可导致出血及瘀血。"血积既久，亦能化为痰水"，痰湿停滞又会加重血液瘀滞，终致痰瘀互结。由此可知，本病为本虚标实之证。按照"治病求本""标本兼治"的治则，应整体辨证，找到出血及生痰致瘀之因，或滋阴补肾，或益气滋阴，或益气养阴，或补肾壮阳等。结合局部辨证，寻其标实之所在，或予活血止血、养血活血之法，使血止而不留瘀，或予消瘀祛痰、软坚散结之法，或再兼以健脾消积之法。黄斑病变明显者，再加健脾消积之品。

糖尿病性黄斑水肿是黄斑区局部毛细血管内屏障及色素上皮外屏障功能损害，导致液体渗漏所引起的，一般分为局限性和弥漫性两大类。局限性以非囊样水肿为主（亦有局限性囊样水肿），是局部血管病变引起的浆液性、脂质性或出血性渗漏造成的。而弥漫性水肿，一般早期为非囊样性，但后期多发展为囊样水肿，是黄斑区内外屏障受损害的综合结果。中医学认为，糖尿病性视网膜病变发生黄斑水肿的病机是由于"血与水本不分离"及"血积既久，亦能化为痰水"，故与肺、脾、肾三脏关系密切。盖水为至阴，其本在肾，水化于气，其标在肺，水惟畏木，其制在脾。黄斑色黄，居中，亦属脾，这是水肿易发生在黄斑的中医学病机。治疗上，根据患者常见证型，分别治以益气养阴、祛痰利水或温阳利水之药，同时，配合低能量激光光凝，以促进黄斑水肿、渗出物的吸收。两者结合，一方面减少激光对黄斑区组织的损伤，另一方面又可发挥中药整体调节作用的优点。根据糖尿病性视网膜病变的主要病机特点，以益气养阴、补益肝肾为本，以活血化瘀、利湿除痰为标。

糖尿病性视网膜病变新生血管的发生与出血，是糖尿病性视网膜病变进入增殖期的主要病理改变。张梅芳教授认为，瘀血阻络是视网膜新生血管发生发展的重要病机。糖尿病初起时，阴虚燥热，久则伤气伤津，致气阴两虚，津亏液少则血液黏滞不畅，气虚推动无力，亦致血行迟缓涩滞，瘀血郁久化热，又可伤津耗气，形成恶性循环，瘀阻眼络，血不循经而渗漏，造成视网膜的水肿及出血。瘀血阻络，痰湿蕴结，视网膜微循环失其常度，则变生新生血管。在治疗糖尿病性视网膜病变眼底出血时，应当明确的是，眼底出血是糖尿病性视网膜病变的一种症状，其治疗不能离开糖尿病性视网膜病变本身，既不能见血止血，也不能一概治以活血化瘀，而必须根据出血的形态及机理：单纯期阶段，在养阴清热或益气健脾的基础上化瘀止血；增殖前期养阴化瘀或健脾渗湿以治疗视网膜出血、水肿；增殖期则止血化瘀、软坚散结，以减轻出血及增殖性改变，作为全视网膜光凝或玻璃体切割术的辅助治疗。在使用活血化瘀药物时，既要注意"活血而不妄行"，切勿滥用峻烈活血破血之品，以防过于"活""化"而造成新的出血，又要考虑"止血而不留瘀"，不可妄投重用止血之品，以防过于"凝""滞"，造成瘀血停滞，使之"活而不破血，止而不留瘀"，可多用化瘀止血、养血活血之生地黄、赤芍、生蒲黄、茜草根、田七、丹参、桃仁、红花、泽兰、茺蔚子、郁金。止血宜多用凉血止血药，不宜过于寒凉，一般可选用旱莲草、仙鹤草、白及、白茅根、血余炭、大小蓟、藕节等。活血化瘀药的应用宜早。在单纯期时，可适量加入养血活血药，如生地黄、丹参、当归等，以降低血黏度，改善眼底局部的微循环，从而延缓本病的发生与发展。而在增殖前期和增殖期，加用活血止血药，如生蒲黄、仙鹤草、茜草根、白及、丹参等，不仅不会导致再出血，而且使其止血无留瘀之弊。后期无新鲜出血时，可在益气养阴、补肾明目的基础上，少佐以活血化瘀、软坚散结之品，如瓦楞子、浙贝母、昆布、海藻、地龙干等。

第十五节　治疗老年性黄斑变性的经验

老年性黄斑变性多发于 50 岁以上的老年人，是黄斑部玻璃膜疣形成、色素紊乱，视网膜下新生血管形成乃至出血的一种眼底病。本病早期，黄斑区呈现玻璃膜疣沉积及色素增殖，视力可有轻度受损或无明显改变；当色素上皮及神经上皮发生浆液性或出血性脱离，视力进一步减退或视物变形，此时可归属"视瞻昏渺"范畴；当少量出血进入玻璃体而引起眼前黑影飘动者则属"云雾移睛"；而引起黄斑区或玻璃体大量出血，致视力骤降者则归属"暴盲"；此外，由于黄斑区色素上皮、玻璃膜和脉络膜毛细血管萎缩性变而导致的干性病变，视力逐渐丧失者，则归属"青盲"范畴。本病临床常分为干性期、湿性期和瘢痕期，严重影响视力，甚至造成永久性视力低下，为老年低视力的主要原因之一，西医尚无满意的治疗方法。老年性黄斑变性有加龄性改变的特征，并随机体功能的衰退而逐渐加重，说明此病与全身整体密切相关，故一般根据全身表现进行辨证施治。

首先，当顾护脾胃。中医五轮学说认为，瞳神属肾，统归水轮，即黄斑亦归肾水。然而，随着现代检查手段的引入，人们对眼底疾病的认识也日益加深，原有五轮理论已无法系统解释诸多复杂的眼科疾病。《陈达夫中医眼科临床经验》载："脉络膜属于手少阴心经，视网膜属于足厥阴肝经，黄斑区属于足太阴脾经。"黄斑属于足太阴脾经，其根据有三：其一，脾主黄色，黄斑部在无赤光检眼镜下或离体眼球上呈淡黄色，与《内经》"中央黄色，入通脾胃"的理论相符。其二，中医学认为，黄斑在视网膜正中，故属脾经。其三，眼能视物，黄斑至关重要。光线入目，聚焦于黄斑，黄斑能否聚光视物，全赖精气。精气所成，一由先天，一源后天，人既生则先天禀赋已成，主要由脾胃来化生。正如《兰室秘藏》所云："夫五脏六腑之精气，皆禀受于脾，上贯于目。""脾者，诸阴之首也，目者，血脉之宗也。故脾虚则五脏之精气皆失所司，不能归明于目矣。"脾胃居于中焦，吐故纳新，运化有序，气血津液生化无穷，黄斑得养，神光充沛而不病。若脾胃虚弱，不仅气血不能上承养目，而且因为中焦亏虚，可以产生水湿痰浊诸邪。气血精气不足，则目窍黄斑失养而视物不清。浊邪上犯，阻闭目窍则视物昏蒙。

其次，久病入络，当治痰治血。《临证指南医案》中有"经主气，络主血""初为气结在经，久则血伤入络"之说。据此，久病入络，多痰多瘀，无论眼底或全身是否见到脉络瘀阻或出血，或有无痰浊之象，临证均需治血、治痰。黄斑属脾，本病患者多年老体衰，脾胃虚弱，运化无能，气血生化乏源。此外，其虚由脾及肾，肾气虚则鼓动无力，主水及藏精之功能失职，导致水液或痰湿停留；痰湿郁久易化火，灼伤血络。又因肝主藏血，肝藏血不足则不能荣目，肝气不调则肝郁，郁久亦可化火伤络。此外，脾虚不能统血，亦可致血不循常道而溢于络外而成瘀，痰瘀互结，加重病情。故在本病漫长的发病过程中，痰、水、瘀常合邪为犯，尤多见痰瘀相合。正如《血证论》所云："水病不离乎血，血病不离乎水。""须知痰水之塞，有瘀使然，但祛瘀血则痰水自清。"如果眼底见渗出有形，则为痰。眼底见黄斑部弥漫性玻璃膜疣及视网膜下新生血管形成，或有视网膜色素上皮脱离，则为痰瘀相合，治当化痰祛瘀利水之法同用。

最后，当平补肝肾，益精明目。尽管黄斑疾病首顾脾胃，但也不可忽视肝、肾二脏在本病中的重要作用。肝开窍于目，受血而能视，并且"肝气通于目，肝和则目能辨五色矣"，故肝血不足则视物不明，不辨五色；肾精充足，上荣于目，则视物清晰。若年老体衰，肝肾不足，精血亏虚，黄斑失养，则发生老年性黄斑变性。张梅芳教授认为，肝肾不足是本病最基本的病机。他在后期治疗上尤为重视肝肾，认为此病常见阴阳两虚，表现为视物不清，甚至视物不见，黄斑部机化物形成，伴头晕、腰膝酸软、舌淡或舌红、少苔、脉沉等，以平补肝肾、益精明目为法，方用益眼明加减。

第十六节　治疗视网膜静脉阻塞的经验

视网膜静脉阻塞，在国外是继糖尿病性视网膜病变之后的第二位常见视网膜血管病，在我国也是最为常见的视网膜血管病。本病多发于中老年人，分支阻塞患者的平均年龄大于总干阻塞患者，男性稍多于女性，常单眼发病，左右眼无差别，双眼发病者少见。视网膜静脉阻塞属于中医学"暴盲""视瞻昏渺""目衄"等范畴。

《景岳全书》云："气之为用，无所不至，一有不调，无所不病。"在目同此。情志不舒，肝气郁结，气结血亦滞，怒则气上，气上为逆，气逆则血乱，血乱则壅滞，或恼怒伤肝，肝火上炎，灼伤血络，煎熬血脉，轻则瘀滞，重则出血。外感日久，入里化热，或五志化火，实火上犯眼络，其证与肝火上炎趋同，来势迅猛，骤然致盲，乃血溢视衣所致。正如《济生方》所云："夫血之妄行也，未有不因热之所发。"全身内外，五官九窍，痰浊水湿，无处不到。痰湿阻窍，气机不通，血脉受阻，为因痰、因水而病血。血乃津液变化而成，血不利则为水，属因血而病水，二者常可因果循环，病目缠绵，故云"久病多痰、多瘀血"。气虚之人，气虚无力温运血脉，温运不足，则血流必然亦缓而瘀滞。血虚者，脉络充盈不足，滔滔江河，来势平稳，少有积滞；涓涓小溪，动辄有变，多有淤积。阴虚之体，亦常血滞，其因有二：一则阴津亏损，血流不充而瘀滞；二则阴虚火旺，煎熬血液而瘀滞。

病因虚、实各不同，脏腑多责于肝、脾、肾。肝藏血，能贮藏血液并调节血液的正常运行，故"肝受血而能视"；脾为后天之本，化生气血，统摄血脉，脾虚则气血化生失司。气不足，无力运；血不足，脉络不充，均可导致血流迟缓。肾脏为先天之本，瞳神属肾，肾中真气失司，血脉运行亦可迟缓，乃至瘀滞。另外，心主血脉，心气不足，推动无力，血脉亦滞。故《审视瑶函》曰："脏腑之疾不起，眼目之患不生。"关键的病理环节为血瘀。

本病早期出血及中期瘀血停滞，若及时治疗则可望逐渐恢复；若至晚期，形成痰瘀互结证，至目系及视衣功能受损，则视力恢复困难，甚至引起视衣脱离、黑风内障等严重并发症而失明。

张梅芳教授认为，视网膜静脉阻塞的病因多端，病程漫长，会严重影响视力。病因不同，或同一病因而病程阶段不同时，表现各异。治疗方面，应"急则治标，缓则治本"，中西医结合，充分体现出中医药治疗本病的优势。虽然本病的病因多端，但血瘀是共同表现，临床当"辨证求因，审因论治"，同时，适当加用活血化瘀的药物。辨证论治不离"气、痰、瘀、虚"，根据病程阶段，出血期以止血为主，瘀血期以活血化瘀为主，痰瘀互结期以扶正散结明目为主。

张梅芳教授认为，视网膜中央静脉阻塞属中医学"眼病血证"范畴。每因其病变阶段及诱因不同，证候表现各异，但瘀血是共同表现。《血证论》指出："凡离经之血，就是瘀。""故凡血证，总以祛瘀为要。"因此，本病变血证之初（出血期），治疗以止血为主，适当加入祛瘀药；出血停止后的瘀血期，以祛瘀为主，适当加入止血药。中医学有"瘀血不化，新血妄行"之说，故予止血为主、祛瘀为辅，或祛瘀为主、止血为辅的治法，实为标本兼治之法，既能使瘀血加快吸收，又能防止再次出血。若病变经久不愈，可视作瘀痰之邪，合而犯眼所致。瘀为病理产物，痰亦为病理产物。"气为血帅"，故气行则血行，气滞血亦滞。凡血运不畅，使局部血液停滞，或离经之血存留于器官之内，未能消散者，称为"瘀血"。瘀血形成后，反过来又能影响气血的运行，气滞不畅，经脉不利，以致脏腑失调，气血化为痰，所以《景岳全书》指出："津凝血败，皆化为痰。"瘀和痰皆是脏腑功能失调的病理产物，其可直接或间接地作用于机体某一组织器官，引起疾病。故凡暴盲病者，因眼底出血，经久不愈，反复发作，其内之瘀不易消散吸收者，常发生渗出物、结缔组织增生、新生血管形成等，这些病变有如窠囊之物，为痰与瘀所成，是临床常见的表现。因此，本病的病程长者，可形成痰瘀互结证，治疗上，以活血祛瘀之法为主外，还需加入止血药、燥湿化痰药及扶正散结明目药。

第十七节　治疗玻璃体积血的经验

玻璃体积血属于中医眼科学"云雾移睛""暴盲"范畴，是眼科血证病变之一。本病乃为患眼外观端好，自觉眼前似有蚊蝇、云雾等形之暗影，随目珠移动而飘扬，或眼前骤见黑花或烟云渐升，继之视力下降。轻者，视物如隔绢纱，如浓烟密雾，《审视瑶函》谓之"云雾移睛"；重者，突然视物不见而成暴盲的内障眼病。

玻璃体本身无血管，其出血是由视网膜、葡萄膜或巩膜的血管破裂，血液流入并积聚于玻璃体腔内所致。大量的出血难以吸收，日久可出现铁质沉着症，并逐渐形成机化条索或机化膜，同时，有来自视网膜的新生血管长入，膜或条索的牵引可以造成视网膜脱离、并发性白内障，导致眼球萎缩，变性的红细胞随房水流入房，有可能引起继发性青光眼。因此，如何在较短时间内促进玻璃体积血吸收便是治疗的关键。玻璃体积血致盲率高，西医学主张行玻璃体切割手术。但手术创伤大，术后易再次出血，难以被大多数患者接受。本病属中医学"瞳神疾病"范畴。《审视瑶函》曰："五轮之中，四轮不能视物，惟瞳神乃照物者。"故瞳神患病，可造成视力严重减退，甚至失明。

张梅芳教授指出，本病病因复杂，因为瞳神属肾，肝肾同源。若肾阴虚，虚火上炎，灼伤脉络，血溢脉外，注入神膏，可致本病。若肝气郁结，气滞血瘀，脉络阻滞，血运不畅，破脉而出，溢于神膏；或肝郁日久化热，或外邪入里化热，迫血妄行，血溢神膏；或肾水不足，水不涵木，肝阳上亢，血不循经，破脉而溢于神膏；或外伤后损伤脉络，血从破脉而出，溢于神膏等，均可导致本病的发生。本病病因复杂，但属热入营血，迫血妄行者居多。本病病理特点主要是水血互结，治疗上当水血同治，以活血通脉、利水明目立法。

《温病条辨》云："人之血，即天地之水也，在卦为坎，治水者不求之水之所以治，而但曰治水，吾未能见其能治也。盖善治水者，不治水而治气。坎之上下两阴爻，水也。坎之中阳，气也。其原分自乾之中阳，乾之上下两阳，臣与民也。乾之中阳，在上为君，在下为师。天下有君师，各行其道于天下，而彝伦不叙者乎？""治水与治血之法，间有用通者，开支河也，有用塞者，崇堤防也。然皆已病之后，不得不与治其末，而非未本病之先，专治其本之道也。"

因此，张梅芳教授认为本病治疗上应遵循"塞流、澄源、固本"的原则。出血期，以凉血、止血、活血为主；出血停止后，采用活血化瘀之法；当瘀滞形成，多采用破血逐瘀、软坚散结之法；病至后期，多采用攻补兼施之法，在活血化瘀之中，加用益气或滋补肝肾的药物。此外，应当在活血化瘀的基础上，结合神膏的特点和水血互结的病理机制，加用散结利水明目之品。出血证期，发病时间短，此为新鲜之血积于玻璃体腔，血热则行，遇寒则凝，出血初期必以凉血止血为要，以急"塞流"。瘀血证期，此期多无新的出血，玻璃体腔内瘀血为痰浊所结，治疗上多采用破血逐瘀、软坚散结之法，适当配用止血药。瘀痰互阻证期，多发病时间较长，玻璃体积血基本吸收，或大部分吸收而有机化物形成，或以机化物形成、纤维组织增生为主要病变。痰瘀互阻证期，治以祛瘀除痰散结为主，并加用滋补肝肾、理气养血之品。

《温病条辨》云："故善治血者，不求之有形之血，而求之无形之气。

盖阳能统阴，阴不能统阳，气能生血，血不能生气。""上焦之血，责之于肺气，或心气。"故在治疗玻璃体积血的时候，参照古人经验，张梅芳教授强调要调气。气为阳，血为阴，阳能统阴，阴不能统阳，气能生血，血不能生气。血滞者，调其气而血自通；血外溢者，降其气而血自下；血内溢者，固其气而血自止。此外，本病初期不宜用过多凉血止血之品，尤其是炭类止血药，以免瘀血滞留神膏，难以吸收。而可以多选用清营凉血、透热转气之品，以达到清营宁血、防止再出血的目的。同时，还可配合止血活血之品，止血不留瘀，并加用利水涤污、疏肝行气之品。

中医素有"异病同治"的治疗法则，故玻璃体积血也可按如下分期原则进行治疗。

1. 出血证期　凡出血者，治以止血为主，适当加入祛瘀药。这一方法既可达到止血目的，又可防止留瘀。

2. 瘀血证期　凡出血已经停止，而见有瘀血斑者；或无瘀血斑，而见微循环障碍，甚至脉络阻塞者，治以祛瘀为主，适当加入止血药。这一方法既可达到祛瘀的目的，又可防止再次出血。

3. 瘀痰互结证期　凡见有瘀血斑，并杂有渗出物、机化物等；或无瘀血斑，但见有渗出物、机化物、前膜形成，或瘢痕组织等，治以祛瘀除痰散结为主，适当加入血药。这一方法既可达到加快瘀血斑及渗出物等吸收的目的，又可防止再次出血。

第十八节　治疗高度近视眼底出血的经验

中医学并无"高度近视眼"这一病名。根据临床表现，高度近视早期可归入中医学"能近怯远"范畴。随着病情发展，患者可能出现玻璃体混浊、眼底出血、视网膜脉络膜变性、视网膜脱离等，患者自觉眼前黑花飞舞，视远不清，视近亦不清，或视力急剧下降等，则可分别划归为中医学"云雾移睛""视瞻昏渺""暴盲"等范畴，统属于瞳神疾病。

张梅芳教授认为，高度近视眼是神光不得发越或神光衰微的表现，这主要与遗传有关，同时也受到体质、环境、饮食、劳倦等因素的影响。其中，多见于肝肾亏虚的情况，因为肝主藏血，肾主藏精；若体质失于调养、工作学习环境不佳，加上过度用眼，过耗目力，便会导致"久视伤血"。一旦肝血肾精耗伤，便不能养目，神光衰微，进而使得神膏（玻璃体）、晶珠（晶状体）失养而混浊变性，从而导致视物昏花、眼前黑影飞舞、视力逐渐下降等症状。

此外，脾虚失运也是一大原因。由于五脏六腑之精运化不足，气虚于内，神光不得发越而不能视远。脾主肉，若过度使用目力，劳伤筋肉，便会导致睫状肌痉挛，促使屈光度加深。在这个过程中，脾虚为本，气血郁滞、痰湿积聚为标，病变过程中以虚证表现为主。由于脾主运化，喜燥恶湿，一旦脾虚，精微不运，反而会聚集成痰湿，血不养脉，进而导致黄斑部脉络膜新生血管形成。脾虚不统摄血脉，则血溢络外而致出血，出血量少则表现为眼前中央雾状暗影，量多而厚则可致视力剧降甚至暴盲。

在中医理论中，"血养水，水养膏，膏护瞳神"，因此肝郁脾虚时，神水（房水）瘀滞，会导致眼压升高，日久会损及瞳神，进而引发视力下降，甚至失明。此外，也有部分患者由于先天禀赋不足，自幼便发病。

高度近视眼是致盲的主要原因之一。其致盲的直接原因包括视网膜脱离、黄斑病变、青光眼、视网膜脉络膜病变、后巩膜葡萄肿、玻璃体病变及弱视等。间接原因则是由于视功能差，对外环境应变能力不足，从而导致外伤致盲。对于高度近视眼的治疗，张梅芳教授认为，贵在尽早治疗，坚持长期治疗。

第十九节　清脾化痰散结法
治疗小儿睑板腺囊肿

睑板腺囊肿是由于脂类物质在 Zeiss 腺及睑板腺内积存，挤压邻近组织而引发的慢性肉芽肿性炎症，是儿童常见的眼部疾病之一。本病属于中医学"胞生痰核"范畴。"胞生痰核"的病名最早见于《眼科知易》，后历代医家又称其为"脾生痰核""目疣""痰核"等。如《目经大成》云："匡廓内生一核，大如芡实，按之坚而不痛，只外观不雅，间亦有生于下睑者……翻转眼胞，必有形迹，一圆一点，色紫或黄。"

中医五轮学说把眼睑归为肉轮，在脏属脾，故《审视瑶函》将眼睑疾病归于中医脾病。对于本病的病机，张梅芳教授认为多因脾失健运、痰湿内聚，或平素喜食油腻厚味，脾胃蕴积湿热，灼湿生痰，痰热互结，阻滞脉络，致气血与痰湿混结于眼睑而成。明代傅仁宇在《审视瑶函》揭示了其发病机理，"皮内坚实而有形……"可见本病表现在胞睑，胞睑在脏属脾。而肝和脾在生理上相互为用，肝属木，肝藏血而主疏泄；脾属土，脾主运化，主统血，为气血生化之源。五行中有木克土之说。《血证论》云："木之性，主于疏泄，食气入胃，全赖肝木之气以疏泄之，而水谷乃化。"故"木可疏土""土得木而达"。而木植于土，木赖土荣，肝胆依赖着脾胃的营养滋生。《内经》云："食入于胃，散精于肝，淫气于筋。"《辨证奇闻》云："脾胃居中而运化精微，以灌注于四脏，是四脏之所仰望者，全在脾胃之气也。"《扁鹊心书》云："脾为五脏之母。"综上可见，脾得肝之疏泄，其运化功能才健旺；而肝得脾所输布的精微滋养以后，其疏泄功能才能正常；二者互相制约，相辅相成。在病理情况下，肝病可以传脾，脾病也可及肝。若肝失疏泄，就会影响脾胃的运化功能，肝气太旺，横克脾土，常导致脾胃虚弱。肝气虚弱则不能升发，疏泄失常，从而导致脾失健运。肝气郁结，疏泄功能失常，往往导致脾气壅滞。相反，脾虚，气血生化乏源，或脾不统血，失血过多，均可导致肝血不足。脾气壅滞，又可导致肝气不舒。可见，肝、脾两脏在病理上是相互影响的，小儿睑板腺囊肿的发病机制和肝脾病变密切相关。

张梅芳教授从多年临证所见，认为许多睑板腺囊肿患儿素喜肥甘厚腻之品，虽表现出食少纳呆、体倦乏力、食后或午后腹胀、精神不佳等"虚"象，但常伴见脾气急躁、易怒、口苦、咽干、脉弦等症状。此外，在生理方面，小儿为稚阴稚阳之体，形气未充，易于感邪，感邪后易于化热；小儿"脾常不足"，不能节制饮食，易于损伤脾胃。地域方面，岭南地处南方，环境湿热，脾胃易于为湿邪所困。另外，近年来，小儿的饮食结构亦发生变化，人工喂养（牛奶、奶粉）代替母乳，偏食肉类、油炸食品，挑食等因素，使小儿偏于阳热体质。综合以上内、外因素，使得小儿脾胃功能失调，蕴热生痰，瘀热互结，循脾胃经络，流注胞睑脉络，渐生痰核。亦有研究显示，本病的复发与脾胃虚弱有关。

小儿睑板腺囊肿的病机：①脾虚，健运失调，不能运化水湿，以致湿痰互结，积聚胞睑而致本病。②饮食失节，膏粱厚味受纳过盛，胃肠食积，郁而化热，灼湿生痰，痰热互结，积聚胞睑，起核而发为本病。西医学认为，本病可能由慢性结膜炎或睑缘炎导致睑板腺分泌阻滞引起，也可能与皮脂腺和汗腺分泌功能旺盛或维生素 A 缺乏有关。这些因素可能造成腺上皮组织过度角化，阻塞排出管道，使腺体分泌物潴留，从而形成无菌性慢性肉芽肿性炎症。

故治疗上，张梅芳教授主张初起应注重清脾胃积热、化痰散结，后期则注重健运脾胃，以防其复发。方拟黄连温胆汤加减。黄连温胆汤由温胆汤加味而成。温胆汤首见于唐代孙思邈的《备急千金要方》（以下简称《千金方》）。《千金方》中温胆汤的组成为半夏、竹茹、枳实各二两，生姜四两，橘皮三两，甘草一两，共计六味药物。原书指出，该方主治"大病后虚烦不得眠"，其病因是"胆寒故也"。宋代以后，温胆汤的临床应用更加广泛，成为化痰和胃、调理肝胆脾胃的常用方剂。医家根据胆"喜温和而主升发，郁则生热，升发疏泄则郁热可解"的特点，不仅用该方治疗心胆虚怯、触事易惊等证，而且通过和解枢机、温通胆腑、化痰和胃而用于胆郁痰热上扰之证，使温胆汤又具有了"清胆"之功。但《千金方》之温胆汤的清胆之力稍弱，对于痰热较甚者，应加芩、连之类药物。其中单加清心泻火之黄连者，名黄连温胆汤。黄连温胆汤首见于清代陆廷珍的《六因条辨》一书。该方的配伍特点如下：①半夏配黄连，辛散苦降、开结畅气。此配伍体现了该方功用的主要方面。半夏辛温升散，黄连苦寒降下，共同构成辛开苦降之配伍，既能清热散结，又能畅利中焦，为中焦气机结滞、升降失常病证的通治之法。②半夏配生姜，行水气而散逆气。在本方中加茯苓，作用有三：利水化饮，培土治水，养心安神。若生姜用四两，则量大为君，可开结散水。③枳实配竹茹，清热化痰降气。枳实苦、辛，微寒，《名医别录》谓之"除胸胁痰癖……逆气……安胃气"，长于行气破滞。竹茹甘、寒，《本经逢原》谓之"清胃腑之热，为虚烦烦渴，胃虚呕逆之要药"。竹茹虽以化痰为主，又能和中降逆，亦擅理气。这正所谓"善治痰者，不治痰而治气，气顺则一身之津液随之而顺矣"。二者配伍，可清热化痰降气。④黄连并半夏、陈皮，取"三圣丸"之意。此配伍为该方清化痰热的核心。⑤生姜配大枣，调和脾胃。脾胃为气机升降之枢，脾胃和调，则气机畅达。⑥枳实、生姜、陈皮共用，可治脾胃气滞，痰湿水饮所致之胃腹满闷、饮食不消等症；竹茹配半夏可健脾燥湿、和胃止呕，用于胃气上逆所致的恶心呕吐、呃逆，以及痰浊内阻所致的眩晕、虚烦不眠等症；竹茹配陈皮可以和胃降逆，用于胃气不和或痰湿犯胃所致的呕吐、呃逆；竹茹配黄连治疗胃热所致的噎膈、恶心、干呕。由此可见，黄连温胆汤的组方方义与睑板腺囊肿的病机十分贴合。

第二十节　健脾柔肝息风法治疗目劄症
（小儿功能性眨眼）

眨眼属人的正常生理表现，正常人的眨眼频率为 10～15 次/分，过多或过少均属病态。目劄是以胞睑频频眨动、不能自主为主要症状的眼科常见病证。西医眼科学对本病描述较少，认为它是由于屈光不正、慢性结膜炎及精神因素等原因所致的眼睑痉挛。从临床表现来看，本病表现为双眼发病，呈阵发性频繁瞬目。西医学认为，胞睑由皮肤、皮下组织、肌肉、睑板、睑腺体及黏膜组织组成。这些部位及其邻近组织的病变，如急性结膜炎、急性泪囊炎、睑腺炎、眶蜂窝织炎、眼球筋膜炎、角膜炎、虹睫炎等，均可引起眨眼频繁。给予抗炎及对症治疗后，眨眼频率即可降至正常。习惯性眨眼症多见于眼部炎症痊愈之后，因此，根据眨眼频繁之前有无眼部炎症，便可区分是否为习惯性眨眼症。而根据发病前有无癔病的性格特征，以及有无明显精神因素及阵发性发作之特点，即可区分是否为癔病性眨眼症。此外，尚有部分眨眼症是由于下睑内翻、倒睫所致。上述各种眨眼症，均不属中医学"目劄"之范畴，若不做细致检查也可误诊为"目劄"，且单用中药治疗，疗效较差。

小儿素为稚阴稚阳之体，以脾虚肝旺为多见。脾常不足，肝常有余。肝主筋，开窍于目，风性动。《审视瑶函》曰："按目劄者，肝有风也。"《素问·至真要大论》云："诸风掉眩，皆属于肝。"小儿脾胃运化功能欠佳，眼睑为肉轮，脾主肌肉，脾虚则眼睑无所主；肝开窍于目，肝气失疏，肝郁化火，甚则肝阳上亢化风，使肝强脾弱，肝木克土，导致脾更加不能自主肌肉，而产生眼睑拘急。再加之小儿偏嗜少食，脾虚则易生湿热；肝经热盛，眼睑属脾，肝开窍于目，风邪上犯则目眨。故本病与肝、脾关系密切。再者，小儿阳气极盛，且阳气、阴气为初发阶段，火易动，阳易亢，阴亏于下，阳亢于上，则风自内生。如《临证指南医案》中指出："身中阳气之变动乃内风。"

因此，张梅芳教授治疗本病主张以健脾柔肝息风为主，选用补中益气汤，佐以柔肝息风之品，如生黄芪、白术、白芍、茯苓、柴胡、升麻、葛根等。严重者可加广地龙、全蝎、僵蚕等。有饮食不节或挑食、偏食者，加炒谷芽、炒麦芽、六神曲；睡眠欠佳者，加用五味子。平时应禁食辛辣及油炸食品，少食含碳酸或咖啡因的饮料，保持情绪稳定，避免长时间使用电子产品。

第二十一节　健脾益气、滋补肝肾法治疗干眼

干眼，属于中医学"白涩症"范畴。其中，"白"即白睛，"涩"在《说文解字》中以"翾"代之，意为"不滑也"，用来描述以眼睛干涩为主症的这类眼病。关于此病的症状记载，最早可见于晋代的《针灸甲乙经》。至隋朝时期，《诸病源候论》中出现了《目涩候》专篇，用以详细论述其治法。受其影响，隋、唐、宋代年间，医者多以"目涩""眼涩"等症状来命名此类眼病。到了明代，其病名更为繁多，王肯堂在《证治准绳》一书中便以"白眼痛""干涩昏花症"来命名。至明末清初，"白涩症"的病名首次在《审视瑶函》一书中出现，后世医家多沿用此名，并作为中医学的规范名称，一直沿用至今。

古代对于干眼的治疗，常用药对为"川芎-当归""川芎-防风"和"熟地黄-当归"。通过聚类分析，可将中药分为补血调营类（如四物汤）、疏风明目类（如甘草、防风、菊花）、泻火解毒类（如三黄泻心汤）及补气养阴类（如茯苓、炙甘草、人参、柴胡、生地黄）。复杂网络药理学可提取出核心方药团，包括四物汤、四君子汤及柴胡羌活汤加减配伍。

通过关联分析张梅芳教授对干眼的治疗，我们可以发现党参、蒺藜、密蒙花、防风、蕤仁、乌豆衣、五味子间的关联性较强（置信度0.9，支持度0.4）。聚类分析结果显示，这些药物可分为清热利湿类（如桑白皮、石决明、陈皮、茯苓、茵陈、生地黄、淡竹叶）、养血安神类（如干石斛、酸枣仁、麦冬、何首乌）、滋阴补肾类（如菟丝子、旱莲草、女贞子、延胡索、天冬）及滋阴明目类（如党参、蒺藜、密蒙花、防风、细辛、知母、蕤仁、乌豆衣、五味子）。复杂网络药理学进一步提取出核心方药团，包括蒺藜、密蒙花、防风、党参、蕤仁、五味子、乌豆衣、知母和细辛。

古代医家普遍认为，干眼的发病与五脏相关，尤以肝、肺、脾关系最

为密切。其病因病机主要为气血亏虚，而风热湿邪、情志过极则为次要因素。在用药特色方面，古代医家主张标本兼治，以益气补血为纲，同时辅以清热、祛风、燥湿之法。受眼睛特殊生理特性的影响，古代医家擅长使用引药，使药物能够上行至眼部，发挥治疗作用。

张梅芳教授认为，干眼病的病位主要在白睛，与肝、肾、心三脏的关系尤为密切。其病因以肝肾亏虚为主，湿热、风热为次要因素。在治疗上，张梅芳教授强调调和五脏的功能，尤其重视肝、肾、心的调理。在药物选择上，他注重保护正气，很少使用大寒或大热的药物，而更喜欢使用甘寒之药，以达到清热存阴的效果。此外，擅用风药也是张梅芳教授用药的一大特色，因为风能散精，有助于防止补益药物过多导致的滋腻。风性上扬，能够宣通目窍，使津液通利。

第二十二节　治疗角膜炎的经验

对于凝脂翳，张梅芳教授认为，本病经临床观察，初起其病尚在黑睛表浅时，多为肝经风热，若能及时祛除风热之邪，可望其翳退而视物如故。若毒邪深入黑睛深层，甚或蒸迫神水败化成脓者，则多为肝胆火炽，或肝经热毒，或湿热蕴蒸，其危害极大，纵然治愈也难免黑睛遗留翳障瘢迹，妨碍视力。若病变转入后期，标病不甚急迫，而本病未愈者，则多为肝阴亏虚，治宜标本兼顾，既要补阴，又要清除余邪，以扶正而不留邪，祛邪而不伤正。

对于湿翳，张梅芳教授认为是疑难眼病，治疗起来棘手。在治疗中，一定要患者积极配合，滴滴眼液的时候，一定要注意眼部清洁。本病因湿热所致，张梅芳教授在临床中选用经验方——热立清方，以清热解毒。方中用青天葵15g，蜈蚣2条，蜂房10g，特别是蜂房，具有清热、杀菌、消炎、抗真菌的功效，对脓疡具有很好的疗效。

对于聚星障，张梅芳教授认为，多因外感风热或风寒，上犯于目，导致外邪入里化热；或因肝经伏火，使得火热上炎，邪毒炽盛；或因长期食用煎炒及五辛类食物，导致脾胃湿热蕴积，蒸灼黑睛；或因素体阴虚，或患热病后灼伤津液，使得阴津缺乏，虚火上炎，再兼外邪为犯而发病。治疗本病时，宜分辨病之新久，邪之轻重。一般而言，病初及新病，以实证为主，宜先祛除邪气；若病情缠绵，反复发作，则需分辨虚实之孰轻孰重，采用扶正祛邪法，耐心调理，方能奏效。

本病以黑睛生翳为主要特征。除采用辨证分型治疗外，退翳药物的使用也宜早不宜迟。在浸润期使用，可促使浸润迅速消退，不留瘢痕；在溃烂期使用，能促进溃疡早日愈合，减少或不留瘢痕；在瘢痕期使用，有助于瘢痕逐渐减薄。临床上，使用木贼、蝉蜕、决明子、密蒙花等退翳药物，既能凉散风热，又能退翳明目，若使用得当，确实能收到良好效果。然而，若不及早使用这些药物，则动翳难退，静翳凝固难消，以致错失良机。

本病除内服中药外，还需配合局部用药，特别是当病变侵及黄仁、瞳神时，应及早应用扩瞳剂，这样既可防止瞳神干瘪，又能提高治疗效果。对于伴有泪囊炎的患者，愈后应建议其接受手术治疗，以防复发。在角膜溃疡的治疗中，张梅芳教授尤其擅长运用蜈蚣和蜂房这两味药物，疗效显著。

第三章

验方与用药

一、益眼明

组成：蕤仁、枸杞、何首乌、党参、乌豆衣、麦冬、知母、五味子、白蒺藜、密蒙花、防风、细辛。

功效：补益精气、增视明目。

主治：精气亏虚所致的视物昏蒙，如圆翳内障（老年性白内障）等。

方解：方中蕤仁、枸杞、何首乌大补肝肾而益精，党参补肺，健脾益气，乌豆衣、麦冬、五味子、知母养心滋肾且固精，白蒺藜、密蒙花作引经之用，且能退翳明目，得防风、细辛遍走全身而利窍，眼目得脏腑之精气濡养，故能达到补益精气、增视明目之功，用于治疗精气亏虚所致的视物昏蒙诸症。

案例：患者，钟某，男，63 岁，退休，诊疗卡号：40687。患者双眼视朦两月余，于 1992 年 5 月 20 日来眼科门诊就诊。查视力（国际标准视力表）：右眼 0.4，左眼 0.2。双外眼及眼底如常，双眼眼压均为 15mmHg。用药物散大瞳神，以裂隙灯显微镜检查，见其双眼晶珠周边有混浊病变。患者自觉久视则双眼容易疲劳，睡眠欠佳而难以入睡，胃纳稍差，舌淡，脉弦细。诊断：双眼圆翳内障，属精气亏虚所致。用益眼明口服液，每次 2 支（20mL），每日 3 次，内服。

上述药物治疗后，患者双眼视力逐步提高。连续治疗 3 个月后，至 8 月 20 日，右眼视力提高至 0.9，左眼视力提高至 0.7。但双眼晶珠混浊，未见明显变化，而视疲劳、睡眠、胃纳情况明显好转。随访 6 个月，视力仍维持稳定：右眼视力 0.9，左眼视力 0.7。

按：老年性白内障属中医眼科学之"圆翳内障"，是老年人的常见眼病，也是致盲的重要原因之一。患者因白内障而视力下降，影响日常生活和工作。对于老年性白内障的治疗，应及早进行药物性防治，这对患者大有裨益。《灵枢·大惑论》云："五脏六腑之精气，皆上注于目而为之精。"在古汉语中，"精"与"睛"相通用，意指"眼及其视觉功能"，完全依赖于脏腑之精气上濡养眼目。因此，每当年迈体衰、脏腑之精气亏虚时，则可能导致视物昏蒙之眼病的发生。而生、长、壮、老是生命发展的规律，衰老是人类生理过程的必然结果。老年人之所以白内障接踵而至，是因为年老精气日损，脏腑之精气失其所司，上不能濡养眼目，导致晶珠（晶状体）混浊。《中国医学百科全书 眼科学》指出："老年性白内障的发生与全身衰老和功能减退有着密切的关系。"因此，中、西医学对老年性白内障形成的看法基本一致。老年性白内障多发于老年人，是衰老疾患在眼部的表现。从这一病因病机出发，张梅芳教授配制出补益脏腑精气、增视明目的经验方——益眼明。经临床实践，此方用于早、中期老年性白内障，不仅可以提高患者视力，还可以改善患者睡眠状况，消除眼疲劳，使胃纳转佳，大便通畅。

本经验方按现代制剂工艺制成口服液，口服每次20mL（2支），每日3次，治疗早、中期老年性白内障，对于提高视力有较好效果。本经验方亦可作煎剂内服，治疗精气亏虚所致的老年性白内障等病证。

二、疮痍散

组成：黄连、藏红花、风化硝、硼砂、胆矾、荸荠、龙脑香、药制炉甘石。

功效：祛风清热解毒，除湿消肿散结，止痒止痛。

主治：风热毒邪所致之针眼病证等。

方解：黄连、藏红花清热解毒，风化硝、硼砂、胆矾、药制炉甘石祛风除湿、收敛消肿止痒，荸荠调和诸药，且有清热解毒、消肿散结之效，龙脑香引诸药直达病所，又能开窍、清热、止痛。全方悉具祛风清热解毒、祛湿消肿散结、止痒止痛之功，外治针眼等病证。

制法：将上方药物均匀混合，共研成极细粉末（过筛200~250目），装瓶，密封备用。

用法：取少量疮痍散，用注射用水或生理盐水调成糊状，搽于患处眼睑皮肤表面，每日4次，持续使用至治愈为止。

案例：患者，陈某，男，14岁，学生，门诊卡号：65846。患者2003年3月7日就诊于眼科，自述今晨起自觉左眼皮疼痛且瘙痒，用力闭眼或低头时疼痛、胀感加剧。检视患眼下睑稍外侧，见局部红肿硬结，形如麦粒且触之疼痛。患者全身无其他不适，胃纳正常，二便调和。舌色正常，苔微黄，脉略数。诊断为左眼针眼，证属风热毒邪客睑。治疗采用疮痍散，以生理盐水调成糊状，搽于患处睑皮肤表面，每日4次，连用3天。3月10日复诊，患者自述患眼疼痛、瘙痒等症状消失，检视患眼局部红肿、硬结消退，无压痛等症状，痊愈出院。

按：外用中药治疗眼疾的记载源远流长。各类医学古籍中，多有眼科外用中药方的记载，其中就有散剂外用于眼病的记载，如《审视瑶函》中的炉硝散等。散剂是指一种或一种以上药材细粉均匀混合而成的干燥粉状剂型。与液体剂型相比，散剂由于不含溶剂，因此具有较高的稳定性，便于携带储存，为中医眼科治疗外障眼病的重要方法。其外用于病变局部，剂量少、浓度高、效力大，渗透性不仅能够直达病灶，而且通过合理的组合，还能迅速渗透到眼的深部组织，从而更好地发挥中药散剂的作用及优势。

中医眼科学认为，针眼（睑腺炎）的发生多因风热毒邪客于胞睑，或素体虚，卫外不固而感毒邪所致。疮痍散具有祛风清热解毒、除湿消肿散结、止痒止痛之功效，用于治疗针眼疾患时，患者具有凉快舒适感，能够迅速缓解患眼的红、肿、胀、痛等症状，且炎症及硬结消散快，不经化脓阶段而痊愈，是中医眼科外治针眼疾患的外用散剂良方。此外，本经验方还可用于目痒证、风赤疮痍、睑弦赤烂等病证。

三、三七

本品又名"田七""参三七"，明代著名药学家李时珍称其为"金不换"，系五加科多年生草本植物三七的根。性味甘、微苦、微温，归肝、胃经。具有散瘀止血、消肿止痛的功效。《本草纲目》云："三七，止血、散血、定痛。"《玉楸药解》云："三七，和营止血，通脉行瘀，行瘀血而敛新血。"本品既能止血，又能活血散瘀，故止血无留瘀之弊，为止血良药。用于内外各种出血证,亦用于眼科血证之各种病证。用量 5 ~ 10g,研末内服,每次 1 ~ 1.5g。

四、白及

本品系兰科多年生草本植物白及的地下块根,味苦、甘、涩,性微寒。归肺、肝、胃经。具有收敛止血、消肿生肌之功效。本品质黏味涩,有良好的止血效果,为止血要药,还有促进病灶愈合的作用。药理研究显示,本品对结核分枝杆菌有显著的抑制作用。常用于眼科血证之视网膜静脉周围炎等病证。用量 15 ~ 30g。

五、血余炭

本品系人发煅制而成的炭。性平,味苦、涩。归肝、胃经。具有止血消瘀、生肌敛疮之功效。本品既能止血,又能消瘀,故止血而不留瘀。药理研究显示,血余炭能缩短出血时间、凝血时间和血浆复钙时间,并有利水作用,用于多种出血证,亦常用于眼科血证之各种病证。用量5 ~ 10g。

六、仙鹤草

本品系蔷薇科多年生植物龙芽草的全草。性平,味苦、涩。归肺、肝、脾经。具有收敛止血之功。因其味涩,故收敛止血,且较平缓,广泛用于各种出血证,可单味或配伍使用。药理研究显示,仙鹤草能促进血液凝固,对周围血管有收缩作用,使血小板数量增加;并具有强心作用,能调节心率。常用于眼科血证之各种病证。用量 20 ~ 30g。

七、瓦楞子

本品又名"瓦弄子",系软体动物蚶科泥蚶、毛蚶或魁蚶的贝壳。性平,味咸。归肺、胃、肝经。具有化痰软坚、散瘀消积之效。《本草纲目》谓:"咸走血而软坚,故瓦垄子能消血块、散痰积。"化学分析,本品含有碳酸钙、磷酸钙、有机质,并含有少量镁、铁、硅酸盐、氧化物。用于眼科血证痰瘀互结证期者最为适用。用量 20 ~ 30g。本品用作消痰化瘀时,宜生用。

八、毛冬青

本品又名"毛披树""水火药"，系毛冬青科常绿灌木毛冬青的根。性微寒，味辛、苦。归心、肺经。具有活血祛瘀、清热解毒、祛痰、利小便之功效。本品辛行苦泄，活血通脉之力强。临床报道，毛冬青治疗血栓形成有一定疗效，可用于治疗血栓闭塞性脉管炎、中心性视网膜炎、视网膜血管炎、眼底视网膜动脉痉挛及硬化等。用量20～30g。

九、泽兰

本品系唇形科多年生草本植物地瓜儿苗或毛叶地瓜儿苗的全草。性微温，味苦、辛。归脾、肝经。本品性较温和，行而不峻，具有活血祛瘀、行水消肿之功效。药理研究显示，泽兰有强心作用，常用于眼科血证之视网膜水肿、瘀血斑及黄斑部水肿等病证。若眼科血证而杂有妇女血脉阻滞之月经不调者，可配伍益母草而用之，为眼科临床所常用。用量5～10g。

十、蜈蚣

本品又名"百足""川足"，系蜈蚣科动物少棘巨蜈蚣的干燥体。性温，味辛，归肝经。具有攻毒散结、祛风镇痉、通络止痛之功效。化学分析，本品含有两种类似蜂毒的有毒成分，即组织胺样物质和溶血性蛋白质，尚有蚁酸等。药理研究显示，蜈蚣具有抗真菌作用。本品攻毒散结之功效佳，用于疮疡肿毒，亦可用于治疗痰火瘰疬等。中医眼科常用于黑睛疾病之湿翳（类似于西医学的真菌性角膜炎）、聚星障（相当于西医学之单纯疱疹病毒性角膜炎）等病证。用量1～3条（2～6g）。本品有毒，用量切勿过大，虚证及孕妇慎用。

十一、露蜂房

本品又名"野蜂房""大黄蜂窠"，系胡蜂科昆虫大黄蜂的巢。性平，味甘。归肝、胃经。本品具有攻毒杀虫、祛风止痛之功效。临床报道，本品治疗急性乳腺炎、外伤性感染及痈疽疮疖等疾病，均有一定疗效。中医眼科临床应用本品时，常与蜈蚣配伍，用于黑睛疾病之湿翳、聚星障等病证。用量5~10g。本品有毒，用量切勿过大，气血虚弱者或孕妇慎用，不宜作为驱虫药使用。

下　篇

临证医案

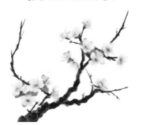

医案 1

【临床资料】聂某，男，48 岁，因"双眼反复发红不适 1 年"来我院门诊治疗。患者 2007 年曾发作，外院多次就诊，疗效不明显。视力无异常。

中医诊断：白涩症（湿热内蕴）。

西医诊断：结膜炎（双眼）。

【诊治经过】

一诊：2012 年 12 月 4 日。

视力：右眼 1.0，左眼 1.0。双眼结膜充血（＋），角膜透明，前房清，瞳孔 3mm，光反射灵敏，前房中轴 4CT，周边 1/2CT，晶状体透明。左眼下睑倒睫，咳嗽痰喘。舌质淡红，苔黄微腻，脉数。

辨证：湿热内蕴。

治法：清热、利湿、明目。

方药：热立清方（自拟）加减。

桑白皮 15g，地骨皮 30g，甘草 10g，黄芩 10g，百部 10g，蒺藜 15g，密蒙花 15g，毛冬青 30g，仙鹤草 30g，青天葵 15g，蜈蚣 2 条，蜂房 10g，蝉蜕 10g，钩藤 30g，三七 10g。水煎服，日 1 剂，共 7 剂。中药渣煮水后熏洗双眼。

本案病位在白睛，由于过食辛辣湿热食物，导致湿热熏蒸双眼，白睛红赤，予以清热利湿法治疗。方中桑白皮、地骨皮清泄肺热，黄芩清热燥湿，蒺藜、密蒙花清肝明目，百部、仙鹤草、青天葵润肺杀虫抗菌，蜂房、蝉蜕祛风止痛，三七行气化瘀，蜈蚣、钩藤平肝息风。全方共奏清热祛湿、清肝明目之功。

二诊：2012 年 12 月 11 日。

双眼发红症状改善。双眼结膜轻度充血，过敏原检查未见异常，其余同前。前方去蝉蜕、钩藤、三七，加佩兰 10g，枳实 10g，水煎服，日 1 剂，共 21 剂。

患者为湿热内蕴，去祛风化瘀的蝉蜕、钩藤、三七，继续以清热利湿的热立清方加减治疗，加佩兰、枳实以理脾化湿。

三诊：2013 年 1 月 5 日。

双眼反复发红好转，其余同前，守方治疗，水煎服，日 1 剂，共 10 剂。

四诊：2013 年 1 月 15 日。

双眼反复发红好转，其余同前。守方治疗，加桃仁 10g，土茯苓 30g，水煎服，日 1 剂，共 30 剂。患者病情好转，加桃仁、土茯苓以加强清热利湿活血之力。

五诊：2013 年 3 月 14 日。

双眼反复发红好转，守方治疗，加苏叶 10g、丹参 20g 以解毒活血。水煎服，日 1 剂，共 7 剂。

六诊：2013 年 3 月 21 日。

双眼突然发红两天。双眼结膜充血（++），结膜下少许出血，其余同前。患者病情反复，继续治以热立清方予以加强清热之力。守上方，水煎服，日 1 剂，共 5 剂。

七诊：2013 年 3 月 26 日。

双眼反复发红明显好转。双眼结膜充血（±），结膜下少许出血吸收，其余同前。效不更方，水煎服，日 1 剂，共 14 剂。

八诊：2013 年 4 月 11 日。

双眼反复发红明显好转。效不更方，考虑病情好转及药物毒性，去蜈蚣、蜂房。水煎服，日 1 剂，共 21 剂。

九诊：2013 年 5 月 4 日。

双眼反复发红明显好转。效不更方，水煎服，日 1 剂，共 21 剂。

十诊：2013 年 5 月 28 日。

双眼反复发红明显好转。患者为湿热体质，眼部症状明显好转，以平和之剂三仁汤加减调理。

杏仁 10g，淡竹叶 10g，厚朴 10g，通草 10g，滑石 20g，豆蔻 10g，薏苡仁 30g，土茯苓 30g，茵陈 10g，黄芩 10g，佩兰 10g。水煎服，日 1 剂，共 7 剂。

患者病位在白睛，历经近半年治疗，体内湿热大部分祛除，症状明显好转。现予以三仁汤宣畅气机，渗湿利热。方中杏仁开宣上焦，豆蔻芳香化湿、健运中焦，薏苡仁疏导下焦，通草、滑石、土茯苓、黄芩渗利湿热，厚朴、佩兰、茵陈燥湿理气。全方共奏宣上、畅中、渗下之效，使湿热之邪从上、中、下三焦分消而解。

【诊治思路】本病的发病部位在白睛，为眼部赤肿不显，而只觉眼内干涩不舒的慢性眼病。《审视瑶函》载："不肿不赤，爽快不得，沙涩昏蒙，名曰白涩。"本病多为双眼发病，与年龄、季节无关，药物治疗难取速效，类似于西医学之慢性结膜炎或浅层点状角膜炎。

本案患者湿热熏蒸白睛，导致白睛红赤，病情较重，外院多次予以滴眼液治疗，无明显效果，考虑为药物引起，故建议患者停用滴眼液。使用热立清方内服治疗后，患者症状好转，但是后来出现反复，故一定要坚持治疗。患者服用中药治疗 6 个月才明显好转，故一定要向患者说明治疗的周期。在本病治疗过程中，张梅芳教授主张中病即止，以免损伤正气，后期多从脾胃入手以善后。

医案 2

【临床资料】诸某，女，26 岁，因"双眼反复干涩不适 1 年"来我院门诊治疗。患者 1 年前出现双眼干涩，多处就诊，症状无明显改善。患者 2012 年 4 月 14 日于外院就诊，泪液分泌试验检查提示：右眼 7mm，左眼 5mm。患者平素使用电脑时间久，约 8h/d。患者平素眠差，多梦，有过敏性鼻炎史。全身无糖尿病、高血压、心脏病等重大内科疾病史。

中医诊断：白涩症（脾虚湿困，血不荣目）。

西医诊断：干眼（双眼）。

【诊治经过】

一诊：2012 年 5 月 6 日。

视力：右眼 1.0，左眼 1.0（自镜，即配戴眼镜）。双眼结膜充血（＋），泪河窄，0.2mm，角膜透明，角膜荧光染色（FL）（＋），点状浸润，前房清，角膜后沉积物（KP）（－），自发荧光成像（AF）（－），瞳孔直径约 3mm，光反射灵敏，晶状体透明，双眼眼底视神经乳头边界清楚，杯盘比（视杯的直径与视盘直径的比值，C/D）为 0.3，视网膜动脉和静脉的比值（A:V）为 2:3，未见出血及渗出，黄斑中心光反射可见。泪膜破裂时间（BUT）右眼5s，左眼7.5s。舌质淡红，苔白微腻，脉细。

辨证：脾虚湿困，血不荣目。

治法：健脾祛湿，养血明目。

方药：归脾汤加减。

白术15g，黄芪15g，酸枣仁15g，远志10g，木香5g（后下），甘草5g，当归5g，党参30g，茯苓15g，女贞子15g，旱莲草15g，薏仁15g，石斛15g。水煎服，日1剂，共7剂。

张梅芳教授认为，患者脾虚湿困，气机不畅，予以健脾祛湿、养血明目之法，以归脾汤加减治疗。方中党参、黄芪、白术为甘温之品，补脾益气生血；当归甘、温，补血养心；酸枣仁、远志宁心安神；木香辛香而散，理气醒脾，与大量益气健脾药配伍，调和脾胃，以资化源。全方共奏益气补血、健脾养心之功，为治疗思虑过度、劳伤心脾、气血两虚之良方。另茯苓有健脾祛湿的作用，配伍女贞子、旱莲草、薏仁填精补肾，石斛滋阴清热明目。

二诊：2012年5月13日。

双眼症状略好转。BUT右眼4s，左眼5s。虽BUT减少，但患者症状好转，守方治疗，水煎服，日1剂，共7剂。

三诊：2012年5月20日。

双眼症状好转，患者依赖滴眼液次数减少。双眼结膜轻度充血，FL（−），BUT右眼4s，左眼7.5s。苔白。前方加桑白皮15g，地骨皮30g。水煎服，日1剂，共7剂。

张梅芳教授认为，患者症状好转，继续治以健脾祛湿、养血明目之法。患者白睛轻度红赤，加用桑白皮15g、地骨皮30g以清泻肺热。

【诊治思路】本案患者脾虚湿困，气机不畅，治以健脾祛湿、养血明目之法，方用归脾汤加减。患者后期残留白睛红赤，加用桑白皮、地骨皮以清泄肺热，巩固疗效。

医案3

【临床资料】卞某，女，29岁，因"双眼干涩六月余"来我院门诊治疗。患者产后6个月时患双眼干眼，曾于外院就诊治疗，症状无改善，现要求中药治疗。

中医诊断：白涩症（肝肾亏损）。

西医诊断：干眼（双眼）。

【诊治经过】

一诊：2013 年 12 月 27 日。

视力：右眼 0.25，左眼 0.25。双眼睑结膜充血（＋＋），角膜透明，前房清，瞳孔对光反射灵敏，晶状体透明。舌淡红，苔薄白，脉细。

辨证：气血亏虚，肝肾不足。

治法：益气养血，滋阴生津。

方药：六味地黄汤加减。

熟地黄颗粒 2 袋，酒萸肉颗粒 2 袋，山药颗粒 2 袋，泽泻颗粒 1 袋，牡丹皮颗粒 2 袋，淡竹叶颗粒 1 袋，菟丝子颗粒 2 袋，鸡血藤颗粒 1 袋，酒女贞子颗粒 1 袋，枸杞颗粒 1 袋，菊花颗粒 2 袋，炙甘草颗粒 2 袋。水冲服，日 1 剂，共 5 剂。

张梅芳教授认为，本案为产后妇人眼病。产后气血亏虚，肺阴不足，肝肾亏虚，以阴虚为主，治以益气滋阴生津法。方中熟地黄滋肾填精，辅以山萸肉养肝肾，山药补益脾肾之阴，三药合用，可达三阴并补之功；泽泻清泻肾火，并防熟地黄之滋腻；牡丹皮清肝肾之热，制山萸肉之温。诸药合用，补中有泻，寓泻于补。加枸杞、菊花，更增养肝明目之效；再加酒女贞子益肾明目，炙甘草补脾，兼调和诸药。此外，嘱患者调节饮食，养成良好的生活习惯，保证合理睡眠，避免长时间使用电脑，少接触空调及烟尘环境，以减少或避免发病诱因。

二诊：2013 年 12 月 31 日。

双眼眼部干涩症状改善。舌暗红。眠差，多梦，口干，夜间明显。

辨证：阴虚火旺，气血不和。

治法：滋阴降火，调和营血。

方药：大补阴丸合生脉散加减。

生地黄 30g，知母 10g，关黄柏 10g，醋龟甲 30g，浮小麦 30g，大枣 25g，甘草 10g，蒺藜 15g，密蒙花 15g，桑白皮 15g，地骨皮 30g，党参 30g，麦冬 15g，五味子 5g，郁金 15g，合欢花 30g。水煎服，日 1 剂，共 7 剂。

建议患者佩戴眼镜。

张梅芳教授认为，失眠、多梦、口干为一派阴虚火旺的表现，且夜间明显，表明虚火伏于阴血，故以大补阴丸合生脉散滋阴降火，甘麦大枣汤（浮小麦、大枣、甘草）、合欢花安神助眠，地骨皮、桑白皮泄热凉血，蒺藜、密蒙花益阴明目，郁金行气解郁。全方共奏滋阴降火、调和营血之功。

三诊：2014 年 1 月 7 日。

双眼眼部干涩症状改善，守方 30 剂。

四诊：2014 年 2 月 13 日。

双眼睑结膜充血（－）。舌质淡红，苔微黄，脉弦。失眠、口干等症状好转。

辨证：阴虚火旺，血不荣目。

治法：滋阴降火，养血明目。

方药：益眼明方加减。

党参30g，麦冬15g，五味子5g，蒺藜15g，密蒙花15g，蕤仁15g，枸杞15g，制何首乌15g，乌豆衣15g，防风5g，知母10g，细辛3g，黄连10g，生地黄30g，龟甲30g，女贞子15g，旱莲草15g。水煎服，日 1 剂，共 7 剂。

张梅芳教授认为，患者阴虚症状好转，以益眼明方加减治疗。方中生脉散（党参、麦冬、五味子）健脾益气；何首乌、乌豆衣、枸杞等补血养肝；蕤仁、女贞子、旱莲草填精明目；细辛、防风祛风通窍；生地黄、知母、龟甲滋阴清热。全方共奏滋阴降火、养血明目之效。

【诊治思路】白涩症是眼科临床常见病、多发病，病情迁延难愈，多因邪热伤阴、肺阴不足、肝肾亏损、脾胃湿热等导致清阳不升，目窍失润。临床可分为热邪伤阴、肺阴不足、肝肾不足、气阴两虚、脾胃湿热等证型。对于白涩症，应采取综合治疗的方法。首先要做好预防，同时避免诱因。

本案为产后妇人眼病。产后气血亏虚，肺阴不足，肝肾亏虚，以阴虚为主。治以益气、滋阴、生津为法。

白涩症是眼科临床常见病、多发病，病情迁延难愈，多为因邪热伤阴、肺阴不足、肝肾亏损、脾胃湿热等导致清阳不升，目窍失润所致，临床可分为热邪伤阴、肺阴不足、肝肾不足、气阴两虚、脾胃湿热等证型。对于白涩症应采取综合治疗的方法，首先要做好预防，同时避免诱因。

张梅芳教授认为，白涩症病变部位在胞睑、白睛、黑睛，涉及肺、大肠、脾、胃、肝、肾，致病原因为热邪伤阴，余邪未尽，肺脾两经伏热，临床中也有肺阴不足、肝肾亏损、气阴两虚等，病机在于津液不足，目失濡润而发病。

本案为产后妇人眼病。产后气血亏虚，肺阴不足，肝肾亏虚，以阴虚为主，治以益气、滋阴、生津为法。

医案 4

【临床资料】陈某，女，34岁，因"双眼反复干涩不适1年"来我院门诊治疗。患者1年前出现双眼干涩，多处就诊，症状无明显改善。2012年4月14日患者于外院就诊，泪液分泌试验：右眼7mm，左眼5mm，诊断为干眼。患者平素使用电脑时间久，约8h/d，并伴有眠差、多梦。患者有过敏性鼻炎病史，无糖尿病、高血压、心脏病等全身基础病史。

中医诊断：白涩症（脾虚湿困，血不荣目）。

西医诊断：干眼（双眼）。

【诊治经过】

一诊：2012年5月6日。

视力：右眼1.0，左眼1.0（自镜）。双眼结膜充血（+），泪河窄，0.2mm，角膜透明，FL（+），点状浸润，前房清，KP（－），AF（－），瞳孔直径约3mm，对光反射灵敏，晶状体透明，双眼眼底视神经乳头边界清楚，C/D=0.3，A:V=2:3，未见出血及渗出，黄斑中心光反射可见。BUT右眼5s，左眼7.5s。舌质淡红，苔白腻，脉细。

辨证：脾虚湿困，血不荣目。

治法：健脾祛湿，养血明目。

方药：归脾汤合二至丸加减。

白术15g，黄芪15g，酸枣仁15g，远志10g，木香5g（后下），甘草5g，当归5g，党参30g，茯苓15g，女贞子15g，旱莲草15g，薏仁15g，石斛15g。水煎服，日1剂，共7剂。

张梅芳教授认为，本案患者为脾虚湿困，血不荣目，故以归脾汤为主方，加女贞子、旱莲草滋养肝肾、清热明目；加蕤仁、石斛滋阴明目。全方共奏健脾祛湿、养血明目之功。归脾汤出自《正体类要》，由白术、当归、白茯苓、黄芪、远志、龙眼肉、酸枣仁、人参（以党参代替）、木香、甘草组成，具有益气补血、健脾养心的功效，治疗心脾气血两虚证和脾不统血证。方中以参、芪、术、草甘温之品补脾益气以生血，使气旺而血生；当归甘、温，补血养心；茯苓、酸枣仁、远志宁心安神；木香辛香而散，理气醒脾，与益气健脾药配伍，调和脾胃，以资化源。全方共奏益气补血、健脾养心之功。

二诊：2012 年 5 月 13 日。

双眼症状略好转。BUT 右眼 4s，左眼 5s。守方，水煎服，日 1 剂，共 7 剂。

三诊：2012 年 5 月 20 日。

双眼症状好转，患者依赖滴眼液次数减少。双眼结膜轻度充血，BUT 右眼 4s，左眼 7.5s。苔白。前方加桑白皮 15g、地骨皮 30g，水煎服，日 1 剂，共 7 剂。患者白睛轻度红赤，症状好转，腻苔减轻，原方加桑白皮、地骨皮以泄肺热。

四诊：2012 年 5 月 27 日。

患者双眼红症状减轻，守方，水煎服，日 1 剂，共 7 剂。

【诊治思路】本案患者脾虚湿困，气机不畅，予以健脾祛湿、养血明目之法，方拟归脾汤加减。

医案 5

【临床资料】黄某，女，60 岁，因"双眼干涩 3 年"来我院门诊治疗。患者双眼干涩，2011 年 3 月 15 日泪液分泌试验：右眼 3mm，左眼 5mm。外院诊断为干眼。2011 年 3 月 22 日行双眼下泪点栓塞术。泪液分泌试验：右眼 7mm，左眼 6mm。患者睡眠差，每天睡眠时间约 4 小时，易醒，情绪易激动，口干，饮水不能解渴，血糖正常，年轻时关节痛，现无关节变形。

中医诊断：白涩症（阴虚火旺）。

西医诊断：干眼（双眼）。

【诊治经过】

一诊：2012年6月14日。

视力：右眼0.4，左眼0.8。双眼球结膜轻度充血，角膜透明，点状浸润，KP（－），前房中央轴深约3CT，周边约1CT，AF（－），瞳孔等大等圆，直径约3mm，对光反射（＋），晶状体透明。舌红，苔薄白，脉细。

辨证：阴虚火旺。

治法：滋阴降火。

方药：大补阴丸加减。

浮小麦30g，大枣20g，甘草10g，知母10g，关黄柏10g，熟地黄30g，生龟甲30g（先煎），女贞子15g，旱莲草15g，蒺藜15g，密蒙花15g，合欢花30g。水煎服，日1剂，共14剂。

泪然滴眼液（双眼），qid（1天4次）。

张梅芳教授认为，患者为女性，年已六旬，阴液亏耗，选用大补阴丸的汤剂加减，又因患者睡眠差，予以甘麦大枣汤加减，两方合剂治疗。大补阴丸出自《丹溪心法》，由熟地黄、龟甲、黄柏、知母四味药组成，具有滋阴降火的功效。《医宗金鉴》认为："阴常不足，阳常有余，宜常养其阴，阴与阳齐，则水能制火。"方中重用熟地黄、龟甲滋阴潜阳，壮水制火，以培其本，共为君药。继以黄柏苦寒，泻相火以坚阴；知母苦寒而润，上能清润肺金，下能滋清肾水，与黄柏相须为用，苦寒降火，保存阴液，平抑亢阳，以清其源，均为臣药。正如《删补名医方论》所说："是方能骤补真阴，以制相火，较之六味功用尤捷。"甘麦大枣汤则出自张仲景的《金匮要略》，方中浮小麦为君药，养心阴、益心气、安心神、除烦热；甘草补益心气、和中缓急，为臣药；大枣甘平质润，益气和中、润燥缓急，为佐使药。张梅芳教授在两方合剂的基础上，增加了女贞子、旱莲草、蒺藜、密蒙花和合欢花五味药，以加强滋阴降火、安神明目的功效。

二诊：2012年6月28日。

双眼仍干涩不适。双眼球结膜充血（＋）。眼发红，伴分泌物。舌尖红。

辨证：阴虚火旺，兼感风热。

治法：滋阴降火，清肺泄热。

方药：大补阴丸加减。

前方加桑白皮15g，地骨皮30g。水煎服，日1剂，共30剂。

张梅芳教授认为，首方治疗有效，二诊时出现眼发红，伴分泌物，为风热上袭头目，故在原方基础上加桑白皮、地骨皮，以泄肺经风热。

三诊：2012年8月4日。

双眼仍干涩不适。无眼红，分泌物减少。

辨证：阴虚火旺，外感暑湿。

治法：滋阴降火，清暑祛湿。

方药：大补阴丸加减。

前方加车前草15g，夏枯草15g。水煎服，日1剂，共7剂。

氧氟沙星滴眼液（双眼），tid（1天3次）。

张梅芳教授认为，患者经治疗后眼部仍有少许分泌物，加用氧氟沙星滴眼液以减轻炎症反应。中药处方较二诊增加了车前草、夏枯草，利水清热明目，以消夏日暑湿。

四诊：2012年8月13日。

双眼仍干涩不适。舌绛红，苔薄黄。

辨证：肝肾阴虚，火热内蕴。

治法：滋补肝肾，清热降火。

方药：大补阴丸加减。

前方加蕤仁15g，谷精草10g，栀子10g。水煎服，日1剂，共30剂。

张梅芳教授认为，患者舌绛红是阴虚有热的表现，宜加谷精草、蕤仁以疏风清热、滋阴明目，加栀子以清热泻火除烦。

五诊：2013年1月5日。

双眼干涩好转。双眼球结膜充血（±）。舌尖红，苔薄白。

前方去蕤仁、栀子。水煎服，日1剂，共7剂。张梅芳教授认为，患者热象减轻，继续投以大补阴丸合甘麦大枣汤，并去清热滋阴的蕤仁和栀子。

六诊：2013年1月12日。

双眼干涩好转。睡眠改善，二便正常。效不更方。水煎服，日1剂，共7剂。

【诊治思路】本案患者年过六旬，肝肾亏损，阴血不足，目失所养，故觉眼干涩而频频眨眼，且视物不清。阴亏虚火上炎，故羞明畏光，白睛隐红。阴血亏耗，故口干、舌红少津。肝肾亏虚，脑及骨骼失养，故头晕耳鸣、腰膝酸软。阴血不足以安魂，故夜寐多梦。舌红、苔薄、脉细，皆肝肾亏损、阴血不足之象。治法为补益肝肾、滋阴养血。六诊时，张梅芳教授选用大补阴丸合甘麦大枣汤，滋阴补肾降火，可达三阴并补之功；又用熟地黄30g以加强滋阴之力，加用谷精草10g以清肝经之热。全方养血和营润燥，使目得阴精滋养，实乃治本之方。

医案6

【临床资料】颜某，男，30岁，因"双眼干涩不适半个月"来我院门诊治疗，伴有眼眶酸痛、痒。外院就诊查得左眼黄斑水肿，眼部光学相干断层扫描（OCT）检查未见异常，患者平日使用电脑约12h/d。

中医诊断：白涩症（脾虚湿阻，湿热内蕴）。

西医诊断：干眼（双眼）。

【诊治经过】

一诊：2013年8月6日。

视力：右眼0.8，左眼0.6。双眼结膜轻度充血，角膜透明，前房清，瞳孔3mm，光反射灵敏，前房中轴3CT，周边1/2CT，晶状体透明，眼底视神经乳头边界清楚，C/D＝0.3，A:V＝2:3，黄斑中心光反射存在，未见出血、渗出。二便正常，眠可。舌质淡红，苔白腻，脉数。

辨证：脾虚湿阻，湿热内蕴。

治法：健脾利水，清热祛湿。

方药：三仁汤加减。

苦杏仁10g，淡竹叶10g，厚朴10g，通草10g，滑石20g（包煎），豆蔻15g（后下），薏苡仁30g，延胡索10g，郁金15g，土茯苓30g，茵陈15g。水煎服，日1剂，共30剂。

建议患者减少用眼时间。张梅芳教授认为，白涩症患者不能只考虑补肝肾、滋阴降火，一定要根据舌脉辨证治疗。本案治以健脾利水、清热祛湿之法。方中豆蔻、厚朴芳香化湿；再用杏仁开泄肺气于上，使肺气宣降，则水道自调；土茯苓、滑石、通草、薏苡仁、淡竹叶淡渗利湿于下，使水道畅通，则湿有去路；延胡索、郁金辛温香燥，行气开郁；茵陈清热祛湿。全方共奏健脾利水、清热祛湿之功。

二诊：2013年9月5日。

双眼干涩症状好转。苔黄微腻。前方加紫苏叶10g。水煎服，日1剂，共18剂。张梅芳教授认为，患者症状好转，眼部痒，在前方基础上加紫苏叶，起到祛风止痒的作用。

三诊：2013年9月24日。

双眼干涩症状好转。苔白腻。前方加车前子10g，苍术15g。水煎服，日1剂，共30剂。建议患者减少用眼。

张梅芳教授认为，三诊时热消退较多，现湿重于热，故在前方基础上加苍术健脾燥湿，车前子利水通下，以巩固疗效。

四诊：2013年11月14日。

症状好转，守方治疗，日1剂，共30剂。

五诊：2014年1月4日。

症状好转，守方治疗，日1剂，共30剂。

【诊治思路】干眼在中医学中属"干涩昏花""神水将枯"范畴。张梅芳教授根据"肝开窍于目""肝在液为泪""目得血而能视"等中医理论，认为干眼的主要病机是肝肾亏虚，目失濡养而干涩。部分患者也可因湿热内蕴所致。本案患者舌质淡红，苔白腻，脉数，根据舌脉，张梅芳教授考虑为湿热内蕴，致清阳不升，精气不能濡养，导致干眼发生。治疗此病时，张梅芳教授强调不能一味补肝肾、滋阴降火，一定要根据舌脉进行辨证治疗。

医案7

【临床资料】钟某，女，46岁，因"右眼红赤不适半个月"来我院门诊治疗。

中医诊断：白涩症（脾肾阳虚）。

西医诊断：点状角膜炎（双眼）。

【诊治经过】

一诊：2013年4月2日。

视力：右眼0.4，左眼0.5。眼压：右眼15.7mmHg，左眼14.0mmHg。

右眼鼻侧球结膜无明显充血，颞侧结膜充血（＋），相应巩膜面血管扩张，角膜透明，见少许点状浸润灶，染色阴性，角膜背尘状 KP（＋），房水闪辉（＋），前房清。双眼瞳孔等圆等大，直径约 3mm，对光反射灵敏。双眼晶状体无明显混浊。双眼玻璃体无明显混浊。双眼眼底检查：视盘边界清，右眼 C/D＝0.6～0.7，左眼 C/D＝0.5，视网膜血管 A∶V＝2∶3，交叉压痕（－），黄斑区中心凹反光（＋），局部无渗出、出血及水肿。感冒好转，眠差，服用水果后大便烂。舌质淡，舌苔薄白，脉细。

辨证：脾肾阳虚。

治法：健脾益气，温补中气。

方药：参苓白术散加减。

桔梗 10g，甘草 10g，白术 15g，熟党参 15g，白扁豆 15g，薏苡仁 30g，茯苓 15g，山药 15g，砂仁 10g（后下），熟附子 10g，密蒙花 15g，白蒺藜 15g。水煎服，日 1 剂，共 30 剂。

因患者双眼视盘 C/D 值大于正常，建议行眼压检查、双眼视野检查、双眼视盘周围神经纤维层厚度检查。视野结果大致正常。左眼视盘周围神经纤维层厚度局部变薄。患者 2012 年 12 月 28 日 15∶00 眼压：右眼 15.7mmHg，左眼 20.3mmHg。12 月 28 日 15∶00 散瞳后患者右眼不适症状减轻，眼压：右眼 13.3mmHg，左眼 18.0mmHg。

患者大便烂，有感冒病史，以健脾益气方加减治疗，并加用熟附子以振奋脾阳。方中党参、白术、茯苓益气健脾渗湿，为君药。配伍山药，助君药以健脾益气，兼能止泻，并用白扁豆、薏苡仁助白术、茯苓以健脾渗湿，均为臣药。再用砂仁醒脾和胃、行气化滞，为佐药。桔梗宣肺利气、通调水道，又能载药上行，培土生金，甘草健脾和中，调和诸药，共为佐使。综观全方，补中气、渗湿浊、行气滞，使脾气健运，湿邪得祛，则诸症自除。另加密蒙花和白蒺藜以清热明目。

二诊：2013 年 5 月 28 日。

右眼红赤不适较前减轻。眼眶周围无疼痛。患者症状好转，效不更方，水煎服，日 1 剂，共 30 剂。

三诊：2013 年 6 月 29 日。

右眼红赤不适较前减轻。眼眶周围无疼痛。微咳，少许白痰。角膜见少许点状浸润灶，KP（－），房水闪辉（－），前房清。前方加瓜蒌皮

10g。水煎服，日1剂，共7剂。张梅芳教授认为，效不更方，加瓜蒌皮以行气宽胸、润肺化痰。

【诊治思路】历来医家认为，眼科疾病火热证多，虚寒证少。如金代名医张子和善治眼科疾患，曾总结眼病特点为"目不因火则不病"，指出眼科多见火热证这一特点。清代以前，眼科疾病的病机多着眼于实火、虚火，选方用药多从疏风清热、清肝泻火、滋阴降火、养血填精等入手，而对温热类、温补类药物的使用极其有限。眼科临床多以火热证居多，但阴证、寒证亦有十之二三。若遇阴证、寒证，不加辨别，滥用寒凉，则会给患者带来伤害。

张梅芳教授有感于眼科临床滥施寒凉的现象，以及张子和"目不因火则不病"的论断，进行了深入剖析，指出："张子和曰：目不因火则不病……但治疗之法，有寒凉以降火，有补水以配火，有添油以济火，有填灰以养火，有滋阴以制火，有培木以生火，有抽薪以退火，有沃水以灭火，有升阳以散火……故子和又曰：能治火者，一句可了。"张梅芳教授并未全盘否定张子和的说法，而是对这一说法的内涵进行了拓展，衍生出诸多治法。其中，补水配火、添油济火、填灰养火等法就是借鉴张介宾、赵献可等温补医家的理论，将"狭义的治火"上升到"广义的治火"层面上来，尤其针对真阳不足、元气亏虚、虚阳浮越于上而致的假热虚火病机。

医案8

【临床资料】孙某，女，25岁，因"双眼干涩痒不适2年"来我院门诊治疗，平日使用电脑6~7h/d。

中医诊断：白涩症（肝肾亏虚）。

西医诊断：干眼（双眼）。

【诊治经过】

一诊：2012年12月15日。

视力：右眼0.2，左眼0.1。2012年12月14日泪液分泌试验：右眼5mm，左眼11mm。双眼结膜无充血，角膜透明，前房清，瞳孔3mm，光反射灵敏，前房中轴4CT，周边1/2CT，晶状体透明，眼底视神经乳头边界清楚，C/D＝0.3，A:V＝2:3，黄斑中心光存在，未见出血、渗出。舌尖红，苔薄白，脉细。

辨证：肝肾亏虚，血不荣目。

治法：滋补肝肾，养血明目。

方药：杞菊地黄丸加减。

五味子5g，麦冬15g，枸杞15g，熟地黄20g，肉苁蓉10g，盐山萸肉15g，怀山药15g，当归10g，菊花10g，生地黄20g，密蒙花15g，蒺藜15g。水煎服，日1剂，共14剂。

张梅芳教授认为，患者病位在白睛和黑睛，病因为肝肾亏虚，不能濡养白睛，治以补益肝肾之法，选用杞菊地黄汤加减。

二诊：2012年12月29日。

双眼干涩痒好转，夜晚自觉发光。前方加合欢花30g，龙骨30g。水煎服，日1剂，共14剂。张梅芳教授认为，患者症状改善，守方治疗，加用合欢花、龙骨以安神。

三诊：2012年1月14日。

双眼干涩痒明显好转。前方加党参30g。水煎服，日1剂，共14剂。张梅芳教授认为，宜加强补益之力，故加党参以健脾益气。

四诊：2013年2月2日。

双眼干涩痒不适明显好转。多梦。舌绛红，苔少，脉细。

辨证：肝肾亏虚，虚火上炎。

治法：滋阴降火，养阴明目。

方药：大补阴丸合甘麦大枣汤加减。

熟地黄30g，知母10g，关黄柏10g，醋龟甲30g，浮小麦30g，大枣25g，甘草10g，蒺藜15g，密蒙花15g，桑白皮15g，地骨皮30g，龙骨30g，合欢花30g，牛膝10g。水煎服，日1剂，共7剂。

张梅芳教授认为，本案患者出现虚火上炎，灼伤阴液的症状，应当滋阴降火。在滋阴清热的基础上，要求患者注意睡眠状态，因为失眠也是导致眼干的重要原因。年轻人因工作、生活习惯等诸多因素，常有熬夜、晚睡等情况，久而久之会出现夜晚睡眠障碍，故在方中加合欢花、龙骨以改善睡眠质量。

【诊治思路】张梅芳教授认为，本案患者眼干症状是出现虚火上炎，灼伤阴液的所致症状，当滋阴降火。在滋阴清热的基础上，要求患者注意睡眠状态，失眠也是导致眼干的重要原因。年轻人因工作、生活习惯等诸多因素有熬夜、晚睡等情况，久之会出现夜晚睡眠障碍，故在治疗方中加合欢花、龙骨以改善睡眠质量。

医案9

【临床资料】曾某，男，62岁，因"右眼上睑触及肿物1年余"来我院门诊治疗。患者右眼泪腺肿物，于外院就诊，CT检查提示双眼泪腺增大，右眼泪腺脱出。患者要求中医药治疗。

中医诊断：眼科瘤（气滞痰凝，痰瘀互结）。

西医诊断：泪腺脱垂（右眼，炎性）。

【诊治经过】

一诊：2012年10月13日。

视力：右眼0.9，左眼0.7。右眼眶上缘触及肿物，质地柔软，结膜轻度充血，角膜透明，前房清。舌质淡红，苔黄微腻，脉弦。

辨证：气滞痰凝，痰瘀互结。

治法：益气化痰，软坚散结。

方药：温胆汤加减。

党参30g，麦冬15g，五味子5g，蒺藜15g，密蒙花15g，茯苓15g，陈皮10g，甘草5g，枳实15g，盐竹茹15g，泽兰15g，瓦楞子30g，郁金15g，毛冬青30g，仙鹤草15g，土茯苓30g，猫爪草30g，牡丹皮10g，皂角刺15g。水煎服，日1剂，共30剂。维持原来激素方案治疗。

张梅芳教授认为，本案病位在胞睑，因局部痰瘀互结而发病，故以化痰散结法来治疗。生脉散（党参、麦冬、五味子）益气养阴；蒺藜、密蒙花明目；枳实、陈皮健脾益气；茯苓、土茯苓健脾祛湿；盐竹茹清热化痰；泽兰、毛冬青、仙鹤草、皂角刺通行经络、祛瘀消积；瓦楞子、猫爪草化痰散结；牡丹皮、郁金行气化瘀。全方共奏益气化痰、软坚散结之效。

二诊：2012年11月13日。

患者右眼痛好转，自觉肿物变小。张梅芳教授认为，患者服用中药有效，守方治疗。水煎服，日1剂，共7剂。

三诊：2012 年 11 月 22 日。

右眼痛好转。脉弦数，痰多。前方加桔梗 10g，熟附子 10g。水煎服，日 1 剂，共 7 剂。患者症状好转，张梅芳教授加熟附子以温补肾阳，加桔梗以化痰。

四诊：2012 年 12 月 1 日。

右眼痛继续好转。肿物缩小。效不更方，水煎服，日 1 剂，共 14 剂。

五诊：2012 年 12 月 15 日。

右眼肿块缩小，疼痛好转。前方加皂角刺 15g，以加强散结之功。水煎服，日 1 剂，共 14 剂。

六诊：2012 年 12 月 29 日。

症状继续好转。痰多，难咳。苔黄微腻。前方去桔梗，加瓜蒌皮 15g 以加强化痰之功。水煎服，日 1 剂，共 14 剂。

七诊：2013 年 1 月 12 日。

效不更方。水煎服，日 1 剂，共 14 剂。

八诊：2013 年 1 月 26 日。

效不更方。水煎服，日 1 剂，共 14 剂。

九诊：2013 年 2 月 23 日。

右眼痛好转，肿块变小。咽喉痛。前方加法半夏 15g，以增强理气化痰之功。水煎服，日 1 剂，共 30 剂。

十诊：2013 年 3 月 23 日。

右眼痛好转，肿块继续变小。咽喉少许干痛。前方加咸竹蜂 2 只。水煎服，日 1 剂，共 7 剂。

【诊治思路】本案患者的症状，在中医眼科古籍中未见相关论述，现归结为"眼科瘤"范畴。患者病情复杂，病因病机为气滞血瘀痰凝，予以益气活血、化痰散结之法，以温胆汤加减治疗。患者服药后，病情逐步好转，激素剂量逐步减少，从而减轻了激素的副作用。

医案 10

【临床资料】吕某，男，29 岁，因"左眼眼眶红肿不适两年余"来我院门诊治疗。外院诊断考虑为左眼眶炎性假瘤，并予以激素等治疗，症状有反复，已停服1个月，患者要求中医治疗。患者现晨起眼部发红，后消退，晚上开始眼角红，无复视。

中医诊断：眼科瘤（脾虚肝旺，痰瘀互结）。

西医诊断：眼眶炎性假瘤（左眼）。

【诊治经过】

一诊：2012年10月18日。

视力：双眼1.0（自镜）。左眼眼睑肿胀，皮肤轻微红，轻度压痛。左眼结膜无明显充血，角膜透明，前房清，瞳孔3mm，光反射灵敏。舌尖红，苔微黄，脉弦。

辨证：脾虚肝旺，痰瘀互结。

治法：健脾疏肝，化痰散结。

方药：温胆汤加减。

茯苓15g，法半夏15g，陈皮15g，甘草10g，枳实15g，竹茹15g，泽兰15g，瓦楞子15g，郁金15g，毛冬青30g，仙鹤草30g，独脚金15g，蜈蚣2条，蜂房10g，猫爪草30g，知母10g，皂角刺15g。水煎服，日1剂，共30剂。

患者病位在目珠，因脾虚肝旺、痰火上炎而导致本病。治以疏肝健脾、化痰散结，予温胆汤加减。方中法半夏辛、温，燥湿化痰、和胃止呕，为君药；臣以竹茹，取其甘而微寒，清热化痰、除烦止呕。法半夏与竹茹相伍，一温一凉，化痰和胃；陈皮辛、苦，温，理气行滞、燥湿化痰；枳实辛、苦，微寒，降气导滞、消痰除痞。陈皮与枳实相合，亦为一温一凉，而理气化痰之力增。佐以茯苓，健脾渗湿，以杜生痰之源；泽兰、毛冬青、仙鹤草清热活血；郁金、蜈蚣活血化瘀；猫爪草、瓦楞子化痰散结；蜂房明目解毒；知母清阴分之热；独脚金清肝健脾；甘草为使，调和诸药。全方配伍，具有健脾疏肝、化痰散结的功效。

二诊：2012年12月8日。

左眼眼睑红肿好转，紧绷感减轻。效不更方。水煎服，日1剂，共30剂。

三诊：2013年1月5日。

左眼眼睑红肿好转，紧绷感减轻，无口干，小便正常。守方治疗，水煎服，日1剂，共28剂。

四诊：2013 年 2 月 2 日。

左眼眼睑发红消退，红肿减轻。效不更方，水煎服，日 1 剂，共 7 剂。

【诊治思路】本案属于眼眶炎性假瘤。按组织病理学分类，其可分为淋巴细胞增生型（以淋巴细胞增生为主，可见淋巴滤泡等结构）、纤维组织增生型（以纤维组织增生为主，细胞成分较少）和混合型（介于两者之间）。炎性假瘤的病理特点取决于手术所获得的眶内不同组织、不同部位及病变所处的不同阶段。基本细胞类型包括淋巴细胞、浆细胞、成纤维细胞、巨噬细胞、巨细胞、上皮样细胞、网状细胞、血管内皮细胞，以及不常见的多形核细胞、嗜酸性粒细胞等。临床上，常根据病变侵及的部位和影像学表现，将炎性假瘤分为泪腺型、肌炎型、视神经周围型、弥漫型和肿块型。每一类型发生的病变，其临床表现都不尽相同。

眼眶炎性假瘤属于中医学"眼科瘤"范畴。古人对眼眶炎性假瘤的认识较为肤浅。张梅芳教授认为，本案中的患者属于痰瘀互结的证型，治疗选用温胆汤加减，并加用清热散结的药物，如猫爪草、独脚金、蜈蚣、蜂房、皂角刺，以加强散结之功效。在治疗过程中，如遇急性期病情变化，可加用激素口服。

医案 11

【临床资料】陈某，女，3 岁，因"左眼发现小硬结一月余"来我院门诊治疗。患者 1 个月前出现左眼上睑小硬结，无压痛，近来增大，全身无其他重大疾病史。

中医诊断：胞生痰核（脾胃湿热内蕴）。

西医诊断：睑板腺囊肿（左眼）。

【诊治经过】

一诊：2012 年 7 月 26 日。

左眼上睑中央小硬结，约 5mm×5mm 大小，结膜充血（-），角膜透明，前房清，瞳孔直径约 3mm，光反射灵敏。胃纳可，二便调。舌质淡，苔薄黄腻，脉弦。

辨证：痰热瘀阻。

治法：清热化痰散结。

方药：清热散结方（自拟）。

桑白皮 5g，地骨皮 10g，甘草 3g，蝉蜕 3g，钩藤 10g，黄芩 5g，百部 10g，独脚金 10g，鸡内金 10g，瓜蒌皮 5g，竹黄 5g，皂角刺 5g，猫爪草 10g。水煎服，日 1 剂，共 5 剂。

本病多见于小儿。本案患者脾胃湿热内蕴，治以清热化痰散结之法。方中桑白皮、地骨皮清泄肺热，蝉蜕明目退翳，钩藤清肝息风，黄芩、竹黄、百部、瓜蒌皮清热化痰，猫爪草、独脚金、皂角刺化痰散结，鸡内金利水通淋，甘草调和诸药。此方内服并配合热敷，硬结可迅速消退。患者服药期间要注意调节饮食。张梅芳教授在治疗睑板腺囊肿时，尤其推崇皂角刺、猫爪草、独脚金，认为以上药物可以健脾清肝散结，疗效明显。

二诊：2012 年 7 月 31 日。

左眼硬结变小。左眼上睑中央小硬结，约 3mm×3mm。守方治疗，水煎服，日 1 剂，共 5 剂。

三诊：2012 年 8 月 5 日。

左眼上睑硬结基本消退。效不更方，水煎服，日 1 剂，共 5 剂。

【诊治思路】本病表现为胞睑内生核状硬结，逐渐长大，不红不痛，称为"胞生痰核"（《眼科易知》），睑内核状硬结主要因痰湿阻结胞睑脉络而起，故得此名，相当于西医学之睑板腺囊肿。若恣食炙煿，脾胃蕴热生痰，痰热互结，阻滞经络，致气血受阻，结于睑内，逐渐隐起而发为本病。《原机启微》载："大抵血气如此，不欲相混，混则为阻，阻则成结，结则无所去还，故隐起于皮肤之中，遂为疣病，然各随经络而见。疣病自上眼睑而起者，乃手少阴心脉、足厥阴肝脉血气混结而成也。初起时，但如豆许。血气衰者，遂止不复长。有久止而复长者。盛者则渐长，长而不已，如杯如盏，如碗如斗，皆自豆许致也。"

医案 12

【临床资料】郑某，男，24 岁，因"左眼发现硬结，反复发作两年"来我院门诊治疗。有半年前外院手术治疗史。

中医诊断：胞生痰核（痰瘀互结，脾胃湿热）。

西医诊断：睑板腺囊肿（左眼）。

【诊治经过】

一诊：2013 年 8 月 29 日。

左眼上睑外侧见红肿硬结，无脓点，结膜无充血，角膜透明，前房清，瞳孔 3mm，光反射灵敏，前房中轴 4CT，周边 1/2CT，晶状体透明。小便黄，大便黏。舌质淡红，苔黄微腻，脉数。

辨证：痰瘀互结，脾胃湿热。

治法：清热除湿，活血化瘀。

方药：热立清方加减。

桑白皮 15g，地骨皮 30g，甘草 10g，黄芩 10g，百部 10g，蒺藜 15g，密蒙花 15g，毛冬青 30g，仙鹤草 30g，青天葵 15g，蜂房 10g，桃仁 10g，红花 5g，皂角刺 10g，连翘 10g。水煎服，日 1 剂，共 7 剂。

热敷左眼上睑皮肤，每次 15 ~ 20 分钟，每天两次。

张梅芳教授选用热立清方加减。方中桑白皮、地骨皮泄肺热；连翘清热散结；红花活血化瘀、散结消滞；黄芩清热燥湿，去舌苔之厚腻；蒺藜、密蒙花明目；毛冬青、仙鹤草凉血活血；连翘、皂角刺清热凉血消瘀。

二诊：2013 年 9 月 5 日。

左眼上睑外侧红肿硬结较前变小。脉微数。继续热敷；效不更方，水煎服，日 1 剂，共 7 剂。

三诊：2013 年 9 月 12 日。

左眼上睑外侧红肿硬结消退。苔黄腻。继续热敷；前方加土茯苓 30g，以清热解毒、除湿通络。水煎服，日 1 剂，共 7 剂。

四诊：2013 年 9 月 19 日。

左眼上睑无明显硬结。苔黄微腻。继续热敷；效不更方，水煎服，日 1 剂，共 5 剂。

五诊：2013 年 9 月 24 日。

左眼无明显不适，红肿硬结消退。小便淡黄，脉滑数。继续热敷巩固疗效；前方加龙胆草 10g，以清热燥湿。水煎服，日 1 剂，共 7 剂。

【诊治思路】《目经大成》对本病有较为详细的记载："艮廓内生一核，大如芡实，按之坚而不痛，只外观不雅，间亦有生于下睑者……翻转眼胞，必有行迹，一圆一点，色紫色黄。"明代傅仁宇在《审视瑶函》中记载："凡是脾生痰核，痰火结滞所成，皮外觉肿如豆，脾内坚实有形，或有不治自愈，或有壅结为瘰……"阐明本病的发病机理为脾虚失运，湿痰内聚，或湿热蕴结脾胃，灼湿生痰，痰热互结，阻滞脉络，壅于胞睑而成。

张梅芳教授认为，胞生痰核系恣食辛辣、醇酒、厚味，脾胃积热，与痰湿互结，气血不行，阻塞于经络胞睑之间，故应从脾胃积热入手，用清热除湿、化痰、活血散结之剂，选用热立清方加减，疗效确切。西医治疗胞生痰核的方法有热疗、局部滴眼药水、物理治疗、囊内注射激素、手术等。手术治疗能迅速减轻患者眼部的症状和体征，疗效确切，尤其适合较大的睑板腺囊肿。胞生痰核易复反，中医药治疗的疗效肯定，方法简便，并且可改善患者体质，预后不易复发，是一种较为理想的治疗方法。

医案 13

【临床资料】陈某，男，2岁，因"左眼发现硬结两个月"来我院门诊治疗。患者曾于外院就诊，瘢痕体质，手术有瘢痕增生的风险，家属要求中医药治疗。

中医诊断：胞生痰核（痰湿内蕴）。

西医诊断：睑板腺囊肿（左眼）。

【诊治经过】

一诊：2013 年 6 月 1 日。

双眼结膜无充血，左眼下睑中央硬结，角膜透明，前房清，瞳孔3mm，光反射灵敏，前房清。舌质淡红，苔薄白，脉弦。

辨证：痰湿内蕴。

治法：燥湿化痰，理气和中。

方药：黄连温胆汤加减。

黄连 5g，竹茹 10g，枳实 5g，法半夏 5g，橘红 5g，甘草 5g，茯苓10g，穿山甲 3g，皂角刺 5g，百部 5g。水煎服，日 1 剂，共 7 剂。

热敷左眼睑皮肤，每次 10 分钟，每天两次；调节饮食。

本病多见于小儿，治疗多从痰热入手。本案以黄连温胆汤加减治疗，以陈皮、半夏、茯苓、甘草（二陈汤）燥湿化痰、理气和胃；竹茹、枳实入胆、胃清热，降逆和胃；黄连清脾胃积热；穿山甲化痰散结；皂角刺清热排痈。全方共奏清热化痰散结之功。

二诊：2013 年 6 月 8 日。

左眼下睑中央硬结变小。大便干结。继续热敷；效不更方，水煎服，日 1 剂，共 12 剂。

三诊：2013 年 6 月 22 日。

硬结变小。大便仍干结。

桑白皮 5g，地骨皮 10g，甘草 5g，黄芩 10g，百部 10g，枳实 5g，竹茹 10g，猫爪草 10g，穿山甲 3g，皂角刺 5g，郁金 5g，密蒙花 5g。水煎服，日 1 剂，共 7 剂。

患儿大便一直偏干，张梅芳教授改用泻白散加减，桑白皮、地骨皮清热润肺，肺与大肠相表里，故亦通肠腑之实；黄芩清热燥湿；密蒙花明目引经；竹茹、枳实入胆、胃，清热化痰；郁金清热凉血；猫爪草化痰散结。前两诊使用黄连温胆汤加减治疗，考虑患者症状好转，中病即止，以免苦寒伤及脾胃。

【诊治思路】本案为"胞生痰核"，本病结于上下眼胞，皮里肉内，其形大者如枣，小者如豆，皮色如常，硬肿不疼，由湿痰气郁而成。中医五轮说，脾属土，曰肉轮，在眼为上下胞睑。多因恣食辛辣醇酒厚味，脾胃积热，与痰湿蕴结气血于行，阻塞于经络胞睑之间。或因睑内针眼，酿脓不成，结聚日久，变生而来。现代西医学常予手术治疗，小儿患者常难以配合，而且家长也不易接受。张梅芳教授采用中药口服，既可避免手术，又能发挥中医药的优势，往往可以达到满意的疗效。

医案 14

【临床资料】李某，女，34 岁，因"左眼硬结并干涩不适、发红三月余"来我院门诊治疗。2012 年 9 月，患者曾于外院行睑板腺囊肿手术治疗。

中医诊断：胞生痰核（脾胃积热，痰核凝结）。

西医诊断：①睑板腺囊肿（左眼）。②结膜炎（双眼）。

【诊治经过】

一诊：2013 年 1 月 24 日。

视力：右眼0.8，左眼0.4。双眼结膜轻度充血，左眼下睑内眦硬结，较小，光滑，压痛阴性，睑结膜充血，双眼角膜透明，前房清，瞳孔3mm，光反射灵敏，前房中轴4CT，周边1/2CT，晶状体透明。舌质淡红，苔微黄，脉弦。

辨证：脾胃积热，痰核凝结。

治法：调理脾胃，化痰散结。

方药：黄连温胆汤加减。

黄连10g，竹茹10g，枳实10g，法半夏10g，橘红10g，甘草10g，茯苓15g，猫爪草30g，毛冬青30g，皂角刺15g。水煎服，日1剂，共7剂。

患者病位在胞睑，张梅芳教授考虑为湿热凝结形成痰核，治以清热化痰法，以黄连温胆汤加减。方中半夏辛温，燥湿化痰，和胃止呕，为君药。臣以竹茹，取其甘而微寒，清热化痰，除烦止呕。半夏与竹茹相伍，一温一凉，化痰和胃，止呕除烦之功备。橘红辛苦温，理气行滞，燥湿化痰；枳实辛苦微寒，降气导滞，消痰除痞。橘红与枳实相合，亦为一温一凉，而理气化痰之力增。佐以茯苓，健脾渗湿，以杜生痰之源；猫爪草、毛冬青、皂角刺化痰散结；以甘草为使，调和诸药。综合全方，半夏、陈皮、生姜偏温，竹茹、枳实偏凉，温凉兼进，令全方不寒不燥，理气化痰以和胃，胃气和降则胆郁得舒，痰浊得去则胆无邪扰，如是则复其宁谧，诸症自愈。

二诊：2013年1月31日。

眼红好转，硬结变小。双眼结膜无充血，左眼下睑内眦无硬结，压痛阴性。症状好转，去毛冬青、皂角刺，水煎服，日1剂，共7剂；局部热敷左眼睑，每次15～20分钟，每天两次。服药后患者症状好转，电话随访，未复发。

【诊治思路】本案患者因脾胃蕴热生痰而发为本病。张梅芳教授用清热化痰的黄连温胆汤加减，取得满意的疗效；同时注意要有足够的疗程，以防症状反复发作。

医案 15

【临床资料】郑某，女，43岁，因"左眼发现硬结一月余"来我院门诊治疗。无糖尿病、高血压等全身基础病史。

中医诊断：胞生痰核（痰热互结）。

西医诊断：睑板腺囊肿（左眼）。

【诊治经过】

一诊：2019 年 5 月 9 日。

左眼上睑外侧硬结，较大，约 8mm×8mm，无压痛，结膜轻度充血，角膜透明。舌淡，苔白腻微黄，脉滑。左眼睑板腺囊肿刮除术；左氧氟沙星滴眼液（左眼），tid；氧氟沙星眼膏（左眼），qn（每晚 1 次）。

二诊：2019 年 5 月 23 日。

左眼上睑仍触及硬结。解释病情，热敷左眼睑，每次 15~20 分钟，每天两次。其他治疗方案同前。

三诊：2019 年 6 月 6 日。

左眼硬结仍未消退。左眼睑板腺囊肿刮除术（第 2 次）。暂停热敷，其他治疗方案同前。

四诊：2019 年 8 月 15 日。

左眼有异物感，流出渗液，睑结膜肉芽突出睑缘。患者自诉于多家医院就诊，比较焦虑。左眼上睑轻度红肿，睑结膜面可见肉芽肿，睑结膜可见大量滤泡，中央外侧有硬结（图1），角膜透明，前房清。患者至张梅芳教授处就诊。舌淡，苔白腻微黄（图2），脉滑。

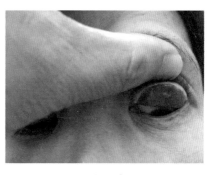

图 1　左眼表现

辨证：脾胃积热，痰凝瘀结。

治法：清热化痰，活血散结。

方药：活血散结方（自拟）。

陈皮 10g，茯苓 15g，甘草 3g，僵蚕 10g，黄连 10g，猫爪草 20g，牡丹皮 20g，桑白皮 20g，红花 10g，桃仁 10g，连翘 10g，金银花 10g。水煎服，日 1 剂，共 7 剂。

热敷，观察。妥布霉素地塞米松眼

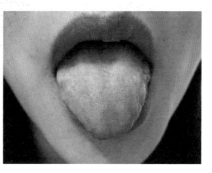

图 2　舌象

膏（左眼），bid（1天两次）；左氧氟沙星滴眼液（左眼），qid（1天4次）。

五诊：2019年8月22日。

左眼异物感好转，渗液好转。患者情绪好转。左眼睑结膜面肉芽肿变小。效不更方，水煎服，日1剂，共7剂。其他治疗方案不变。

六诊：2019年8月29日。

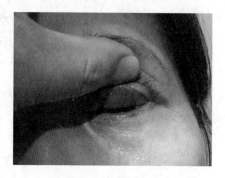

左眼异物感好转，渗液减少。左眼睑结膜滤泡减少，中央外侧硬结较前变软，上睑结膜面可见肉芽肿变小（图3）。舌淡，苔白腻微黄，脉滑。前方加皂角刺10g，加强消肿之功。水煎服，日1剂，共14剂。其他治疗方案不变。

图3　左眼表现

七诊：2019年9月12日。

左眼异物感好转，渗液继续减少。左眼上睑结膜面肉芽肿变小，中央外侧硬结较前继续变软。大便干结。前方加大黄10g，增强清热泻下之功，以治疗大便干结。水煎服，日1剂，共7剂。其他治疗方案不变。

八诊：2019年9月19日。

左眼异物感好转，渗液消失。左眼肉芽肿明显变小，左眼上睑无红肿，中央外侧硬结基本消退（图4）。舌淡，苔微白微腻（图5），脉滑。患者睑板腺囊肿消退，根据舌脉表现，治以健脾化痰、活血散结为法。前方去大黄，加薏苡仁30g，水煎服，日1剂，共7剂。患者大便正常，故去大黄，加薏苡仁，以加强健脾渗湿之功。局部热敷，清淡饮食，随诊。

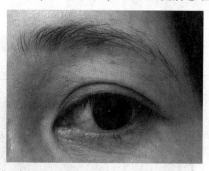

图4　左眼表现

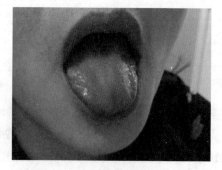

图5　舌象

【诊治思路】本病为眼科常见病，多是恣食炙煿，脾胃蕴热生痰，痰热相结，阻滞经络，致气血受阻，瘀结于睑内，逐渐隐起。术后有时反复发作，且多有气血瘀阻，中医治疗多从脾胃入手，治以清热化痰为法，并加用活血散结之品。治疗时应注意顾护脾胃，勿克伐太过，后期多改用健脾化痰、活血散结法。

医案 16

【临床资料】李某，女，36岁，因"双眼下看重影10余天"来我院门诊治疗。患者10天前出现左眼视朦，至外院就诊，双眼中心30°视野检查提示大部缺损，同视机检查提示左眼下直肌不全麻痹。经外院治疗，症状改善不明显。患者曾接受眼部针灸治疗，症状缓解但反复。红玻璃试验提示左下、正下出现红灯，在上、下分离像最大。否认血液黏稠、糖尿病史，有原发性高血压。

中医诊断：风牵偏视（风痰阻络）。

西医诊断：下直肌不全麻痹（左眼）。

【诊治经过】

一诊：2012年4月19日。

视力：右眼1.0，左眼0.8$^+$。双眼结膜充血（－），双眼眼球运动正常，双眼角膜透明，前房清，KP（－），AF（－），瞳孔直径约3mm，光反射灵敏，晶状体轻度透明，双眼眼底视神经乳头边界清楚，色淡红，C/D＝0.3，A:V＝1:3，黄斑区未见出血、渗出，黄斑中心光反射可见。无口干、口苦，纳眠可，二便调。舌质暗红，苔薄白，脉细。

辨证：气滞痰凝，风中经络。

治法：益气化痰，祛风通络。

方药：生脉散合二陈汤加减。

党参30g，麦冬15g，五味子5g，蒺藜15g，密蒙花15g，茯苓15g，法半夏15g，陈皮15g，甘草10g，枳实15g，竹茹15g，泽兰15g，瓦楞子30g，钩藤30g，蝉蜕5g，全蝎5g，蜈蚣2条，葛根30g。水煎服，日1剂，共30剂。

益眼明口服液，20mL tid po（口服）；消朦灵片，2.5g tid po。

本案患者以生脉散合二陈汤加减治疗。方中生脉散益气养阴，二陈汤益气化痰，枳实、竹茹、瓦楞子化痰散结，泽兰、全蝎、蜈蚣活血化瘀，钩藤、蝉蜕、蒺藜祛风通络，葛根解肌通络。

二诊：2012 年 5 月 19 日。

双眼症状改善。效不更方，水煎服，日 1 剂，共 14 剂。停服益眼明口服液，继续口服消朦灵片。

三诊：2012 年 6 月 3 日。

双眼症状明显改善。效不更方，水煎服，日 1 剂，共 30 剂。

【诊治思路】风牵偏视是以眼珠突然偏斜，转动受限，视一为二为临床特征的眼病，发病部位在眼带，又名目偏视、坠睛眼。《太平圣惠方》认为："坠睛眼者，由眼中贼风所吹也……则瞳人牵拽向下。"《诸病源候论》认为："人脏腑虚而风邪入于目，而瞳子被风所射，睛不正则偏斜。"

张梅芳教授认为，本案是虚邪贼风夹痰攻于眼带，治以益气化痰、祛风通络之法。以生脉散益气培补正气，以二陈汤化痰，以蒺藜、钩藤、蝉蜕、全蝎、蜈蚣祛风通络。祛风通络药物使用过多会损耗正气，故后期注意予以益气养血之品，以培补正气。

医案 17

【临床资料】梁某，女，49 岁，因"右眼红肿 1 年，无明显视力下降"来我院门诊治疗。患者 2011 年 5 月发现右眼红肿，无疼痛，到当地医院就诊，查甲状腺功能正常，后患者一直未予重视。近来患者自觉右眼红肿加剧，至张梅芳教授处就诊，要求中医药治疗。否认糖尿病、原发性高血压、心脏病等全身基础病史。

中医诊断：风赤疮痍（痰瘀互结）。

西医诊断：眼睑皮肤炎（右眼）。

【诊治经过】

一诊：2012 年 5 月 5 日。

视力：右眼 1.0，左眼 1.0。右眼眼睑红肿，睑裂 12mm，左眼睑裂 12mm。右眼上睑肥厚水肿，眼球运动正常。双眼结膜充血（-），角膜透明，前房清，KP（-），AF（-），瞳孔直径约 3mm，光反射灵敏，晶状体透明，玻璃体透明，眼底可见视神经乳头边界清楚，C/D = 0.3，A:V = 2:3，黄斑区中心光反射存在，未见出血、渗出。舌质暗，苔薄白，脉细。

辨证：痰瘀互结。

治法：活血化瘀，化痰散结。

方药：温胆汤加减。

茯苓 15g，半夏 15g，陈皮 15g，甘草 10g，枳实 15g，泽兰 15g，瓦楞子 30g，桑白皮 15g，地骨皮 30g，猫爪草 30g，郁金 15g，蜈蚣 2 条，蜂房 10g，田七 10g，桃仁 10g。水煎服，日 1 剂，共 7 剂。

张梅芳教授拟温胆汤加减治疗，并加用猫爪草加强清热散结作用，桃仁、蜈蚣、泽兰活血化瘀通络，郁金、田七理气止痛，蜂房祛风止痒解毒，地骨皮、桑白皮泄气分之热，瓦楞子化痰软坚散结。全方共奏活血化瘀、化痰散结之功。

二诊：2012 年 5 月 12 日。

右眼眼睑红肿减轻，上睑肥厚水肿减轻。效不更方，水煎服，日 1 剂，共 7 剂。

三诊：2012 年 5 月 19 日。

右眼红肿减轻。守方治疗，水煎服，日 1 剂，共 7 剂。

四诊：2012 年 5 月 26 日。

右眼红肿继续减轻。守方治疗，水煎服，日 1 剂，共 7 剂。

五诊：2012 年 6 月 26 日。

右眼红肿继续减轻，轻微头顶痛。加藁本 10g，以止头痛。水煎服，日 1 剂，共 30 剂。

六诊：2012 年 8 月 4 日。

右眼红肿减轻，头顶痛消失。加猫爪草 30g，以加强散结之力。水煎服，日 1 剂，共 30 剂。

【诊治思路】本病为"风赤疮痍"，指胞睑皮肤红赤如朱，兼见水疱、脓疱，甚至局部溃烂之眼病，一般认为与西医学之"眼睑皮肤炎""眼睑湿疹"等相似。本病是风、湿、热三邪合而为病，但偏于热，风邪化热，风热化火，湿火蒸腾于上，或风火上冲等，病机以火毒上攻胞睑为主，这也是其与"睑弦赤烂"的不同之处。张梅芳教授治疗本病从痰热入手，拟温胆汤加减，并加用猫爪草加强清热散结作用，以桃仁、蜈蚣、泽兰活血化瘀通络，以郁金、田七理气止痛，以蜂房祛风止痒，以地骨皮、桑白皮泄气分之热，以瓦楞子化痰软坚散结。全方共奏活血化瘀、化痰散结之功。

医案 18

【临床资料】陈某，女，57 岁，因"双眼眼睑红肿不适两个月，反复"来我院门诊治疗。

中医诊断：睑眩赤烂（湿热内蕴）。

西医诊断：睑缘炎（双眼）。

【诊治经过】

一诊：2012 年 12 月 29 日。

双眼上、下眼睑红肿，皮肤潮红，有鳞屑，双眼结膜无充血，角膜透明，前房清，瞳孔 3mm，光反射灵敏，前房中轴 4CT，周边 1/2CT，晶状体透明。舌质淡红，苔微黄，脉细。

辨证：湿热内蕴，风热偏盛。

治法：清热解毒，祛风燥湿。

方药：黄连温胆汤加减。

黄连 10g，竹茹 10g，枳实 10g，法半夏 10g，橘红 10g，甘草 10g，茯苓 15g，桑白皮 15g，地骨皮 30g，蜂房 10g，蜈蚣 2 条。水煎服，日 1 剂，共 7 剂。

本案以黄连温胆汤加减治疗。方中黄连清热燥湿；橘红、茯苓、枳实健脾利水；甘草调和诸药。竹茹清热除烦；桑白皮、地骨皮清泄肺热；蜂房、蜈蚣息风止痒明目。诸药合用，共奏清热解毒、祛风燥湿之效。

二诊：2013 年 1 月 5 日。

双眼眼睑红肿减轻。双眼上睑皮肤潮红减轻，见少许鳞屑。前方加三七 10g，以加强活血化瘀之力。水煎服，日 1 剂，共 7 剂。建议查过敏原。

三诊：2013 年 1 月 12 日。

双眼眼睑红肿继续减轻。效不更方，水煎服，日 1 剂，共 30 剂。嘱患者使用医院自制眼散外涂皮肤。

四诊：2013 年 3 月 19 日。

双眼眼睑红肿 2 周，复诊好转，服用蜂王浆后再次出现双眼眼睑红肿。

辨证：肺有浮火，上攻于目。

治法：清泄肺热，明目退翳。

方药：热立清方加减。

桑白皮 15g，地骨皮 30g，甘草 10g，赤芍 30g，牡丹皮 15g，蝉蜕 5g，钩藤 30g，黄芩 15g，百部 15g，毛冬青 30g，仙鹤草 30g，蒺藜 15g，密蒙花 15g，蜈蚣 2 条，蜂房 10g，防风 10g。水煎服，日 1 剂，共 14 剂。

张梅芳教授改用热立清方加减治疗。方中桑白皮、地骨皮可泄肺热；蒺藜、密蒙花明目退翳；赤芍、牡丹皮凉血活血；黄芩清热燥湿，去舌苔之厚腻；蝉蜕、蜈蚣息风止痒；毛冬青、仙鹤草凉血活血；防风祛风胜湿，除痒止痛。

五诊：2013 年 6 月 18 日。

双眼上睑皮肤潮红减轻。效不更方，水煎服，日 1 剂，共 14 剂。

【诊治思路】睑缘因富含腺体和脂性分泌物，位置暴露，很容易感染病菌而发生炎症，致病菌多为金黄色葡萄球菌。此外，不良的卫生习惯和屈光不正也是重要的致病因素。临床上将睑缘炎分为鳞屑性、溃疡性和眦部三种类型。西医采取局部抗生素滴眼液滴眼、抗生素眼膏外涂及口服抗生素治疗为主，往往只能起到减轻症状和控制病情的作用，大多难以治愈，且易复发。

睑缘炎，中医学称为"睑眩赤烂"，认为其病机是脾胃湿热，外感风邪，风湿热邪相搏，上攻睑弦所致，治宜清热解毒、祛风燥湿。张梅芳教授在临床中使用黄连温胆汤加减治疗睑缘炎。方中黄连清热燥湿；橘红、茯苓、枳实健脾利水；竹茹清热除烦；桑白皮、地骨皮清泄肺热；蜂房、蜈蚣息风止痒明目，甘草调和诸药。诸药合用，共奏清热解毒、祛风燥湿之效。另外，在全身辨证施治的同时，配合中药渣煮水后进行传统熏洗，也能达到良好的效果。

医案 19

【临床资料】刘某，女，29 岁，因"右眼发红、疼痛 9 天"，2012 年 8 月 16 日至我院眼科就诊。患者 2012 年 8 月 7 日开始出现右眼发红不适，曾到其他医院就诊，症状无明显改善。患者平素佩戴 OK 镜。全身无糖尿病、高血压、心脏病等重大内科疾病史。

中医诊断：凝脂翳（风热外袭）。

西医诊断：角膜溃疡（右眼）。

【诊治经过】

一诊：2012 年 8 月 16 日。

视力：右眼 1.0，左眼 1.0（自镜）。右眼结膜混合充血（+），角膜缘 4 点见溃疡浸润，约 2mm×2mm，前房清，KP（-），AF（-），瞳孔直径约 3mm，光反射灵敏，晶状体透明，眼底视神经乳头边界清楚，C/D=0.3，A:V=2:3，未见出血及渗出，黄斑中心光反射可见。舌质淡红，苔微黄，脉数。

辨证：风热外袭。

治法：祛风清热。

方药：热立清方加减。

桑白皮 15g，地骨皮 30g，甘草 10g，黄芩 10g，百部 10g，蒺藜 15g，密蒙花 15g，毛冬青 30g，仙鹤草 30g，青天葵 15g，蜈蚣 2 条，蜂房 10g，土茯苓 30g。水煎服，日 1 剂，共 3 剂。

氧氟沙星滴眼液（右眼），qid；双氯芬酸钠滴眼液（右眼），qid；阿昔洛韦滴眼液（右眼），qid。

患者为角膜擦伤后又感风热，故以桑白皮、地骨皮、黄芩泄肺热，百部润肺解毒，蒺藜、密蒙花清肝明目，毛冬青、仙鹤草、青天葵清热凉血，蜈蚣、蜂房祛风通络，土茯苓健脾利湿。全方共奏祛风清热之功。

二诊：2012 年 8 月 19 日。

右眼症状略好转。角膜缘 4 点溃疡浸润，约 1mm×1mm。溃疡范围缩小。患者症状好转，守方治疗，水煎服，日 1 剂，共 7 剂。其他治疗方案不变。

三诊：2012 年 8 月 26 日。

右眼发红、疼痛好转。右眼结膜混合轻度充血。效不更方，水煎服，日 1 剂，共 5 剂。其他治疗方案不变。

四诊：2012 年 9 月 1 日。

患者症状改善，右眼发红消退。右眼结膜混合充血（-），角膜缘 4 点见角膜云翳。苔薄白。停服中药，改用院内制剂热立清口服液以清肝明目，巩固疗效。其余治疗方案不变。

【诊治思路】凝脂翳是黑睛生翳，表面色白或黄，状如凝脂，发病迅速，甚至伴有黄液上冲的急重眼病。其病名见于《证治准绳》。若治不及时，每易迅速毁坏黑睛，甚至黑睛溃破，黄仁绽出，变生蟹睛恶候，预后视力严重受损，甚至失明。本病相当于西医学之"细菌性角膜溃疡"。患者有OK镜的佩戴史，张梅芳教授考虑角膜擦伤后，风热之邪乘虚侵入，引起角膜溃疡。本病病情较重，但病程较短，积极治疗后，痊愈较快。

医案20

【临床资料】黎某，女，60岁，因"左眼发红、流泪两个月"来我院门诊治疗。

中医诊断：凝脂翳（肝经风热夹瘀）。

西医诊断：细菌性角膜溃疡（左眼）。

【诊治经过】

一诊：2013年10月11日。

视力：右眼0.6，左眼0.02。左眼结膜充血，内眦胬肉侵入角膜，角膜中央溃疡，大小约5mm×5mm，圆形，前房清，瞳孔3mm，光反射灵敏，前房中轴4CT，周边1/2CT，晶状体透明。右眼结膜充血，胬肉侵入角膜3mm，角膜透明，前房清。2013年9月9日外院查血常规：白细胞计数$13.0×10^9$/L。舌质暗红，苔微黄，脉弦。

辨证：肝经风热夹瘀。

治法：清肝除热，行气活血。

方药：热立清方加减。

桑白皮15g，地骨皮30g，赤芍30g，牡丹皮15g，蝉蜕10g，钩藤30g，百部15g，郁金15g，毛冬青30g，仙鹤草30g，金银花15g，蒺藜15g，密蒙花15g，蜂房10g，蜈蚣2条，丹参30g，桃仁10g，紫草15g。水煎服，日1剂，共5剂。

左氧氟沙星滴眼液（左眼），tid；妥布霉素滴眼液（左眼），tid。

本案患者为黑睛生翳，角膜溃烂，舌质暗红，苔微黄，脉弦，属肝经风热，气滞血瘀，故张梅芳教授治以清肝除热、行气活血为法。方中桑白皮、地骨皮、金银花泄肺经风热，百部清热润肺，赤芍、牡丹皮凉血活血，蝉蜕、蜂房祛风清热、明目退翳，郁金、毛冬青、仙鹤草清肝活血，蒺藜、密蒙花明目退翳，蜈蚣、丹参、桃仁、紫草活血化瘀，钩藤清热平肝。全方共奏清肝除热、行气活血的功效。

二诊：2013 年 10 月 15 日。

左眼发红、流泪好转。左眼角膜中央溃疡，大小 3mm×3mm，圆形，变浅。脉数。效不更方，水煎服，日 1 剂，共 7 剂。其他治疗方案不变。

三诊：2013 年 10 月 22 日。

视力：左眼 0.08。左眼角膜中央溃疡，大小 2mm×2mm，基本愈合。效不更方，水煎服，日 1 剂，共 7 剂。

【诊治思路】细菌性角膜溃疡是以眼珠疼痛，睫状充血或混合充血，角膜溃烂，或见前房积脓为特征的眼病，属于中医学"凝脂翳"的范畴。其病位在黑睛，黑睛在五轮中属风轮，在脏属肝。肝为风木之脏，目在人身为至高之窍，而黑睛又居眼球的最前部，故无论是外伤后风热外侵，或肝经风热，或肝经热毒，或肝胆火炽等均可使毒邪上窜，致黑睛受害而发为本病。

张梅芳教授认为，本案初起其病尚在黑睛表浅，多为肝经风热，若能及时祛除风热之邪，可望其翳退，而视物如故。若毒邪深入黑睛深层，甚或蒸迫神水，败化成脓者，则多为肝胆火炽，或肝经热毒，或湿热蕴蒸，其危害极大，纵然治愈也难免黑睛留翳，妨碍视力。若病变转入后期，标病不甚急迫，而本病未愈者，则多为肝阴亏虚，治宜标本兼顾，既要补阴，又要清除余邪，以扶正而不留邪，祛邪而不伤正。本病以黑睛生翳为特征，除采用辨证分型治疗外，退翳药物的使用也宜早不宜迟。浸润期用之，可促使浸润迅速消退，不留瘢痕；溃疡期用之，可促进溃疡早日愈合，少留或不留瘢痕；瘢痕期用之，可使瘢痕逐渐变薄。木贼、蝉蜕、决明子、密蒙花等退翳药物，既可凉散风热，又可退翳明目，用之得当，确能收到良好的效果。然如不及早使用，则动翳难退，静翳凝固难消。

本病除内服中药外，还需配合局部用药，特别是当病变侵及黄仁、瞳神时，应及早应用扩瞳剂，这样既可防止瞳神干瘪，又能提高治疗效果。对于伴有泪囊炎的患者，愈后应建议其接受手术治疗，以防复发。在角膜溃疡的治疗中，张梅芳教授尤其擅长运用蜈蚣和蜂房这两味药物，疗效显著。

医案21

【临床资料】罗某，男，42岁，因"左眼红、痛、流泪、不适4个月"来我院门诊治疗。患者2012年8月1日出现左眼红肿疼痛，至多家眼科医院就诊，症状无明显改善。患者无经济条件行角膜移植术，要求中医药治疗。

中医诊断：湿翳（热重于湿）。

西医诊断：真菌性角膜溃疡（左眼）。

【诊治经过】

一诊：2012年11月10日。

视力：右眼1.0，左眼 HM/30cm（不能矫正）。左眼上睑红肿，结膜混合充血（++），角膜中央溃疡约6mm×6mm，溃疡可见后弹力层膨出，前房不清，下方积脓（图6）。小便黄，大便正常。舌质淡红，苔微黄，有裂纹（图7），脉数。

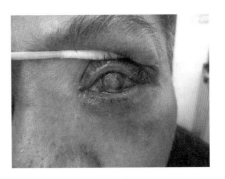

图6 左眼表现

辨证：湿热蕴毒，气滞血瘀。

治法：清热解毒，活血化瘀。

方药：热立清方加减。

桑白皮15g，地骨皮30g，甘草10g，黄芩10g，百部10g，蒺藜15g，密蒙花15g，毛冬青30g，仙鹤草30g，青天葵15g，蜈蚣2条，蜂房10g，桃仁10g，红花5g，蝉蜕10g，钩藤30g。水煎服，日1剂，共10剂。

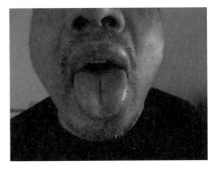

图7 舌象

按时滴那他霉素滴眼液、氟康唑滴眼液等，口服抗真菌药物。

患者病位在黑睛，因为湿热熏蒸导致本病。治疗上予以清热解毒、活血化瘀，以热立清方加减。患者舌红、苔黄、脉数，为热邪壅盛，桑白皮甘、寒，性降，专入肺经，清泄肺热，为君药。地骨皮甘、寒，入肺，可助君药清降肺中伏火，为臣药。君臣相合，使金清气肃。甘草养胃和中，以扶肺气，为佐使。黄芩清热解毒，百部润肺，蒺藜、密蒙花清热明目，毛冬青、仙鹤草、青天葵清热凉血活血，蜈蚣、桃仁、红花活血化瘀，蝉蜕、蜂房祛风明目，钩藤清热平肝。全方共奏清热解毒、活血化瘀之功。

二诊：2012年11月20日。

左眼红痛症状好转。视力：右眼1.0，左眼 HM/30cm。左眼上睑红肿，结膜混合充血（++），角膜中央溃疡约6mm×6mm，溃疡可见后弹力层膨出，前房不清，下方积脓。角膜下方及鼻上见新生血管（图8）。小便黄，少许。舌质淡红，苔微黄，脉数。

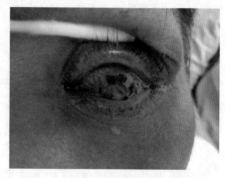

图8　左眼表现

前方加三七片10g，赤芍30g。水煎服，日1剂，共7剂。患者病情好转，加用三七、赤芍以增活血通络之力，改善局部循环，促进角膜修复。按时滴那他霉素滴眼液、氟康唑滴眼液等，口服抗真菌药物。

三诊：2012年11月29日。

视力：右眼1.0，左眼 HM/50cm。左眼上睑红肿，结膜混合充血（+），角膜中央溃疡开始愈合，约4mm×4mm，溃疡前方见后弹力层膨出减轻，前房不清，下方积脓吸收。角膜下方及鼻上见新生血管，瞳孔约3mm。小便黄改善。

前方加党参30g。水煎服，日1剂，共14剂。停服抗真菌药物。加用党参以健脾益气，提升机体免疫力。

四诊：2012年12月13日。

视力：右眼1.0，左眼 HM/50cm。左眼上睑红肿，结膜混合充血（+），角膜中央溃疡开始愈合，约2mm×2mm，溃疡见新生血管，前房不清，下方积脓吸收，周边角膜透明。角膜下方及鼻上见新生血管（图9），瞳孔约3mm，不清。小便黄，少许，口干。舌质淡红，苔白（图10），脉弦。

效不更方，水煎服，日1剂，共7剂。

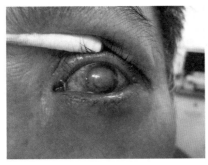

图 9 左眼表现

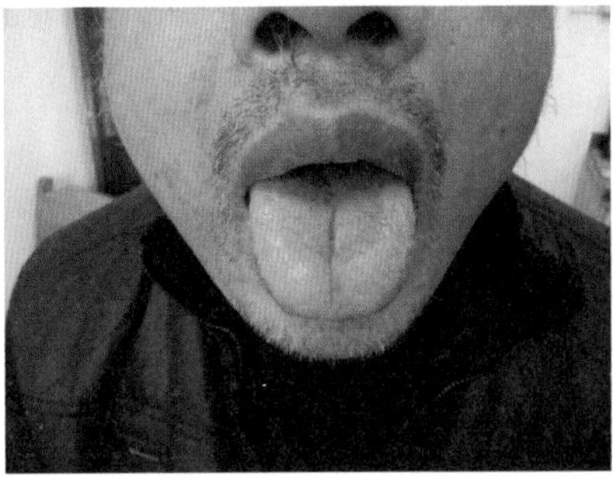

图 10 舌象

【诊治思路】 "湿翳"病名首见于《一草亭目科全书》。本病病程较长，难以治愈，易反复。究其病因，多由湿毒之邪乘伤侵入，湿邪内蕴化热，湿热伤阴，熏灼黑睛。本病类似于西医学的真菌性角膜溃疡，是一种由真菌引起的感染性黑睛生翳。真菌穿透性强，进入前房或角膜溃破后易引起真菌性眼内炎而致盲。其表面微隆起，状如豆腐渣，外观干而粗糙。张梅芳教授考虑患者发病已 4 个月，黑睛破溃，卫外不固，即"形损卫伤"，湿热邪毒内蕴，选用热立清方以清热除湿，解毒活血，其中青天葵、蜈蚣、蜂房具有清热解毒的作用。特别是蜂房，具有杀菌消炎、抗真菌的药理作用，对脓疡具有很好的疗效。后期加用的党参有增强机体免疫力、抗溃疡、抗菌抗炎等多种药理作用。

医案 22

【临床资料】 吴某，男，57 岁，因"右眼发红流泪视朦两个月"来我院门诊治疗。外院眼科中心考虑为真菌性角膜炎，治疗效果欠佳，患者要求中医治疗。

中医诊断：湿翳（肝经湿热）。

西医诊断：①真菌性角膜溃疡（右眼）。②角膜白斑（左眼）。

【诊治经过】

一诊：2013 年 2 月 5 日。

视力：右眼 HM/20cm，左眼 0.04。右眼结膜混合充血（++），水肿（+），角膜中央溃疡，约 3mm×3mm，深及基质层，溃疡周边见新生血管，前房欠清，瞳孔 3mm，光反射灵敏，前房中轴 4CT，周边 1/2CT，晶状体混浊轻度。左眼角膜斑翳，表面光滑，见新生血管，前房清，瞳孔3mm，晶状体混浊。舌质淡红，苔黄微腻，脉弦。

辨证：肝经湿热。

治法：清肝利湿，活血化瘀。

方药：龙胆泻肝汤加减。

龙胆草10g，栀子10g，柴胡10g，生地黄15g，车前草15g，泽泻10g，川木通10g，甘草5g，当归10g，黄芩10g，桃仁10g，红花10g，蜂房10g，赤芍15g。水煎服，日1剂，共14剂。继续口服抗真菌药物及局部点眼。

患者病位在黑睛，因肝经湿热，湿热熏蒸黑睛，导致本病，以龙胆泻肝汤加减治疗。方中龙胆草、栀子、黄芩、柴胡清泄肝胆实热；泽泻、木通、车前草清利小便；肝火炽盛易伤肝阴，又虑方中多苦寒之品，苦能化燥伤阴，故配生地黄滋阴养血，使邪去而正不伤。黄芩清热燥湿；蜂房息风，攻毒杀虫；赤芍清热凉血；桃仁、红花活血化瘀、改善循环，促进修复。

二诊：2013年2月19日。

右眼症状好转。视力：右眼0.12，左眼0.04。右眼结膜混合充血（+），水肿（+），角膜中央溃疡基本愈合，溃疡周边见新生血管，前房清，瞳孔3mm，光反射灵敏，前房中轴4CT，周边1/2CT，晶状体混浊轻度。大便干结，舌质淡红，苔薄白，脉弦。

患者情况好转，守方治疗，加用蝉蜕10g以明目退翳。水煎服，日1剂，共7剂。

三诊：2013年2月26日。

右眼症状明显好转。视力：右眼0.12，左眼0.04。右眼结膜混合充血（+），水肿（-），右眼内眦泪阜见结膜囊肿，角膜中央溃疡基本愈合，溃疡周边见新生血管，前房清，瞳孔3mm，光反射灵敏，前房中轴4CT，周边1/2CT，晶状体混浊轻度。大便调，舌质淡红，苔薄白，脉弦。

患者临床症状明显改善，守方治疗。水煎服，日1剂，共7剂。

四诊：2013年3月5日。

右眼基本痊愈。守方治疗，加用蜈蚣2条以加强搜风杀虫、抗真菌的作用。水煎服，日1剂，共7剂。

【诊治思路】本案患者为农民，外院诊断为真菌性角膜溃疡，治疗棘手。张梅芳教授认为，此类患者治疗若仅予滴眼液滴眼，疗效欠佳，中医药治疗有优势。初诊时，根据患者舌质淡红、苔黄微腻、脉弦的情况，考虑为肝经湿热，予龙胆泻肝汤加减，加用桃仁、红花以改善循环，并加用蜂房以搜风攻毒杀虫、抗真菌。治疗两周后，视力从手动提高至0.12，角膜溃疡基本愈合。张梅芳教授此时加用退翳明目药物蝉蜕，以减轻瘢痕，提高视力。四诊后加用蜈蚣，以加强息风攻毒、抗真菌作用，防止真菌复发。

医案 23

【临床资料】彭某，女，39岁，因"左眼红痛3天"来我院门诊治疗，发病前因眼痒曾用手揉眼。

中医诊断：聚星障（风热客目）。

西医诊断：①病毒性角膜炎（左眼）。②结膜炎（双眼）。

【诊治经过】

一诊：2013年10月22日。

视力：右眼0.5，左眼0.2。左眼混合充血，角膜下半部见灰白色浸润灶，溃疡3mm×3mm，基质层水肿，内皮皱褶，前房清，瞳孔3mm，KP（-），房水闪辉（-）。大便约1周1次，小便黄。舌质红，舌苔微黄，脉弦。

辨证：风热外袭。

治法：疏风清热，退翳明目。

方药：热立清方加减。

桑白皮15g，地骨皮30g，甘草10g，黄芩10g，百部10g，蒺藜15g，密蒙花15g，毛冬青30g，仙鹤草30g，青天葵15g，蜈蚣2条，蜂房10g，桃仁10g，红花5g，大黄10g，枳实10g。水煎服，日1剂，共7剂。

嘱患者多闭目休息，禁辛辣燥热饮食。阿昔洛韦滴眼液、氧氟沙星滴眼液滴眼，qid；氧氟沙星眼膏、更昔洛韦眼用凝胶滴眼，tid；复方托吡卡胺滴眼液滴眼，tid。

患者黑睛受损，白睛红赤，为风热上攻肺肝两经，故予泻白散泄肺热。百部清热润肺，蒺藜、密蒙花清肝明目，毛冬青、仙鹤草、青天葵清热平肝，蜈蚣、蜂房祛风散热退翳，桃仁、红花、大黄活血化瘀，黄芩清热燥湿，枳实行气和胃。

二诊：2013 年 10 月 31 日。

左眼眼红、眼痛好转。视力：右眼 0.5，左眼 0.25。左眼混合充血，角膜下半部见灰白色浸润灶，变小，溃疡 2mm×2mm，基质层水肿，内皮皱褶减轻，前房清，瞳孔 3mm，KP（＋）羊脂状，房水闪辉（－）。大便约 1 周 1 次，小便黄。舌质红，舌苔微黄，脉弦。

疗效稳定，守方治疗，水煎服，日 1 剂，共 10 剂。继续以原方案滴眼液滴眼。嘱患者多闭目休息，禁辛辣燥热饮食。

三诊：2013 年 11 月 12 日。

左眼症状好转。视力：右眼 0.5，左眼 0.4。左眼混合充血，角膜下半部见灰白色浸润灶，变小，溃疡 1mm×1mm，基质层水肿基本消退，内皮皱褶消退，前房清，瞳孔 3mm，KP（＋）羊脂状，房水闪辉（－）。大便 2~3 天 1 次，小便黄。舌质红，舌苔微黄，脉数。

疗效稳定，守方治疗，水煎服，日 1 剂，共 10 剂。嘱患者减少使用电子产品，禁辛辣燥热饮食。

四诊：2013 年 11 月 21 日。

左眼症状好转。视力：右眼 0.5，左眼 0.5。左眼混合充血，角膜下半部见灰白色浸润灶基本愈合，基质层水肿消退，内皮皱褶消退，前房清，瞳孔 3mm，KP（＋）羊脂状，房水闪辉（－）。大便 2~3 天 1 次，小便黄。舌质微红，舌苔微黄，脉数。

前方加皂角刺 10g。水煎服，日 1 剂，共 7 剂。加皂角刺以加强抗菌消炎、理气通络的效果，对于角膜溃疡的治疗有帮助。

【诊治思路】病毒性角膜炎是一种以眼珠疼痛，睫状充血或混合充血，角膜星点状、树枝状或地图状浸润等为特征的眼病，属于中医学"聚星障"的范畴。《证治准绳》曰："翳膜者，风热重则有之。"本病病位在黑睛，黑睛在五轮中属风轮，在脏属肝。肝为风木之脏，目在人身为至高之窍，而黑睛又居眼球的最前部，故无论是风热外客，或肝经伏火复感风邪上攻，或恣食肥甘，脾胃受损，酿蕴湿热，熏蒸黑睛等，均可致黑睛受害生翳，而发为本病。病毒性角膜炎是由于病毒反复感染而引发的一种角膜组织炎症。单纯疱疹病毒是主要病因，此外，带状疱疹病毒、腺病毒、肠道病毒、柯萨奇病毒等也可致病。

本病以黑睛生翳为特征。张梅芳教授观察到，除采用辨证分型治疗外，退翳药物的使用也宜早不宜迟。在浸润期使用，可促使浸润迅速消退，不留瘢痕；在溃烂期使用，可促进溃疡早日愈合，少留或不留瘢痕；在瘢痕期使用，可使瘢痕逐渐变薄。这是因为木贼、蝉蜕、决明子、密蒙花等退翳药物既可凉散风热，又可退翳明目；蜈蚣、蜂房可祛风攻毒；皂角刺能理气通络，抗炎散翳。以上诸药用之得当，确能收到良好的效果。然而，如不及早使用，则动翳难退，静翳凝固难消。

医案 24

【临床资料】谭某，女，57 岁，因"左眼发红不适 3 周"来我院门诊治疗。患者 3 周前左眼上睑及颜面见疱疹，至皮肤科就诊治疗，皮肤情况好转。现在患者左眼出现发红，伴眼痛，视朦不适，遂到我院眼科门诊就诊。否认糖尿病、高血压、心脏病等病史。

中医诊断：聚星障（湿热内蕴）。

西医诊断：①带状疱疹病毒性角膜炎（左眼）。②虹膜睫状体炎（左眼）。③眼睑带状疱疹睑皮炎（左眼）。

【诊治经过】

一诊：2012 年 6 月 28 日。

视力：右眼 1.0，左眼 0.5。左眼眼睑疱疹，左眼结膜充血（＋），角膜基质中央水肿增厚，角膜内皮皱褶，KP（＋），前房中轴 4CT，周边 1CT，瞳孔 3mm，光反射迟钝，晶状体透明。舌质淡红，苔黄腻，脉弦。纳眠可，二便调。

辨证：湿热内蕴。

治法：清热除湿。

方药：黄连温胆汤加减。

黄连 10g，竹茹 10g，枳实 10g，法半夏 10g，橘红 10g，甘草 10g，茯苓 15g，蜈蚣 2 条，蜂房 10g，大腹皮 15g，延胡索 10g，郁金 15g，青天葵 15g，毛冬青 30g，地骨皮 15g，桑白皮 15g。水煎服，日 1 剂，共 7 剂。

本方为黄连温胆汤加减。方中黄连清热燥湿，除烦止呕；法半夏、橘红、茯苓、甘草（二陈汤）为燥湿祛痰、理气和胃的基础方；竹茹、枳实入胆、胃以清热，降逆和胃；蜈蚣、蜂房息风止痒；延胡索行气活血止痛；郁金、毛冬青清热凉血；地骨皮、桑白皮清热泄肺。

阿昔洛韦滴眼液 q2h（两小时 1 次），妥布霉素地塞米松滴眼液 qid，复方托吡卡胺滴眼液 qid。

二诊：2012 年 7 月 5 日。

患者自觉症状改善不明显。视力：右眼 1.0，左眼 0.5。左眼眼睑疱疹，左眼结膜充血（＋），角膜基质中央水肿增厚，角膜内皮皱褶，KP（＋），前房中轴 4CT，周边 1 CT，瞳孔 3mm，光反射迟钝，晶状体透明。纳可，二便调，眠可。舌质淡红，苔黄腻，脉弦。

辨证：湿热瘀结。

治法：清热凉血，利湿化瘀。

方药：热立清方合桃红四物汤加减。

桑白皮 15g，地骨皮 30g，甘草 10g，黄芩 10g，百部 10g，蒺藜 15g，密蒙花 15g，毛冬青 30g，仙鹤草 30g，桃仁 10g，红花 10g，车前草 15g，蜈蚣 2 条，蜂房 10g。水煎服，日 1 剂，共 7 剂。

本方为热立清方合桃红四物汤加减。方中桑白皮、地骨皮可泄肺热；黄芩可清热燥湿；蒺藜、密蒙花明目退翳；毛冬青、仙鹤草凉血活血；桃仁、红花活血化瘀；车前子利水消肿；蜈蚣、蜂房息风退翳。

复方托吡卡胺滴眼液散瞳（qid），减轻炎症反应。

三诊：2012 年 7 月 12 日。

左眼症状好转。视力：右眼 1.0，左眼 1.0。左眼眼睑疱疹减轻，左眼结膜充血减轻，角膜中央轻度水肿，KP（－），FL（－），前房中轴 4CT，周边 1 CT，瞳孔 6mm，药物性散大，光反射迟钝，晶状体透明。舌质淡红，苔薄黄，脉弦。纳眠可，二便调。

患者明显好转，守方治疗，7 剂。

四诊：2012 年 10 月 18 日。

患者症状改善，守方治疗，7 剂。加用大青叶 10g、紫草 10g，以加强抗病毒作用。

【诊治思路】本案患者由于带状疱疹病毒感染，导致角膜炎症。本病如能早期治疗，效果尚好；若治不及时，常易反复发作，不仅难以速愈，且易变生花翳白陷、凝脂翳等，预后常留瘢痕，影响视力。

在本案中，张梅芳教授开始以清热除湿为法，用黄连温胆汤加减，发现治疗效果欠佳，于是予以调整，改为热立清方以加强清热之力。根据患眼局部充血明显，加用活血化瘀药物，以加强局部血液循环，后期应注意加强抗病毒治疗，预防病情复发。

医案 25

【临床资料】涂某，男，36 岁，因"双眼发红干涩不适 1 周"来我院门诊治疗。患者 10 年前曾接受双眼近视激光治疗，本次发病前曾感冒，1 周前出现双眼干涩、发红不适。全身无重大内科疾病病史。

中医诊断：聚星障（风热犯肺）。

西医诊断：浅层点状角膜炎（双眼）。

【诊治经过】

一诊：2012 年 5 月 10 日。

视力：右眼 0.6，左眼 0.8。双眼结膜充血（＋），角膜透明，FL（＋），点状浸润，前房清，KP（－），AF（－），瞳孔直径约 3mm，光反射灵敏，晶状体透明，双眼眼底视神经乳头边界清楚，C/D ＝ 0.3，A:V ＝ 2:3，未见出血及渗出，黄斑中心光反射可见。患者声音沙哑，咽喉痛，口干，二便调。舌质淡红，苔薄黄，脉弦。

辨证：风热犯肺。

治法：祛风清热，退翳明目。

方药：热立清方加减。

桑白皮 15g，地骨皮 30g，甘草 10g，黄芩 10g，百部 10g，蒺藜 15g，密蒙花 15g，毛冬青 30g，仙鹤草 30g，青天葵 15g。水煎服，日 1 剂，共 7 剂。

阿昔洛韦滴眼液 qid，氧氟沙星滴眼液 qid。

本方为热立清方加减。方中地骨皮、桑白皮清热泄肺；黄芩清热泻火；百部清热润肺化痰；蒺藜、密蒙花明目退翳；毛冬青、仙鹤草清热凉血；青天葵清热解毒，散瘀止痛。

二诊：2012 年 5 月 18 日。

双眼症状略好转。视力：右眼 0.6，左眼 0.8。双眼结膜充血（＋），角膜透明，FL（＋），点状浸润较前减少，前房清，KP（－），AF（－），瞳孔直径约 3mm，光反射灵敏，晶状体透明。咽喉不痛，二便调。舌质淡红，苔薄黄，脉弦。

守方治疗。水煎服，日 1 剂，共 7 剂。

三诊：2012 年 5 月 26 日。

双眼症状好转，患者使用滴眼液次数减少，晨起有分泌物，有干涩感。视力：右眼 0.8，左眼 1.0。双眼结膜充血（－），角膜透明，FL（－），前房清，KP（－），AF（－），瞳孔直径约 3mm，光反射灵敏。二便调，舌质淡红，苔薄黄，脉弦。

患者症状好转，继续治以祛风清热、退翳明目之法，守方治疗。水煎服，日 1 剂，共 7 剂。

【诊治思路】聚星障的发病部位在黑睛，是指黑睛骤生多个细小星翳，伴有干涩、羞明流泪的眼病。《证治准绳》对聚星障的翳之形、色及变化过程记载得非常详细，"翳障者，风热重则有之"。张梅芳教授认为，本案患者因感冒导致机体卫外不固，风热邪气外侵，邪客黑睛。早期治以祛风清热、退翳明目之法。若反复发作，则考虑风热盛，加之使用风药多辛燥，后期可适当加用益气滋阴生津之品，如生地黄、玄参、太子参等，以利康复，防止复发。

医案 26

【临床资料】方某，男，28 岁，因"双眼反复红赤不适 3 年"来我院门诊治疗。

中医诊断：花翳白陷（湿热夹瘀）。

西医诊断：①边缘性角膜溃疡（双眼）。②角膜血管翳（双眼）。

【诊治经过】

一诊：2013 年 5 月 13 日。

双眼混合充血，结膜囊见黏稠分泌物，角膜缘见灰白浸润灶，FL（＋），下半部角膜缘见血管翳侵入，前房清，瞳孔圆。舌红，苔薄黄，脉弦。二便调。

因工作关系，患者要求先局部用药滴眼治疗。更昔洛韦眼用凝胶 qid；双氯芬酸钠滴眼液 qid；玻璃酸钠滴眼液 qid。常规滴眼治疗无明显疗效，患者转诊至张梅芳教授处治疗。

二诊：2013 年 5 月 16 日。

无口干口苦，二便正常。舌质红，苔黄微腻，脉弦。

辨证：湿热夹瘀。

治法：清热除湿，活血化瘀。

方药：热立清方加减。

桑白皮 15g，地骨皮 30g，甘草 10g，黄芩 10g，百部 10g，蒺藜 15g，密蒙花 15g，毛冬青 30g，仙鹤草 30g，青天葵 15g，蜈蚣 2 条，蜂房 10g，桃仁 10g，红花 5g。水煎服，日 1 剂，共 7 剂。

继续予以更昔洛韦眼用凝胶 qid；双氯芬酸钠滴眼液 qid；玻璃酸钠滴眼液 qid。

本方选用热立清方加减。方中桑白皮、地骨皮、百部可清热润肺；桃仁、红花活血化瘀，改善局部血液循环；黄芩可清热燥湿，去舌苔之厚腻；蒺藜、密蒙花明目退翳；毛冬青、仙鹤草凉血活血；青天葵清热解毒散瘀；蜈蚣、蜂房息风止痒。

三诊：2013 年 5 月 23 日。

双眼结膜充血减轻，结膜囊见少量黏性分泌物，角膜缘灰白，浸润灶基本愈合，下半部角膜缘见血管翳侵入，前房清，瞳孔圆。无口苦，二便正常。舌质淡红，苔黄微腻，脉弦。

患者症状好转，守方治疗。水煎服，日 1 剂，共 30 剂。

【诊治思路】边缘性角膜溃疡是指近角膜缘处角膜基质的半月形破坏性病变，伴随角膜上皮缺损、基质变性及基质炎性细胞浸润。角膜缘部位长期暴露于外部环境中且血运十分丰富，角膜缘的淋巴细胞及补体成分含量高于角膜中央部，且含有抗原提呈细胞——树突状细胞，因此，临床上角膜缘易发生免疫性病变。

角膜病如边缘性角膜溃疡、蚕食性角膜溃疡等，多找不到明确的病因，临床上治疗也比较困难。《太平圣惠方》谓："此为肝肺积热，脏腑壅实，而生此疾。"《目经大成》则提出"土盛郁木，木郁则生火，火盛生痰，痰火交烁，膏液随伤，乃变无了局"。张梅芳教授认为，黑睛和白睛疾病以热盛为多，早期多为实证，主要是风热无制所引发，宜从祛风清热入手。同时，黑睛生病易留翳障，故应注意酌加退翳明目药物。此外，张梅芳教授在治疗过程中擅长使用虫类药物，如蜈蚣、蜂房。张梅芳教授认为，虫类药物可以息风、通络、抗炎。但是对于病程较长的患者，要注意加用活血化瘀的药物，以促进角膜局部血液循环，对角膜溃疡愈合有一定的作用。

医案27

【临床资料】刘某，女，34岁，因"双眼视朦两个月"来我院门诊治疗。患者产后两个月出现双眼干涩视朦，曾于外院就诊，有角膜炎病史。

中医诊断：宿翳（产后血虚，气阴不足）。

西医诊断：角膜云翳（双眼）。

【诊治经过】

一诊：2013年10月8日。

视力：右眼0.6，左眼0.6。双眼结膜无充血，角膜中央钱币样混浊云翳，前房清，瞳孔3mm，光反射灵敏，前房中轴4CT，周边1/2CT，晶状体透明。舌质淡，舌苔薄白，脉细。

辨证：产后血虚，气阴不足。

治法：补肝养血，益气养阴。

方药：四逆散合生脉散加减。

柴胡10g，枳实10g，白芍15g，甘草5g，密蒙花15g，蒺藜15g，蝉蜕10g，钩藤30g，郁金15g，党参30g，麦冬15g，五味子5g，丹参30g。水煎服，日1剂，共7剂。建议患者停止哺乳。

张梅芳教授对本患者选用四逆散合生脉散加减，加密蒙花、蒺藜、蝉蜕、钩藤以祛风明目退翳；再加郁金、丹参以改善局部循环，促进退翳。随着热退、血清，翳膜也随之消退，此乃谓"船随水来随水去"，"翳随血来随血去"。此法不失为中医辨证求因的一个有效的治疗方法。

二诊：2013年10月15日。

视朦好转。视力：右眼0.8，左眼0.8。双眼结膜无充血，角膜中央钱币样混浊云翳，前房清，瞳孔 3mm，光反射灵敏，前房中轴 4CT，周边 1/2CT，晶状体透明。舌质淡暗，舌苔薄白，脉细。

前方加木贼 10g。水煎服，日 1 剂，共 7 剂。张梅芳教授认为，患者疗效明显，守方治疗。在原方基础上加木贼以疏风热，退翳膜。

三诊：2013 年 10 月 22 日。

视朦好转。视力：右眼 0.8 ⁺，左眼 0.8 ⁺。双眼结膜无充血，角膜中央钱币样混浊云翳，前房清，瞳孔 3mm，光反射灵敏，前房中轴 4CT，周边 1/2CT，晶状体透明。舌质淡，舌苔薄白，脉细。

守方治疗，水煎服，日 1 剂，共 7 剂。

【诊治思路】角膜翳是角膜炎症形成溃疡后遗留的瘢痕，属外障眼病的范畴。翳之深浅、大小和在角膜上的部位不同，会不同程度地影响视力，甚至导致失明。

治疗翳膜外障也要区分证之阴阳虚实，翳之深浅久暂。治之不当，则效亦不著，需从翳之形成而探之。角膜炎的初起，多属于热性眼病，如因肝经风热毒邪所致，或风毒之邪外袭而成。每见羞明、流泪、疼痛、抱轮红赤等症，治疗常以苦寒之品清热解毒、凉血泻火。但需注意，用寒凉药宜中病则止，不可过用。过用则伤阴败胃，耗损正气，寒凝气滞，势必留邪，以致热去而翳存，使翳因过用寒凉而冰伏，造成长久地遗留在角膜上。此时如再用清热解毒、明目退翳之品，非但于病无补，反而更耗伤正气。故治疗陈旧期角膜翳，不主张用清热解毒之法，而单用退翳、祛风、滋阴等法，也难以奏效。因陈旧期角膜翳病情静止，如一潭死水，拨之不应。正如《审视瑶函》所云："邪气未定，谓之热翳而浮；邪气已定，谓之水翳而沉；邪气牢而深者，谓之陷翳。当以掀发之物，使其邪气再动，翳膜乃浮。佐之以退翳之药，而能自去也。"此时如使用发散法，往往效如桴鼓。

对于经用清热泻火解毒等药物治疗的角膜溃疡，急性期已过，但留有角膜翳，影响视力者，治疗先以发散法，方可用四物发散汤加味：麻黄、细辛、藁本、白芷、川芎。待双眼出现结膜充血、流泪、便干、烦躁不安、舌质红、舌苔黄、脉细数等症状时，再用清热退翳法，方用退翳散加减：谷精草、蝉蜕、石决明、菊花等。

医案28

【临床资料】梁某，男，11岁，因"双眼痒、眨眼、不适3年"来我院门诊治疗。患者曾于外院就诊，一直以滴眼液滴眼，症状好转，但是反复发作，双眼近视。

中医诊断：时复目痒（脾虚肝旺犯目）。

西医诊断：过敏性结膜炎（双眼）。

【诊治经过】

一诊：2012年10月18日。

视力：右眼0.25，左眼0.3。双眼结膜充血，角膜透明，前房清，瞳孔3mm，光反射灵敏，前房中轴4CT，周边1/2CT，晶状体透明。舌质淡红，苔微黄，脉数。

辨证：脾虚肝旺犯目。

治法：健脾疏肝，解郁明目。

方药：四逆散加减。

柴胡10g，枳实10g，甘草5g，白芍10g，独脚金10g，蝉蜕5g，钩藤15g，茯苓10g，白术10g，密蒙花10g，蒺藜10g。水煎服，日1剂，共14剂。

患者病位在白睛，涉及风轮与肉轮，因为脾虚肝旺，导致本病。治疗上，予以健脾疏肝，用四逆散加减。四逆散出自张仲景之《伤寒论》，主四肢厥逆和肝脾气郁证。方中取柴胡入肝胆经，升发阳气，疏肝解郁，透邪外出，为君药。白芍敛阴养血柔肝，为臣，与柴胡合用，以补养肝血，调达肝气，可使柴胡升散而无耗伤阴血之弊。佐以枳实理气解郁，泄热破结，与柴胡为伍，一升一降，加强疏畅气机之功，并奏升清降浊之效；与白芍相配，又能理气和血，使气血调和。使以甘草，调和诸药，益脾和中。独脚金清肝健脾，蝉蜕明目退翳，钩藤平肝息风，茯苓、白术健脾利湿，蒺藜、密蒙花清热明目。

二诊：2012年11月1日。

眼部症状好转，容易早醒，寐不安。

前方加酸枣仁10g。水煎服，日1剂，共30剂。张梅芳教授认为，患者病情好转，继续疏肝健脾，加酸枣仁以安神。

三诊：2012 年 11 月 29 日。

双眼眼部痒减轻，夜尿减少，睡眠好转。舌尖红。

柴胡 10g，白芍 10g，枳实 10g，甘草 5g，竹茹 10g，桑白皮 10g，地骨皮 10g，蝉蜕 5g，钩藤 10g，地龙 10g，独脚金 10g，紫苏叶 10g。水煎服，日 1 剂，共 14 剂。

张梅芳教授认为，患者眼痒不适，加用紫苏叶以祛风止痒；地骨皮、桑白皮清泄肺热，祛风解表；竹茹清热化痰；地龙加强搜风之力，对症治疗。

四诊：2012 年 12 月 13 日。

双眼眨眼减少，痒好转。唇干，舌尖红。

前方加黄连 5g。水煎服，日 1 剂，共 30 剂。张梅芳教授认为，患者舌尖红，加用黄连以清热除烦。眼部症状好转，继续守方治疗。

五诊：2013 年 1 月 17 日。

双眼眨眼减少，痒好转。视力：右眼 0.4，左眼 0.5（自镜）。双眼结膜轻度充血，角膜透明，前房清，瞳孔 3mm，光反射灵敏，前房中轴 4CT，周边 1/2CT，晶状体透明。唇干，经常咳嗽，舌尖红，苔微黄，脉浮。

前方加桔梗 10g。水煎服，日 1 剂，共 7 剂。张梅芳教授认为，患者症状好转，守方治疗。患者咳嗽，加用桔梗以宣肺止咳。

【诊治思路】目痒若虫行症见于《证治准绳》，该病"非若常时小痒之轻，乃如虫行而痒不可忍也。为病不一，须验目上有无形证，决其病之进退。至如有障无障，皆有痒极之患，病源非一。有风邪之痒，有血虚气动之痒，有虚火入络，邪气行动之痒，有邪退火息，气血得行，脉络通畅而痒。大凡有病之目，常时又不医治而自作痒者，痒一番则病重一番。若医治后而作痒，病必去速。若痒极难当，时时频作，目觉低陷者，命亦不久。有极痒而目脱者，死期至矣。痒而泪多者，血虚夹火。大抵痛属实，痒属虚。虽有火，亦是邪火乘虚而入，非其本病也"。

张教授认为，小儿多因脾虚肝旺生风导致本病，治疗多用四逆散加减，酌加钩藤、蝉蜕、地龙以搜风，酌加紫苏叶以解毒、抗过敏。

医案29

【临床资料】徐某，男，11 岁，因"双眼痒不适、发红，经常发作"来我院门诊治疗。IgE > 200IU/mL，尘螨 7.23IU/mL，过敏性鼻炎病史。

中医诊断：时复目痒（风湿热结）。

西医诊断：过敏性结膜炎（双眼）。

【诊治经过】

一诊：2013 年 5 月 18 日。

视力：右眼 1.2，左眼 1.2。双眼结膜轻度充血，角膜透明，前房清，瞳孔 3mm，光反射灵敏，前房中轴 4CT，周边 1/2CT，晶状体透明。舌质淡，舌苔微黄腻，脉细。

辨证：风湿热结。

治法：散风止痒，清热除湿。

方药：热立清方加减。

桑白皮 10g，地骨皮 15g，甘草 5g，黄芩 10g，百部 10g，蒺藜 10g，密蒙花 10g，毛冬青 15g，仙鹤草 15g，青天葵 10g，蜈蚣 1 条，蜂房 5g，桃仁 5g，红花 5g，紫苏叶 10g，党参 15g。水煎服，日 1 剂，共 7 剂。

本方选用热立清方加减。方中桑白皮、地骨皮可泄肺热；桃仁、红花活血化瘀，散结消滞；黄芩可清热燥湿，去舌苔之厚腻；蒺藜、密蒙花清肝明目；毛冬青、仙鹤草凉血活血；蜈蚣、蜂房息风止痒；紫苏叶行气解表祛风；党参健脾益肺，养血生津。

二诊：2013 年 5 月 25 日。

双眼痒症状得到缓解。舌尖红，苔微黄。

原方治疗有效，守方治疗，患者出现舌尖红之热象，加牡丹皮 10g 以清热凉血、活血散瘀。水煎服，日 1 剂，共 14 剂。

三诊：2013 年 7 月 6 日。

双眼痒症状减轻。双眼结膜轻度充血，污秽，角膜透明，前房清，瞳孔 3mm，光反射灵敏，前房中轴 4CT，周边 1/2CT，晶状体透明。舌尖红，苔微黄，脉细。

效不更方，水煎服，日 1 剂，共 14 剂。

四诊：2013 年 7 月 20 日。

双眼痒症状减轻。舌质淡，舌苔薄白，脉细。

辨证：脾虚湿困。

治法：健脾益气。

方药：参苓白术散加减。

桔梗 10g，甘草 10g，白术 15g，党参 15g，白扁豆 15g，薏苡仁 10g，茯苓 15g，山药 15g，砂仁 10g（后下），紫苏叶 10g，黄芪 10g，防风 10g。水煎服，日 1 剂，共 21 剂。

方中党参、白术、茯苓益气健脾渗湿；山药健脾益气；白扁豆、薏苡仁助白术、茯苓以健脾渗湿；砂仁醒脾和胃，行气化滞；桔梗宣肺利气，通调水道，又能载药上行，培土生金；甘草健脾和中，调和诸药；紫苏叶、防风祛风止痒；黄芪补气利水消肿。

五诊：2013 年 8 月 13 日。

双眼痒症状消失。双眼结膜无充血，污秽减轻，角膜透明，前房清，瞳孔 3mm，光反射灵敏，前房中轴 4CT，周边 1/2CT，晶状体透明。舌尖红，苔薄白，脉细。

患者症状改善，故守方治疗，患者出现舌尖红之热象，加钩藤 15g 以息风止痉、清热平肝，加密蒙花 15g 以清肝明目退翳。水煎服，日 1 剂，共 7 剂。

【诊治思路】儿童季节性过敏性结膜炎是常见的眼表疾病，其主要症状为眼部奇痒、红肿及频繁眨眼，并伴有异物感、分泌物增多、流泪、畏光等表现。检查时可见结膜充血水肿，睑结膜乳头滤泡增生，甚至眼睑肿胀。急性期主要是由 I 型变态反应引起，其发病率呈上升趋势。西医治疗本病主要应用抗组胺药、肥大细胞膜稳定剂、血管收缩剂、非甾体抗炎药、糖皮质激素等，虽然有一定疗效，但是容易反复发作。

对于急性期过敏性结膜炎，张梅芳教授认为，治疗应以疏风清热、祛湿明目为原则。本方以散风止痒、清热除湿的药物为主，同时根据"治风先治血，血行风自灭"的原则，加用活血祛瘀、利水消肿的药物。当患者目痒症状好转后，一定要注意培补正气，只有正气提升，才能从根本上治愈此病。

医案30

【临床资料】翁某，女，45 岁，因"双眼反复发红、痒 10 年余"来我院门诊治疗。患者为过敏体质，对多种食物、化妆品及洗发液过敏。发病无季节性，过敏原检查提示 IgE > 200IU。曾在外院诊为过敏性结膜炎，外用妥布霉素地塞米松滴眼液、奥洛他定滴眼液等消炎抗过敏，但症状反复发作。全身无糖尿病、高血压、心脏病等内科疾病病史。

中医诊断：目痒病（湿热内蕴）。

西医诊断：过敏性结膜炎（双眼）。

【诊治经过】

一诊：2012 年 5 月 10 日。

视力：右眼 0.8，左眼 0.6。双眼结膜充血（＋），结膜污秽，角膜透明，FL（＋），点状浸润，前房清，KP（－），AF（－），瞳孔直径约3mm，光反射灵敏，晶状体透明，眼底未见异常。梦多，小便多、黄，大便干结，便秘，4 天 1 次。舌质淡红，有齿印，苔薄黄腻，脉细。

辨证：湿热内蕴。

治法：清热利湿，祛风止痒。

方药：热立清方加减。

桑白皮 15g，地骨皮 30g，甘草 10g，黄芩 10g，百部 10g，蒺藜 15g，密蒙花 15g，毛冬青 30g，仙鹤草 30g，青天葵 15g，蜈蚣 2 条，蜂房 10g，桃仁 10g，红花 5g，土茯苓 30g。水煎服，日 1 剂，共 7 剂。煎煮后复渣熏洗双眼。

本方为泻白散加减，方中地骨皮、桑白皮清热泄肺；黄芩清热泻火；百部润肺化痰；蒺藜、密蒙花明目退翳；毛冬青、仙鹤草清热凉血；青天葵清热解毒，散瘀止痛；蜈蚣、蜂房祛风止痒、抗炎；桃仁、红花活血化瘀；土茯苓利水渗湿；甘草调和诸药。停用抗生素、抗过敏滴眼液。

二诊：2012 年 5 月 18 日。

双眼红痒明显减轻，睡眠改善。视力：右眼 0.8，左眼 0.6。双眼结膜充血（＋－），结膜污秽改善，角膜透明，前房清，KP（－），AF（－），瞳孔直径约3mm，光反射灵敏，晶状体透明，眼底未见异常。纳可，大便调，1 日 1 次。舌质淡红，有齿印，苔薄黄腻，脉细。

患者症状明显改善，守方治疗。水煎服，日 1 剂，共 7 剂。中药渣煮水后熏洗双眼。

三诊：2012 年 5 月 26 日。

双眼红痒明显减轻，睡眠改善。纳可，腹泻，4~5 次/天。守方治疗，患者腹泻，考虑可能与蜈蚣、蜂房有关，故去之，加怀山药 15g 健脾。水煎服，日 1 剂，共 7 剂。

四诊：2012 年 6 月 2 日。

患者症状明显改善，基本痊愈，予以守方。水煎服，日 1 剂，共 7 剂。

【诊治思路】目痒的病位在白睛。张梅芳教授认为，患者首次就诊时黑睛也有浸润，黑睛在脏属肝，故考虑患者为木火凌金。另外，患者病程有 10 年余之久，中医学有"久病必瘀"之理论，故患者也存在瘀血，张梅芳教授在治疗时予以加强活血化瘀药物的使用。方拟热立清方加减，另外，治疗中也使用蜈蚣及蜂房，以虫类药物搜风、抗炎，增强临床疗效。

医案 31

【临床资料】谭某，男，6 岁，因"双眼反复发红 4 年余"来我院门诊治疗。患者 4 年前出现双眼发红，于当地医院就诊治疗，但症状反复，夜晚明显。患者平素体质差，容易感冒，大便干结，每天 2~3 次。

中医诊断：时复目痒（脾胃湿热，兼受风邪）。

西医诊断：春季卡他性结膜炎（双眼）。

【诊治经过】

一诊：2012 年 5 月 12 日。

视力：右眼 1.0，左眼 1.0。双眼结膜充血（+），球结膜污秽，双眼上睑结膜呈铺路石样改变，角膜透明，角膜缘见胶样改变，前房清，KP（-），AF（-），瞳孔直径约 3mm，光反射灵敏，晶状体透明，双眼眼底视神经乳头边界清楚，C/D = 0.3，A:V = 2:3，未见出血及渗出，黄斑中心光反射可见。舌质淡红，苔白腻，脉细。

辨证：脾胃湿热，兼受风邪。

治法：祛风清热，健脾祛湿。

方药：陈夏六君子汤加减。

法半夏 10g，陈皮 5g，竹茹 10g，枳实 5g，茯苓 10g，甘草 5g，百部 10g，黄芩 5g，紫苏 5g，党参 10g，三七 5g。水煎服，日 1 剂，共 7 剂。

方中以法半夏、茯苓、陈皮、甘草健脾燥湿，理气和胃；竹茹、枳实降上逆之痰浊；黄芩清热泻火；党参益气生津；三七活血化瘀；紫苏祛风清热。其中紫苏为张梅芳教授常用的抗炎、抗过敏中药。

二诊：2012 年 5 月 19 日。

双眼症状好转，但纳差。双眼结膜充血，结膜污秽症状较前减轻，其余同前。守方治疗。因患者纳差，舌尖红，加用独脚金 15g，以清肝健脾。水煎服，日 1 剂，共 7 剂。

三诊：2012 年 5 月 27 日。

患者症状改善。双眼结膜轻度充血，结膜污秽减轻，其余同前。患者检查提示，多种过敏原过敏。

守方治疗。经上两诊治疗后，外邪渐消，患者素体虚弱，故治疗上以健脾益气为主，兼祛风止痒。上方去独脚金，加黄芪 10g、白术 10g、细辛 2g、蜈蚣 1 条、蜂房 5g。水煎服，日 1 剂，共 7 剂。

四诊：2012 年 6 月 4 日。

患者双眼结膜轻度充血，结膜无明显污秽，上睑结膜铺路石样改变明显变扁平，角膜透明，角膜缘无胶样改变。继续予以守方，水煎服，日 1 剂，共 7 剂。

【诊治思路】时复目痒的病位在白睛，呈周期发作或长期发作，《眼科菁华录》载："类似赤热，不治自愈，及期而发，过期又愈，如花如潮，久而不治，遂成。"本病多发于青少年，男性居多，常双眼发病，病程可长达数年或数十年之久。部分患者因上睑结膜乳头增生，摩擦角膜，引起角膜上皮损伤，从而继发角膜炎甚至角膜溃疡而影响视力。西医治疗棘手，中医治疗时予以祛风清热、健脾祛湿之法。本案张梅芳教授方拟陈夏六君子汤，并加百部、黄芩、紫苏祛风清热。首诊时，根据中医学"久病必瘀"的理论，加用活血化瘀中药三七以活血退赤。后期治疗加用黄芪、白术、防风以益气固表、培土扶正，预防反复发作。

医案32

【临床资料】廖某，女，26岁，因"左眼红肿痛11天"来我院门诊治疗。患者于外院就诊治疗后，眼部仍红痛不适，转诊我院。

中医诊断：火疳（肝胆湿热）。

西医诊断：巩膜炎（左眼）。

【诊治经过】

一诊：2013年3月5日。

视力：右眼0.4，左眼0.3。左眼结膜混合充血（++），压痛，角膜透明，前房清，KP（－），瞳孔3mm，光反射灵敏，前房中轴4CT，周边1/2CT，晶状体透明，眼底视神经乳头边界清楚，C/D=0.3，A∶V=2∶3，黄斑中心光反射可见，未见出血、渗出。舌质红，苔黄微腻，脉弦滑。

辨证：肝胆湿热。

治法：清泻肝火，化痰涤浊。

方药：龙胆泻肝汤加减。

龙胆草15g，栀子10g，生地黄15g，黄芩15g，柴胡10g，车前草10g，泽泻10g，川木通10g，甘草5g，黄连10g，赤芍30g，延胡索10g，毛冬青30g。水煎服，日1剂，共4剂。

张梅芳教授认为，患者肝胆湿热，予龙胆泻肝汤加减。龙胆泻肝汤源于《医方集解》，方中龙胆草大苦大寒，既能泻肝胆实火，又能利肝经湿热，泻火除湿，两擅其功，切中病机，故为君药。黄芩、栀子苦寒泻火、燥湿清热，加强君药泻火除湿之力，用以为臣。解决湿热的主要方法是利导下行，从膀胱渗泄，故又用渗湿泄热之泽泻、木通、车前草，导湿热从水道而去；肝乃藏血之脏，若为肝火所伤，阴血亦随之消耗，且湿性黏滞，易阻气机，故用赤芍、延胡索、毛冬青通脉行气活血，使湿去热解，以上皆为佐药。肝体阴用阳，性喜疏泄而恶抑郁，火邪内郁，肝胆之气不舒，骤用大剂苦寒降泄之品，既恐肝胆之气被抑，又虑折伤肝胆生发之机，故又用柴胡以舒畅肝胆之气，并能引诸药归于肝胆之经；甘草调和诸药，护胃安中。二药并兼佐使之用。

二诊：2013 年 3 月 9 日。

左眼红肿好转。左眼结膜混合充血（＋），压痛减轻。小便黄，大便烂，每日两次。舌质红，舌苔黄微腻，脉弦滑。

患者经治疗后症状好转，去毛冬青，以减轻其通脉活血之效，加当归15g、牡丹皮 10g 活血滋阴，使湿去而阴血不伤。随访，左眼症状稳定，无复发。水煎服，日 1 剂，共 7 剂。

【诊治思路】本病指实火上攻白睛，无从宣泄，致白睛里层向外隆起局限性紫红色结节的眼病。《证治准绳》称为"火疳"，又名"火疡"。本病一般病程较长，且易反复，若失治可波及黑睛及黄仁，甚至造成失明。本病类似西医学之前部巩膜炎。

本病无论何种类型，其局部均有局限性肿胀。张梅芳教授认为紫红色结节隆起为气血瘀滞所致，故应在辨证基础上酌加理气活血、消肿止痛之品，如延胡索。若红痛明显时，也可用桃红四物汤为主治疗；若有月经不调，需同时调理月经。此患者属于急性病，治疗中应该以寒凉药物直折其火，但是要中病即止，以免寒凉，闭门留寇。

医案 33

【临床资料】谢某，男，28 岁。因"双眼发红 9 年余"至我院门诊就诊。患者 2012 年因双眼发红伴巩膜压痛，于外院就诊，诊断为巩膜炎，经局部使用类固醇皮质激素滴眼液及清热泻火解毒中药后症状缓解，但是反复发作，迁延不愈。

中医诊断：火疳（肺脾两虚，虚火上炎）。

西医诊断：前部巩膜炎（双眼）。

【诊治经过】

一诊：2021 年 3 月 20 日。

视力：右眼 1.2，左眼 1.2。眼压：右眼 16.7mmHg，左眼 11.0mmHg。双眼结膜弥漫性充血（＋＋＋），水肿（＋），巩膜表层血管迂曲扩张（图11），眼前段充血。角膜透明，KP（－），前房清，房水闪辉（－），晶状体透明，玻璃体透明，双眼眼底未见异常。患者消瘦，四肢困重，纳呆，眠差，大便烂。舌淡胖，苔白腻（图12），脉细。

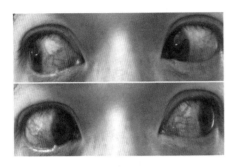

图11　双眼表现

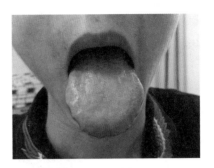

图12　舌象

辨证：肺脾两虚，虚火上炎。

治法：补脾益肺，凉血化瘀。

方药：参苓白术散加减。

炒薏苡仁30g，合欢皮30g，牡丹皮30g，党参20g，山药20g，炒扁豆15g，云苓15g，炒白术15g，桔梗10g，甘草10g，砂仁10g（后下），桃仁10g，红花5g。水煎服，日1剂，共7剂。

张梅芳教授认为，巩膜炎的病因复杂，症状多变，容易漏诊误诊。西医常以非甾体消炎药、免疫抑制剂、糖皮质激素等进行治疗，导致病情迁延。巩膜炎属中医学"火疳"范畴，历代医家认为其病因与"热""火""瘀""风""湿"有关，多以泻火解毒、祛风化湿、养阴清肺之法治之。张梅芳教授结合患者局部和全身辨证，从补母生子的策略出发，予以补脾益肺、培土生金之法取得很好效果。目与肺息息相关，五轮学说认为"白睛属肺"，如《银海精微》云："肺属金，曰气轮，在睛为白仁。"肺之有恙必发于气轮，故火疳病位在白睛，责之于肺。然肺之有恙，可由母病及子，故责之于脾。饮食失节、寒凉中药失治误治可致脾胃内伤，脾胃内伤则脾气虚弱，化生无源，土病不能生金，脾虚无以滋肺则肺气亏虚。《素问·六节藏象论》指出："肺为气之本且主治节。"肺气虚衰则治节失司，因气为血之帅，气不利则眼内气血津液运行不畅，壅滞白睛成瘀，瘀久化热，热瘀相结，混结于白睛。如《证治准绳》曰："血随气行，气若怫郁，则火盛而血滞"再加之脾胃内伤，脾湿困，久郁则化热，《脾胃论》指出："今饮食损胃，劳倦伤脾，脾胃虚则火邪乘之，而生大热。"此虽有火，实为虚火，而非"实火"。因母子相生，经脉相连，肺之经气亦源于母脏脾，正如《灵枢·经脉》曰："肺手太阴之脉，起于中焦，下络大肠。"且肺、脾两经同属太阴，"同气相求，同声相应"，故虚火结聚，克伐肺经，循行肺经，上攻于目，瘀热虚火互结而成火疳。

二诊：2021 年 3 月 27 日。

双眼疼痛、畏光较前好转，睡眠及便烂症状改善。双眼弥漫性结膜充血（+），水肿（+），巩膜表层血管迂曲扩张较前减少（图 13）。患者四肢少许困重，纳眠较前好转，便溏。舌淡胖，苔白腻（图 14），脉细。

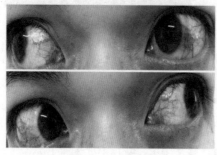

图 13 双眼表现

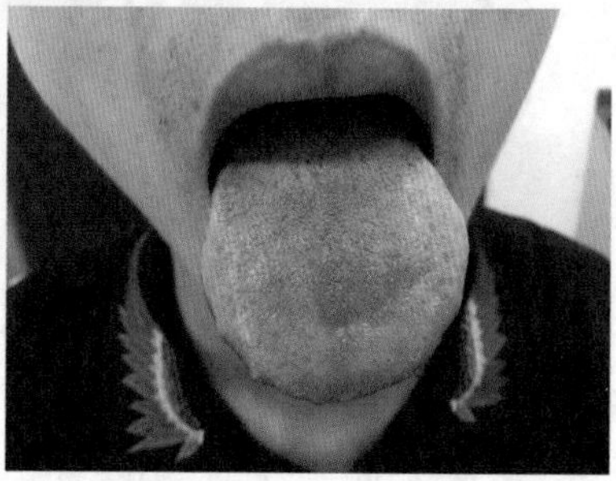

图 14 舌象

张梅芳教授认为，患者症状好转，守方治疗，日 1 剂，共 14 剂。

三诊：2021 年 4 月 10 日。

双眼疼痛、畏光症状较前明显减轻。双眼弥漫性结膜充血（-），水肿（-），巩膜表层血管未见迂曲扩张（图 15）。患者纳眠明显好转，便溏。舌淡胖，苔微腻（图 16），脉细。

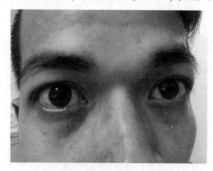
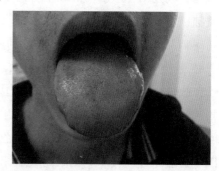

图 15 双眼表现

图 16 舌象

患者症状好转，继续守方治疗，日 1 剂，共 42 剂。停用氯替泼诺混悬滴眼液、鱼腥草滴眼液。

四诊：2021 年 5 月 22 日。

患者双眼巩膜无明显充血，便烂较前好转，眠稍差。舌质淡红，苔薄白，脉滑。因眼部充血消退，上方去桃仁，以免活血通脉太过，加泽泻15g、枳壳15g以加强理气祛湿之力，再服7剂。

电话随访5个月，患者上述眼症未再复发。

【诊治思路】患者既往巩膜炎反复发作9年余，前期诊疗多以清热解毒治法为主，效果不佳，究其根源，乃治标而不治本也，虚火为标而脾虚为本。患者嗜食肥甘厚腻，饮食失节，加之久食寒凉药物，脾胃大伤，母病及子，而致肺气亏虚，治节失司，气血不利，混结白睛成瘀，加之脾胃虚损，虚火内生，肺、脾经络相连，虚火循行上目，瘀热互结而终成火疳。观其证，四诊合参，辨为肺脾两虚、虚火上炎之证。治以补脾益肺，兼化瘀凉血为法，选用甘平培土生金法之代表方参苓白术散。该方出自《太平惠民和剂局方》，以党参、茯苓、白术、甘草补脾益气，调理中州；以薏苡仁、白扁豆健脾祛湿；以砂仁燥湿醒脾，脾升湿化，使湿热之邪化生无源；以山药平补阴阳；更伍桔梗宣开肺气，通利水道，并载药上行，而成培土生金之功；以红花、桃仁活血化瘀；以牡丹皮养阴祛瘀；以合欢皮安神解郁。二诊，患者诸症明显好转，故守方巩固疗效。三诊，患者已无明显不适，停氯替泼诺滴眼液和鱼腥草滴眼液，且继续予原方，巩固疗效。四诊，患者已无不适，虑其仍有便烂，去桃仁，加泽泻、枳壳，以燥脾渗湿、行气除湿。经治后患者缠绵数年的巩膜炎痊愈，随访数月未复发。

医案34

【临床资料】燕某，女，33岁。因"右眼巩膜炎反复发作1个月"来我院门诊治疗。

中医诊断：火疳（肺阴不足）。

西医诊断：结节性巩膜炎（右眼）。

【诊治经过】

一诊：2013年1月5日。

视力：双眼1.0。右眼上方1点钟方向周围见暗红色充血，压痛阳性，角膜透明，前房清。舌质暗红，舌苔微黄，脉细。

辨证：肺阴不足，瘀血阻络。

治法：滋阴清热，活血化瘀。

方药：热立清方加减。

桑白皮 15g，地骨皮 30g，甘草 10g，赤芍 30g，牡丹皮 15g，蝉蜕 5g，钩藤 30g，黄芩 15g，百部 15g，龟甲 30g，郁金 15g，延胡索 15g，三七 10g，桃仁 10g，红花 5g，牛膝 10g，柴胡 10g。水煎服，日 1 剂，共 7 剂。

患者病位在白睛，因阴虚火旺，虚火灼伤白睛，导致本病。患者病久，兼有瘀血。本方选用热立清方加减，方中桑白皮、地骨皮可泄肺热；赤芍、牡丹皮清热凉血；蝉蜕、钩藤清肝息风止痒；百部、龟甲滋阴祛火；三七、桃仁、红花、牛膝活血化瘀、散结消滞；黄芩清热燥湿，去舌苔之厚腻；郁金、延胡索行气活血止痛；柴胡疏肝。

二诊：2013 年 1 月 12 日。

右眼上方 1 点钟方向周围暗红色充血及压痛减轻，其余同前。患者服用中药后少许腹泻。发红，有烧灼感，眠差。舌质暗红，舌苔微黄，脉细。

上方治疗有明显疗效，故守方治疗。因患者面部有烧灼感，张梅芳教授认为应予石决明 30g 以敛阴潜阳。水煎服，日 1 剂，共 14 剂。

三诊：2013 年 2 月 2 日。

右眼上方 1 点钟方向周围暗红色充血消退，压痛（－）。大便正常，面部烧灼感减轻，眠佳。舌质暗红，舌苔微黄，脉数。

上方治疗有明显疗效，故守方治疗。加蒺藜 15g、密蒙花 15g 以明目退翳；加益母草 15g 以活血化瘀；加生地黄 30g、知母 10g 以清热滋阴。水煎服，日 1 剂，共 7 剂。

【诊治思路】张梅芳教授认为，本案病情复杂，根据舌脉，患者肺热为虚热，阴虚火旺，虚火灼伤白睛，导致本病。患者病久，兼有瘀血。治疗选用热立清方，后期逐渐去黄芩及百部，减轻清热药效，以防寒凉伤阴，逐渐加用滋阴清热药物，如龟甲等，加用牛膝以引火下行，且使用桃仁、红花、益母草、郁金等以改善循环，利于消炎。

医案 35

【临床资料】龙某，男，50 岁。因"双眼睁眼困难，头部如裹 4 年"来我院门诊治疗。近视病史，大约 －6.0DS。

中医诊断：目倦（气血亏虚，营卫失和）。

西医诊断：①视疲劳（双眼）。②高度近视（双眼）。

【诊治经过】

一诊：2013 年 11 月 9 日。

视力：右眼 0.4，左眼 0.6（自镜）。双眼结膜无充血，角膜透明，前房清，瞳孔 3mm，光反射灵敏，前房中轴 4CT，周边 1/2CT，晶状体透明，眼底视神经乳头边界清楚，C/D＝0.3，A：V＝2：3，黄斑中心光反射存在，未见出血、渗出。舌质暗红，舌苔薄白，脉细。

辨证：气血亏虚，营卫失和。

治法：补养气血，解肌止痛。

方药：益眼明方合柴葛解肌汤加减。

熟党参 30g，麦冬 15g，五味子 5g，蒺藜 15g，密蒙花 15g，蕤仁 15g，枸杞子 15g，制何首乌 15g，乌豆衣 15g，防风 5g，知母 10g，细辛 3g，葛根 30g，白芍 30g。水煎服，日 1 剂，共 14 剂。

张梅芳教授认为，本病应以补气养血益精，解肌止痛为主。方中生脉散健脾益气；何首乌、乌豆衣、白芍等补血养肝；细辛、防风祛风散精，以免补益药物滋腻；葛根、知母清泄少阳、阳明之邪热。诸药合用，共奏补养气血、解肌止痛之效。

二诊：2013 年 11 月 23 日。

症状改善，守方治疗，日 1 剂，共 14 剂。

三诊：2013 年 12 月 7 日。

症状改善，守方治疗，日 1 剂，共 14 剂。

四诊：2013 年 12 月 21 日。

症状改善。

守方，加鸡血藤 30g，木瓜 10g。水煎服，日 1 剂，共 7 剂。

张梅芳教授认为，在此方的基础上增加鸡血藤、木瓜以舒筋活络，能够起到纠正近视、远视的功效。

五诊：2014 年 1 月 4 日。

双眼不适症状基本消失。

熟党参 30g，麦冬 15g，五味子 5g，蒺藜 15g，密蒙花 15g，蕤仁 15g，枸杞子 15g，制何首乌 15g，乌豆衣 15g，防风 5g，知母 10g，细辛 3g，葛根 30g, 白芍 30g, 甘草 10g, 天麻 10g。水煎服, 日 1 剂, 共 7 剂。

张梅芳教授在前方的基础上, 去鸡血藤、木瓜, 加天麻以平肝息风, 加甘草调和诸药。

【诊治思路】目倦（视疲劳）是眼科常见的一种眼病, 它是由眼或全身器质性因素与精神（心理）因素相互交织所产生的综合征。中医学将视疲劳称为"肝劳"。"肝劳"一词最早见于《千金要方》, 书中提道："读书、博弈过度而伤目者, 谓肝劳。"其主要症状为眼不能久视, 喜闭眼, 并可伴有眼痛、眼胀、眼干、眼花、流泪、异物感, 或兼有头痛、头晕、失眠等症状。眼部检查无异常。随着生活节奏的加快, 从事文字及其他近距离用眼工作的人群增加, 尤其是电脑等视频终端的广泛普及, 临床上视疲劳的发病率逐年增多。

张梅芳教授认为, 目倦是一种多因素疾病。中医学认为, 久视劳心伤神, 耗气伤血, 肝肾精血不足, 筋失所养, 调节失司而致本病。故视疲劳与脾虚气血不足, 肝肾精血亏虚有关。虚则易感风热, 少阳郁火, 肝胆气机不畅。故张梅芳教授认为, 本病应以补气养血益精, 解肌止痛为主。方用益眼明方合柴葛解肌汤治疗。

医案 36

【临床资料】李红, 女, 50 岁, 因"双眼眨眼、不能睁眼 1 年余"来我院门诊治疗。

中医诊断：目闭不开（肝郁血虚, 肝脾不和）。

西医诊断：眼睑痉挛（双眼）。

【诊治经过】

一诊：2013 年 9 月 24 日。

视力：右眼 0.5, 左眼 1.0。双眼眼睑痉挛, 表现为不自主地不断重复闭眼。双眼结膜无充血, 右眼角膜有云翳, 左眼角膜透明, 双眼角膜荧光素钠染色（-）。双眼前房清, 瞳孔直径 3mm, 光反射灵敏, 前房中轴 3CT, 周边 1/2CT, 晶状体透明。眠差, 纳可, 二便正常, 情绪可。舌质淡, 舌苔薄白, 脉细。

辨证：肝郁血虚, 肝脾不和。

治法：疏肝养血健脾。

方药：逍遥散加减。

当归 10g，柴胡 10g，白芍 15g，茯苓 15g，白术 10g，甘草 10g，薄荷 10g，牡丹皮 10g，栀子 10g，磁石 30g，龙骨 30g，钩藤 30g，天麻 10g，全蝎 10g。水煎服，日 1 剂，共 4 剂。

玻璃酸钠滴眼液，qid。

方中以柴胡疏肝解郁；牡丹皮、栀子清肝泻火；当归、白芍养血柔肝；白术、茯苓、甘草健脾、调和诸药；薄荷辅助主药，疏散调达肝气；加磁石、龙骨重镇安神，钩藤、天麻、全蝎祛风止痉。

二诊：2013 年 9 月 28 日。

双眼眼睑痉挛症状较前改善。睡眠改善，纳可，二便正常，情绪可。舌质淡，舌苔薄白，脉细。在原方基础上加大白芍和茯苓的用量，调整为白芍 30g、茯苓 30g，以加强疏肝健脾养血之功。水煎服，日 1 剂，共 12 剂。

三诊：2013 年 10 月 12 日。

双眼眼睑痉挛症状较前改善。睡眠改善。舌质淡红，苔薄白，脉细。在上方基础上加蜈蚣 2 条，以增强祛风止痉功效。水煎服，日 1 剂，共 7 剂。

【诊治思路】目闭不开、眼睑痉挛是指眼轮匝肌的不自主收缩引起双眼睑阵发性或持续性闭合，临床上表现为不自主、不断重复闭眼。若合并口周、鼻旁、面下部肌肉的不自主收缩，即口下颌肌张力障碍时，称为 Meige 综合征（特发性眼睑痉挛－口下颌肌张力异常综合征）。此病大多在成年期发病，常见于 50～70 岁的老年人。多数患者早期表现为眼部刺激症状和间歇性的瞬目次数增多，继而发展为发作性眼闭合性痉挛。虽然少数患者可以单侧起病，但几乎所有眼睑痉挛患者最终都会发展为双侧受累。该症状主要影响阅读、看电视、开车、走路等，导致患者无法正常工作和独立生活，甚至可能引发功能盲。

引起眼睑痉挛的原因有多种。常见的有眼病性痉挛，患者可能是因为倒睫、结膜炎、角膜炎、眼外伤、电光性眼炎等眼部疾病而引发的。其中，特发性眼睑痉挛的病因尚不明了，发病机制可能与遗传易感性有关，一般多见于老年人，双眼受累。痉挛症状会逐渐加重，持续时间也会逐渐延长，精神紧张可使痉挛加剧。本案患者属于特发性眼睑痉挛，在中医学中，归属"筋惕肉瞤"的范畴，相当于"胞轮振跳"，其常因过劳、久视、睡眠不足等引发，责之于肝、脾二经病变。《证治准绳》载："谓目睥不待人之开合，而自牵拽振跳也，乃气分之病，属肝脾二经络牵振之患。人皆呼为风，殊不知血虚而气不顺，非纯风也。"血虚生风，虚风上犯清空，扰乱头面经脉，气血运行失常，导致胞睑抽动不休。《素问·至真要大论》云："诸风掉眩，皆属于肝。"本病的病机在于肝脾气血亏虚，故治疗上以补肝脾、养气血为主。

本案中，张梅芳教授运用丹栀逍遥散加减治疗。丹栀逍遥散，又名八味逍遥散，是调和肝脾的方剂。因肝郁血虚日久，则生热化火，此时逍遥散已不足以平其火热，故加牡丹皮以清血中之伏火，炒山栀善清肝热，并导热下行。该方剂临床多用于肝郁血虚郁热所致的月经不调、经量过多、日久不止，以及经期吐衄等症状。其功用为养血健脾、疏肝清热，主治肝郁血虚、内有郁热证。患者常表现为潮热晡热，烦躁易怒，或自汗盗汗，或头痛目涩，或颊赤口干，或月经不调、小腹胀痛，或小便涩痛等症状。舌红、苔薄黄、脉弦虚数是其典型舌脉表现。患者已七七之年，天癸已绝，肝血亏虚，虚风贼邪入侵，导致本病发生。张梅芳教授在逍遥散的基础上，加磁石、龙骨等重镇之药，再加钩藤、天麻、全蝎、蜈蚣等，以息风止痉。

医案 37

【临床资料】陈某，女，56岁，因"双眼眨眼1年余"来我院门诊治疗。

中医诊断：目闭不开（肝郁血虚）。

西医诊断：特发性眼睑痉挛（双眼）。

【诊治经过】

一诊：2013年8月29日。

视力：右眼0.8，左眼0.8。双眼眼睑痉挛，双眼结膜无充血，角膜透明，前房清，瞳孔3mm，光反射灵敏，前房中轴3CT，周边1/2CT，晶状体透明，眼底视神经乳头边界清楚，C/D=0.3，A:V=2:3，黄斑中心光反射存在，未见出血、渗出。眠差，多梦，口苦。舌质淡，舌苔薄白，脉数。

辨证：肝郁血虚。

治法：疏肝养血，镇静安神。

方药：丹栀逍遥散加减。

当归 10，柴胡 10g，白芍 15g，茯苓 15g，白术 10g，甘草 10g，薄荷 10g（后下），牡丹皮 10g，栀子 10g，磁石 30g，龙骨 30g，天麻 10g，全蝎 10g，合欢花 30g。水煎服，日 1 剂，共 7 剂。

方中以柴胡疏肝解郁；牡丹皮、栀子清肝泻火；当归、白芍养血柔肝；白术、茯苓、甘草调和诸药；薄荷辅助主药，疏散调达肝气；加用磁石、龙骨重镇安神，再加天麻、全蝎以息风止痉，合欢花镇静安神。

二诊：2013 年 9 月 5 日。

双眼眼睑痉挛好转。眠差，多梦，口苦。舌质淡，舌苔薄白，脉数。守方治疗。水煎服，日 1 剂，共 7 剂。

【诊治思路】本案也是特发性眼睑痉挛。张梅芳教授在治疗本病时，常选用丹栀逍遥散加减治疗，以疏肝解郁，再加用僵蚕、蝉蜕、全蝎，以搜经络之风邪，加强息风解痉的力量。特发性眼睑痉挛类似于中医学"痉病"，证属痰阻经络，兼夹风邪，用丹栀逍遥散加减治疗，证脉方药，丝丝相扣，故有较好的疗效。

医案 38

【临床资料】周某，女，35 岁，因"双眼紧闭，不能睁开，反复发作 3 周"来我院门诊治疗。患者曾先后到专科医院诊治，诊断为双眼眼睑痉挛，治疗无效，特来要求中医药治疗。患者就诊时情志紧张，紧皱眉头，双目紧闭，不能睁开，持续近 15 分钟之久。待其双目睁开后，自诉伴失眠多梦、胁胀、烦躁易怒。患者否认高血脂、血液黏稠，否认糖尿病病史。

中医诊断：目闭不开（肝郁血虚）。

西医诊断：Meige 综合征。

【诊治经过】

一诊：2011 年 11 月 19 日。

视力：右眼 1.0，左眼 1.0。双眼眼睑无红肿，无上胞下垂。双眼结膜充血（－），角膜透明，前房清，KP（－），AF（－），瞳孔直径约3mm，光反射灵敏，晶状体透明。双眼眼底视神经乳头边界清楚，色蜡黄，C/D＝0.3，A:V＝2:3，未见出血及渗出，黄斑中心光反射存在。舌色淡，苔薄白，脉弦细。无口干口苦，胃纳欠佳，二便正常。

辨证：肝郁血虚。

治法：疏肝解郁，养血止痉。

方药：逍遥散加减。

当归10g，白芍30g，柴胡10g，茯苓15g，白术15g，薄荷10g（后下），磁石30g，龙骨30g。水煎服，日1剂，共14剂。

方中以柴胡疏肝解郁；当归、白芍养血柔肝；白术、茯苓健脾；薄荷辅助主药，疏散调达肝气；加磁石、龙骨重镇安神。诸药合用，以达疏肝解郁、养血止痉之功效。

二诊：2011年12月4日。

双眼眼睑痉挛减轻，闭目时间减少。多梦，舌质淡红，苔薄白，脉细。守方治疗。因患者多梦，加合欢花30g以解郁安神。水煎服，日1剂，共10剂。

三诊：2011年12月14日。

双眼可以开眼，闭眼频率减少。眼睑痉挛减轻。患者多梦症状好转，去合欢花，守方治疗。水煎服，日1剂，共7剂。

【诊治思路】目闭不开的发病部位在胞睑，其病名见于《证治准绳》，是指双眼胞睑骤然紧紧闭合，不能自然睁开，持续时间可长可短的外障眼病。本病类似于西医学眼睑神经疾病之眼睑痉挛（眼轮匝肌痉挛收缩）。

《张氏医通》云："足太阳之筋为目上网，足阳明之筋为目下网，热则筋纵目不开……然又有湿热所遏者。"今之医者认为，目闭不开有外感风热证、湿热郁遏证、阳气下陷证、肝肾亏虚证和痰湿互结证等。本案为肝郁血虚证，应用疏肝解郁、养血健脾的《太平惠民和剂局方》逍遥散加磁石、龙骨治疗而获疗效。方用柴胡疏肝解郁，当归、白芍养血补肝，为主药，配伍茯苓、白术以补中健脾，加入少许薄荷助疏散调达，加入磁石、龙骨以镇惊、安神、解痉。诸药合用，使肝郁得解，血虚得养，又得镇惊安神解痉，则诸症自愈。

医案 39

【临床资料】林某，男，62 岁。因"右眼眼皮跳、难睁眼 6 个月"来我院门诊治疗。否认糖尿病病史，外院诊断为眼睑痉挛。

中医诊断：胞轮振跳（脾胃虚弱，血虚生风）。

西医诊断：①眼睑痉挛（右眼）。②老年性白内障（双眼）。

【诊治经过】

一诊：2012 年 11 月 27 日。

视力：右眼 0.8，左眼 0.8。睑裂：右眼 10mm，左眼 10mm。右眼眼睑痉挛。双眼结膜无充血，角膜透明，前房清，瞳孔 3mm，光反射灵敏，前房中轴 4CT，周边 1/2CT。晶状体轻度混浊，眼底视神经乳头边界清楚。C/D = 0.3，A∶V = 2∶3，黄斑中心光存在，未见出血、渗出。舌质淡，舌苔微白腻，脉细。

辨证：脾胃虚弱，血虚生风。

治法：补益脾胃，养血息风。

方药：陈夏六君子汤加减。

法半夏 15g，陈皮 15g，竹茹 15g，枳实 15g，茯苓 15g，甘草 10g，全蝎 10g，蜈蚣 2 条，钩藤 30g，磁石 30g。水煎服，日 1 剂，共 14 剂。

本方中以法半夏、茯苓、陈皮、甘草健脾燥湿、理气和胃；竹茹、枳实降上逆之痰浊；全蝎、蜈蚣祛风止痉；磁石重镇安神。

二诊：2012 年 12 月 11 日。

右眼眼睑仍痉挛，无明显改善。舌质淡红，苔微白腻，脉细。守方治疗，加鸡血藤 30g 以补血行血、通经活络。水煎服，日 1 剂，共 7 剂。

三诊：2012 年 12 月 18 日。

右眼眼睑痉挛减轻。舌质淡红，苔微白腻，脉细。上方治疗有效，守方治疗。水煎服，日 1 剂，共 30 剂。

四诊：2013 年 3 月 16 日。

右眼眼睑痉挛减轻。患者咳嗽有痰。舌质淡，舌苔微黄，脉弦。

辨证：痰热内蕴。

治法：清热祛痰，息风止痉。

方药：陈夏六君子汤加减。

茯苓 15g，法半夏 15g，陈皮 15g，甘草 10g，枳实 15g，竹茹 15g，全蝎 5g，蒺藜 15g，密蒙花 15g，地龙 10g，磁石 30g，毛冬青 30g，仙鹤草 30g，钩藤 30g，合欢花 30g，瓜蒌皮 10g，天竺黄 10g。水煎服，日 1 剂，共 21 剂。

四诊合参，证为痰热内蕴。因脾胃虚弱，运化失调，导致痰湿阻络，久而化热，痰热上扰目窍。张梅芳教授在原方基础上加瓜蒌皮、天竺黄清热化痰，并予合欢花予安神解郁、活血消肿；地龙清热息风、通络止痛；毛冬青、仙鹤草清热凉血。全方共奏清热祛痰、息风止痉之功效。

五诊：2013 年 4 月 9 日。

右眼眼睑痉挛减轻。舌质淡，舌苔微黄，脉弦。患者咳嗽、痰量减少。上方治疗有效，守方治疗。水煎服，日 1 剂，共 30 剂。

六诊：2013 年 5 月 9 日。

右眼眼睑痉挛减轻。无痰，眠可，夜尿多。舌质淡红，苔白腻，脉数。

辨证：脾胃虚弱，血虚生风。

治法：补益脾胃，养血息风。

方药：陈夏六君子汤加减。

茯苓 15g，法半夏 15g，陈皮 15g，甘草 10g，枳实 15g，竹茹 15g，地龙 15g，钩藤 30g，蝉蜕 5g，蜈蚣 2g，蒺藜 15g，密蒙花 15g，石决明 30g，磁石 30g，鸡血藤 30g。水煎服，日 1 剂，共 14 剂。

张梅芳教授考虑，因患者症见夜尿多、苔白腻，故用药上避免过于寒凉，去清热凉血的仙鹤草、毛冬青。现患者经治疗后已无痰，可加石决明以清肝明目，平肝潜阳。

七诊：2013 年 5 月 23 日。

右眼眼睑痉挛减轻，情绪有时悲观。无痰，眠可，夜尿多，无口苦，有肝郁表现。舌质淡红，苔白腻，脉数。

辨证：肝郁脾虚。

治法：疏肝养血健脾。

方药：丹栀逍遥散加减。

当归 10g，柴胡 10g，白芍 15g，茯苓 15g，白术 10g，甘草 10g，薄荷

10g（后下），牡丹皮 10g，栀子 10g，密蒙花 15g，蒺藜 15g，磁石 30g，龙骨 30g，僵蚕 10g。水煎服，日 1 剂，共 7 剂。

患者病程日久，情绪抑郁，肝郁脾虚，"思伤脾"脾气受损。故张梅芳教授选用丹栀逍遥散加减。方中以柴胡疏肝解郁；牡丹皮、栀子清肝泻火；当归、白芍养血柔肝；白术、茯苓、甘草调和诸药；薄荷辅助主药，疏散调达肝气；加用磁石、龙骨重镇安神，再加密蒙花、蒺藜平肝明目；僵蚕息风止痉。

【诊治思路】本案病因病机主要是以下两方面。一方面，久病或过劳内伤所致脾虚，脾气虚弱，清阳之气不升，筋肉失养，导致胞睑胸动。另一方面，血虚肝旺，虚风内动，牵拽胞睑而振跳。由此可见，胞轮振跳多为虚证。本案，张梅芳教授予陈夏六君子汤加化痰祛风药物，补益脾胃、养血息风，正对胞轮振跳之证，临床收到很好的疗效。内治注重"血"与"风"，脾虚、血虚为本，内风或外风为标，标本同治，方能收到较好的疗效。对于久治不愈者，应究其根本，才能得到根治，并防传变。

医案 40

【临床资料】蔡某，男，7 岁。因"双眼眨眼 1 年，外院多次就诊无明显改善"来我院门诊治疗。

中医诊断：目劄（肝阳偏亢，肝风上扰）。

西医诊断：眼睑痉挛（双眼）。

【诊治经过】

一诊：2013 年 11 月 9 日。

双眼结膜充血，角膜透明，前房清，瞳孔 3mm，光反射灵敏，前房中轴 4CT，周边 1/2CT，晶状体透明。二便正常。舌尖红，苔微黄，脉弦。

辨证：肝阳偏亢，肝风上扰。

治法：平肝息风，清热活血。

方药：天麻钩藤饮加减。

钩藤 10g，天麻 10g，白芍 15g，甘草 5g，粉葛 15g，密蒙花 10g，蒺藜 10g，蜈蚣 1 条，独脚金 10g。水煎服，日 1 剂，共 14 剂。

方中天麻、钩藤平肝息风；白芍养血柔肝；密蒙花、蒺藜清肝明目退翳；蜈蚣息风止痉；独脚金清肝火，健脾气；粉葛生津；甘草调和诸药。诸药合用，共奏平肝息风、清热活血之效。

二诊：2013 年 11 月 23 日。

患者症状缓解。二便正常，纳一般。舌质淡红，苔微黄，脉弦。原方治疗有效，守方治疗。水煎服，日 1 剂，共 21 剂。

三诊：2013 年 12 月 14 日。

患者症状明显减轻。二便正常，纳一般。舌质淡红，舌苔微黄，脉弦。守方治疗。患者胃纳一般，加党参 10g，白术 10g，茯苓 10g，鸡内金 10g，以健脾开胃。水煎服，日 1 剂，共 7 剂。

【诊治思路】目劄是以眼睑开合失常，频频眨眼而不能自主为主要临床表现的眼部疾病，西医学称为局部抽搐症，治疗颇为棘手。

张梅芳教授认为，小儿目劄是儿童时期较为常见的病证，与精神因素有密切关系。其主要病机为脾胃虚弱，运化不及，气血不足，肝失所养，筋脉痉挛所致。治宜益气健脾、息风止痉。方用麻钩藤饮益气健脾，助生化之源；白芍柔肝缓急；独脚金清肝；蜈蚣、天麻、钩藤、僵蚕息风止痉。若辅以适当的心理疗法，更能收到较好的疗效。

医案 41

【临床资料】蒋某，男，6 岁。因"双眼眨眼 3 个月"来我院门诊治疗。

中医诊断：目劄（脾胃虚弱，肝失所养）。

西医诊断：眼睑痉挛（双眼）。

【诊治经过】

一诊：2013 年 11 月 9 日。

双眼结膜无充血，角膜透明，前房清，瞳孔 3mm，光反射灵敏，前房中轴 4CT，周边 1/2CT，晶状体透明。右眼上睑内眦有硬结。舌质淡红，苔微黄，脉数。

辨证：脾胃虚弱，肝失所养。

治法：健脾养肝，息风止痉。

方药：天麻钩藤饮加减。

钩藤 10g，天麻 10g，白芍 15g，甘草 5g，粉葛 15g，密蒙花 10g，蒺藜10g，蜈蚣 1 条，独脚金 10g。水煎服，日 1 剂，共 10 剂。

张梅芳教授认为，患儿脾气易虚，气血不足，肝失所养，筋脉不能舒展，故予健脾养肝、息风止痉为法。方中独脚金疏肝理气；白芍柔肝缓急；天麻、钩藤、蜈蚣息风止痉；粉葛养阴生津；蒺藜、密蒙花清肝明目；甘草益气和中，调和诸药。

二诊：2013 年 11 月 19 日。

病情好转，有少许反复。舌质淡红，苔微黄，脉数。守方治疗，加紫苏叶 12g 以行气和胃。水煎服，日 1 剂，共 10 剂。

三至五诊：2013 年 11 月 30 日、2013 年 12 月 7 日、2013 年 12 月14 日。

病情好转，守方治疗。水煎服，日 1 剂，共 7 剂。

【诊治思路】本例也是小儿目劄，此病是以眼睑开合失常，频频眨眼而不能自主为主要临床表现的眼部疾病，西医学称为局部眼睑痉挛、抽搐症，治疗颇为棘手。张梅芳教授认为，小儿目劄是儿童时期较常见的病证，与精神因素有密切关系。本案的主要病机为脾胃虚弱，运化不及，气血不足，肝（筋）失所养，筋脉痉挛。治宜健脾养肝、息风止痉。另外，治疗中也要注意益气健脾，可以配合使用四君子方加减。

本病位于五轮中的"肉轮"，根源与脾有关，治疗上应该注重健脾培土，恢复其生化的功能，从而达到根治、防止传变的目的。

医案 42

【临床资料】黄某，男，24 岁，因"双眼干涩、疲劳半年"来我院门诊治疗。

中医诊断：肝劳（肝肾阴虚）。

西医诊断：①视疲劳（双眼）。②结膜炎（双眼）。

【诊治经过】

一诊：2014 年 2 月 16 日。

视力：右眼 1.0，左眼 1.0（自镜）。双眼结膜充血，无分泌物，角膜透明，前房清。双眼瞳孔等圆等大，对光反射灵敏，晶状体透明，双眼眼底视神经乳头色橘红，后极部无出血、渗出及水肿。

七叶洋地黄双苷滴眼液 qid；左氧氟沙星滴眼液 qid。

二诊：2014 年 2 月 25 日。

患者诉无改善。舌质淡红，苔薄白，唇红，脉细数。

辨证：肝肾阴虚。

治法：滋养肝肾，生津润燥。

方药：益眼明方合二至丸加减。

党参 30g，麦冬 15g，五味子 5g，蒺藜 15g，密蒙花 15g，蕤仁 15g，枸杞子 15g，制何首乌 15g，乌豆衣 15g，防风 5g，知母 10g，细辛 3g，茵陈 15g，茯苓 30g，女贞子 15g，旱莲草 15g，关黄柏 10g。水煎服，日 1 剂，共 7 剂。

张梅芳教授认为，肝劳为用眼过度，肝肾亏虚所致，予益眼明汤加二至丸治疗，以滋阴补肾、养肝明目。方中何首乌滋补肝肾，养阴明目，为君；蕤仁滋补肝肾，养阴明目，为臣；麦冬益气养阴为佐；白蒺藜引药上行，通窍明目为使。诸药合用，以补为主，以清为辅，补清相合，共奏滋阴润燥之效。党参、麦冬、五味子（生脉散）养阴生津；女贞子、旱莲草滋补肾阴；知母、黄柏滋阴降火。

三诊：2014 年 3 月 4 日。

症状好转。睡眠差，便结。舌质淡红，苔薄白，脉细数。

辨证：肝肾阴虚，热结津亏。

治法：生津润燥，凉血化瘀。

方药：生脉散合泻白散加减。

党参 30g，麦冬 15g，五味子 5g，桑白皮 15g，地骨皮 30g，甘草 10g，知母 10g，黄芩 15g，百部 15g，蒺藜 15g，密蒙花 15g，延胡索 15g，郁金 15g，桃仁 10g，关黄柏 10g，合欢花 30g。水煎服，日 1 剂，共 10 剂。

张梅芳教授本方中党参、麦冬、五味子滋阴生津；桑白皮、地骨皮泄肺热；桃仁活血化瘀，散结消滞；黄芩清热燥湿；蒺藜、密蒙花明目退翳；延胡索行气活血止痛；郁金凉血活血。患者眠差，用合欢花予清热安神。

四诊：2014 年 3 月 15 日。

患者仍睡眠差，二便正常，舌质淡红，苔薄白，脉细。

症状有所改善，守方治疗。在原方基础上加蕤仁 15g 以滋补肝肾，养阴明目；加菟丝子 10g 增强补益肝肾之功效。

【诊治思路】中医学文献中无"视疲劳综合征"的病名。根据其近距离久视过劳而出现眼胀、头痛等症状，中医学认为其与肝和精气有关。"目为肝窍"，"肝受血而能视"，"五脏六腑之精气皆上注于目而为之精"。唐代孙思邈《备急千金要方》曰："其读书、博弈等过度患目者，名曰肝劳。"明代李梴《医学入门》指出："读书、针刺过度而痛者，名曰肝劳，但须闭目调护。"该书进一步指出其病因为"极目远视，夜书细字，镂刻博弈伤神，皆伤目之本。"马莳《黄帝内经素问注证发微》认为，本病的发生与劳心伤血有关，"久视者必劳心，故伤血"。明代傅仁宇《审视瑶函》曰："盖心藏乎神，运光于目。凡读书作字，与夫妇女描刺，匠作雕銮，凡此皆以目不转睛而视，又必留心内营。心主火，内营不息，则心火动，心火一动，则眼珠隐隐作痛，诸疾之所由起也。"该书就肝劳的发生与肾的关系指出："夫肾属水，水能克火，若肾无亏，则水能上升，可以制火。水上升，火下降，是为水火既济。故虽神劳，元气充足，亦无大害。惟肾水亏弱之人，难以调治，若再加以劳神，水不上升，此目之所以终见损也。"张介宾在《景岳全书》中说："眼目一证……其有既无红肿，又无热痛，而但或昏或涩，或眩运，或无光，或年及中衰，或酒色过度，以致羞明黑暗，瞪视无力，珠痛如抠等证，则无非水之不足也。"

总之，张梅芳教授认为本病的发生主要系用眼不当，持续注视近物，使眼睛过度劳累。究其病因，主要与肝、心、肾有关。现代中医对视疲劳综合征病因病机的研究，多以传统病机结合历代眼科古籍进行论述，主要以肝肾阴虚、脾胃虚弱、气滞血瘀为基础，而过用目力、劳心伤神则是其发病诱因。张梅芳教授选用常用方益眼明进行治疗，后期若出现虚火，则加用知母和黄柏以滋阴降火。

医案 43

【临床资料】李某，女，29 岁，因"双眼酸、干涩、发红七月余"来我院门诊治疗。患者眼角痒，处于产后断奶期，情绪不佳。

中医诊断：妇人眼病（气阴两虚，肝肾不足）。

西医诊断：干眼（双眼）。

【诊治经过】

一诊：2013 年 9 月 24 日。

视力：右眼 1.0，左眼 1.0（自镜）。双眼结膜轻度充血，角膜透明，前房清，瞳孔 3mm，光反射灵敏，前房中轴 4CT，周边 1/2CT，晶状体透明，眼底视神经乳头边界清楚，C/D = 0.3，A：V = 2：3，黄斑中心光反射存在，未见出血、渗出。眠差，二便正常，颈椎、背部脊柱痛。舌质淡，舌苔薄白，脉细。

辨证：气阴两虚，肝肾不足。

治法：益气养阴，滋补肝肾。

方药：益眼明方加减。

党参 30g，麦冬 15g，五味子 5g，白蒺藜 15g，密蒙花 15g，蕤仁 15g，枸杞子 15g，制何首乌 15g，乌豆衣 15g，防风 5g，知母 10g，细辛 3g，桑白皮 15g，地骨皮 30g，粉葛 30g，狗脊 15g。水煎服，日 1 剂，共 3 剂。

张梅芳教授方中何首乌滋补肝肾，养阴明目，为君；蕤仁滋补肝肾，养阴明目，为臣；麦冬益气养阴，为佐；蒺藜引药上行，通窍明目，为使。诸药合用，以补为主，以清为辅，补清相合，共奏滋阴润燥之效。党参、麦冬、五味子（生脉散）养阴生津；桑白皮、地骨皮清泄肺热；知母滋阴降火；狗脊补肾阳壮腰；葛根解肌生津。

二诊：2013 年 9 月 28 日。

眼角痒缓解，腰部酸胀不适。眠差，二便正常，颈椎、背部脊柱痛。舌质淡，舌苔薄白，脉细。原方治疗有效，守方治疗，因患者腰部酸胀不适，故加补肝肾、壮筋骨之杜仲 30g。水煎服，日 1 剂，共 7 剂。

三诊：2013 年 12 月 3 日。

眼角痒缓解，腰部仍酸胀不适。双眼结膜无轻度充血，角膜透明，前房清。睡眠佳，二便正常，颈椎、背部脊柱痛缓解。舌质淡，舌苔薄白，脉细。上方治疗有效，临床症状得到缓解，故守方治疗。水煎服，日 1 剂，共 7 剂。

【诊治思路】张梅芳教授认为，本案是产后妇人眼病。产后气血亏虚，以致肺阴不足、肝肾不足的阴虚为主的证型出现，治以扶正为主，分别给予益气滋阴生津、滋补肝肾之法。同时，患者也出现少许阳虚之证，加用狗脊、杜仲等以补肾阳。此外，嘱患者调节饮食，养成良好的生活习惯，合理睡眠，以及调节情绪；避免长时间使用电脑，少接触空调及烟尘环境，尽量减少或避免发病诱因。

医案 44

【临床资料】朱某，男，61 岁，因"右眼上睑下垂伴眼球运动障碍半个月"来我院门诊治疗。

中医诊断：上胞下垂（脾气亏虚）。

西医诊断：①重症肌无力（右眼）。②结膜炎（右眼）。③老年性白内障（双眼）。

【诊治经过】

一诊：2013 年 6 月 8 日。

视力：右眼 0.8，左眼 1.2。右眼向上、向内、向下运动明显受限。右眼上睑下垂。右眼结膜充血（＋），结膜囊内可见黄白色分泌物。角膜透明，前房清，晶状体混浊。睑裂：右眼 5mm，左眼 10mm。二便正常，眠可。舌质淡红，苔薄白，脉细。

辨证：脾气亏虚。

治法：健脾益气，升阳举陷。

方药：补中益气汤加减。

炙甘草 5g，当归 15g，升麻 10g，柴胡 15g，白术 15g，黄芪 30g，党参 30g，陈皮 15g，地龙 10g，僵蚕 10g，密蒙花 15g，蒺藜 15g。水煎服，日 1 剂，共 7 剂。

本方中重用黄芪，味甘，微温，入脾、肺经，补中益气，升阳固表，为君药。配伍党参、炙甘草、白术补气健脾，为臣，与黄芪合用，以增强其补益中气之功。血为气之母，气虚时久，营血亦亏，故用当归养血和营，协党参、黄芪以补气养血；陈皮理气和胃，使诸药补而不滞，共为佐药。并以少量升麻、柴胡升阳举陷，协助君药以升提下陷之中气，共奏升阳益气之功。地龙、僵蚕搜风通络。密蒙花、蒺藜明目引经。

二至四诊：2013 年 6 月 15 日、2013 年 6 月 22 日、2013 年 6 月 29 日。

右眼症状略好转。二便正常，眠可。舌质淡红，苔薄白，脉弦细。上方治疗，临床症状得到较好缓解，故二、三、四诊均守方治疗。水煎服，日1剂，共7剂。

五诊：2013年7月19日。

右眼症状好转。右眼上睑下垂、外斜视减轻，右眼结膜充血减轻，结膜囊无分泌物。睑裂：右眼6mm，左眼10mm。二便正常，眠可。舌质淡红，苔薄白，脉弦。

原方治疗有效，守方治疗，并且加大补气升阳之黄芪用量至45g，为防止药物过于温燥，加清热滋阴之生地黄15g。水煎服，日1剂，共7剂。

【诊治思路】重症肌无力（myasthenia gravis，MG）是指乙酰胆碱受体（acetylcholine receptor，AChR）抗体介导、细胞免疫依赖、补体参与、主要累及神经肌肉接头突触后膜AChR的获得性自身免疫性疾病。

该病的临床特征为一部分或全身骨骼肌异常，容易疲劳，休息后或服用抗胆碱酯酶药物，肌力又恢复。典型临床表现为晨轻暮重的肌无力症状。病情严重时出现肌无力危象和胆碱能危象。Mary Walker于1934年首次使用毒扁豆碱和新斯的明注射治疗MG，Blalock在1940年成功施行了首例胸腺切除术，20世纪50年代，开始应用滕喜龙和溴吡斯的明作为MG的治疗手段。MG的现代疗法有胆碱酯酶抑制剂、胸腺切除术和免疫疗法等。中医多根据病因病机的不同，进行辨证施治。

中医学在治疗MG方面积累了大量的经验，取得了不少成绩，显示了其巨大的潜力与前景。临床上，不同医家对于治疗MG有不同的临床经验和体会，从不同角度对本病的治疗进行了深入探讨。张梅芳教授认为，本病的主要病机为脾胃虚损，但同时与其他脏腑也有着密切关系。中医学对重症肌无力的病机解释为"脾胃气虚"。中医理论认为，脾主四肢肌肉，功在运化水谷精微而化生气血津液，以营养五脏六腑。《灵枢·本神》认为"脾气虚则四肢不用"，所以临床症状可见眼睑下垂、肢体倦困及不耐劳作。因此，治疗方面多为补中益气，升阳举陷，补中益气汤为要方。补中益气汤以黄芪为君，辅以党参、甘草、白术，佐以陈皮、当归、升麻、柴胡。诸药合用，强健脾胃，补中举陷，可缓解肢乏体倦、胸闷气短等症状。张梅芳教授主张中西医结合治疗，以提高患者的生存质量。同时，他提出治疗上要区分起病的缓急：起病缓者，多责之于脾胃，见于中气不足，治疗上重点在脾，因其为肌肉之主；起病急者，与风、痰有密切关系，治疗上以祛风化痰为法，同时兼顾活血化瘀。

医案45

【临床资料】蒙某，女，43岁，因"右眼反复发红、痛两年余"来我院门诊治疗。患者两年前出现右眼红痛，在当地诊所就诊，未确诊，后病情反复，视力逐渐下降。3天前患者至当地医院就诊并住院治疗，当地医院建议摘除眼球，患者未同意，转诊至我院眼科门诊。否认糖尿病、高血压、心脏病等重大内科疾病病史。

中医诊断：瞳神紧小（湿热熏蒸，气血瘀阻）。

西医诊断：①虹膜睫状体炎（右眼）。②继发性青光眼（右眼）。③并发性白内障（右眼）。

【诊治经过】

一诊：2012年6月2日。

视力：右眼光感视力（LP），不能矫正，左眼1.5。右眼结膜混合充血（+），角膜轻度水肿，上皮大泡样改变，前房清，KP（-），AF（-），瞳孔直径约1mm，光反射消失，虹膜瞳孔区后粘连，周边房角虹膜前粘连，虹膜表面见大量新生血管，晶状体混浊，中轴2.0CT，眼底窥不见。非接触式眼压测量（NCT）：右眼44.3mmHg，左眼13.3mmHg。二便调。舌质淡，苔黄腻，脉弦滑。

辨证：湿热熏蒸，气血瘀阻。

治法：清热除湿，化痰利水。

方药：黄连温胆汤加减。

黄连10g，竹茹10g，枳实10g，陈皮10g，甘草10g，茯苓15g，土茯苓30g，薏苡仁30g，赤芍15g，桑白皮15g。水煎服，日1剂，共7剂。

方中以黄连清热燥湿，除烦止呕；陈皮、茯苓、甘草共燥湿祛痰，理气和胃；竹茹、枳实入胆、胃经，清热、降逆和胃；土茯苓、薏苡仁、桑白皮利水消肿；赤芍清热凉血。

右眼：噻吗洛尔滴眼液bid，布林佐胺滴眼液tid，以降低眼压；妥布霉素地塞米松滴眼液qid，以消炎；醋甲唑胺100mg bid po，以降低眼压。

二诊：2012年6月9日。

右眼红痛症状明显减轻。右眼视力：LP，右眼结膜混合充血减轻，角膜透明，前房清，KP（－），AF（－），虹膜表面见新生血管消退。NCT：右眼31.0mmHg，左眼10.3mmHg。睡眠可，纳可，二便调。

临床疗效明显，守方治疗。水煎服，日1剂，共7剂。

三诊：2012年6月16日。

右眼疼痛减轻，症状好转。右眼视力：LP，右眼结膜混合充血减轻，角膜透明，前房清。NCT：右眼30mmHg，左眼10.3mmHg。纳可，二便调。舌质淡，舌苔薄黄，脉弦滑。

临床疗效明显，守方治疗。水煎服，日1剂，共7剂。

【诊治思路】瞳神紧小的发病部位在黄仁，因湿热之邪熏蒸黄仁，黄仁与晶珠粘连，而且黄仁与周边黑睛粘连，并出现晶珠混浊，眼珠变硬。病变原在黄仁，但病情如未控制，将波及黑睛及晶珠。患者病程有两年之久，也存在局部气血瘀阻的现象，故治疗时予清热除湿、化痰利水之法，方拟黄连温胆汤加减。此外，治疗中也可使用土茯苓、薏苡仁、桑白皮加强利水之力，以降低眼压；赤芍清热凉血，以加强疗效，使患者的症状得到控制。

医案46

【临床资料】丘某，男，33岁，因"双眼自觉眼眶酸痛、周围冷风吹感觉3年，夜晚睡觉时候明显，眨眼"来我院门诊治疗。患者患有鼻炎，不能嗅出味道，下午精神差，怕冷。

中医诊断：眉棱骨痛（脾肾阳虚）。

西医诊断：眶上神经痛（双眼）。

【诊治经过】

一诊：2013年2月23日。

视力：右眼1.0，左眼1.2。双眼结膜无充血，角膜透明，前房清，瞳孔3mm，光反射灵敏，前房中轴4CT，周边1/2CT，晶状体透明。纳一般，眠差，中间容易醒。舌质淡，舌苔薄白，脉细沉。

辨证：脾肾阳虚。

治法：温补肾阳，益气养阴。

方药：益眼明方加减。

党参30g，麦冬15g，五味子5g，蒺藜15g，密蒙花15g，菟仁15g，枸杞子15g，制何首乌15g，乌豆衣15g，防风5g，细辛3g，熟附子10g，干姜10g，白芍30g。水煎服，日1剂，共7剂。

患者病位在眼眶，考虑因脾肾阳虚，导致不能温煦眼眶所致，治疗上予以益眼明方加减。方中何首乌滋补肝肾、养阴明目，为君；菟仁滋补肝肾、养阴明目，为臣；麦冬益气养阴为佐；蒺藜引药上行，通窍明目为使。党参、麦冬、五味子（生脉散）养阴生津；防风祛风止痛；熟附子、干姜温补肾阳；白芍养血柔肝养阴。

二诊：2013年3月2日。

眼周酸痛及全身症状好转。舌质淡，舌苔薄白，脉细沉。大便不成形，腹部有胀气感。疗效明显，故守方治疗。针对大便不成形，加山药30g，以增强健脾益气之功。水煎服，日1剂，共14剂。

三诊：2013年3月16日。

眼周仍酸胀，有风吹感。纳一般，眠差，中间容易醒，大便基本成形，腹部胀气感减轻。舌质淡，舌苔薄白，脉细沉。疗效明显，故守方治疗。张梅芳教授认为，加用老桑枝15g可增强疏风通络之功，以缓解眼周风吹感。水煎服，日1剂，共21剂。

四诊：2013年4月11日。

眼周酸痛、风吹感明显缓解。纳一般，眠差，中间容易醒。舌质淡，舌苔薄白，脉细沉。上方疗效显著，守方治疗，加蜜远志10g、石菖蒲15g以交通心肾而安神。水煎服，日1剂，共21剂。

五诊：2013年5月11日。

患者怕冷，服用中药后出汗，全身症状好转。舌质淡，舌苔薄白，脉细沉。患者症状逐步改善，张梅芳教授认为，应在守前方的基础上加狗脊30g，以加强温补肾阳的功效。水煎服，日1剂，共7剂。后经随访，患者诸症已逐渐消退。

【诊治思路】眉棱骨痛是指以攒竹穴处为主的眉棱骨部痛为主要表现的疾病。素有痰者，或栉沐取凉，或醉饱仰卧，贼风入脑、入项、入耳、入鼻，自颈项以上，耳、目、口、鼻、眉棱之间，有一处不若吾体，皆其渐也。有头皮浮顽不自觉者，有口舌不知味者，或耳聋，或目痛，或眉棱上下掣痛，或鼻中闻香极香、闻臭极臭，或只哈欠，而作眩冒之状；甚则项强硬，身体拘急，治疗多以川芎茶调散或祛风通气散主之，此正头风也。但根据舌脉判断，患者表现为素体阳虚的症状，畏寒怕冷，故治疗上予益眼明方加减。患者腰痛不适，加熟附子、干姜、狗脊以温补肾阳。

医案 47

【临床资料】麦某，男，75 岁，因"双眼视物模糊 5 年"来我院门诊治疗。患者有原发性高血压病史，服用药物控制良好；否认糖尿病病史。

中医诊断：视瞻昏渺（气虚血瘀）。

西医诊断：①黄斑前膜（双眼）。②黄斑裂孔（左眼）。③老年性白内障（双眼）。④老年性黄斑变性（双眼）。

【诊治经过】

一诊：2013 年 8 月 13 日。

视力：右眼 0.8，左眼 0.1。双眼结膜无充血，角膜透明，KP（−），AF（−），前房清，瞳孔直径约 3mm，对光反射正常。双眼晶状体混浊，双眼眼底视神经乳头色泽、大小正常，C/D = 0.2，A:V = 1:2。右眼黄斑可见前膜，左眼黄斑水肿，中心可见裂孔，局部无渗出、出血。二便正常。舌质红，有瘀点，舌苔微黄，脉弦细。

辨证：气虚血瘀。

治法：补益气血，化瘀明目。

方药：消朦灵方加减。

党参 30g，麦冬 15g，五味子 15g，蒺藜 15g，密蒙花 15g，茯苓 15g，法半夏 15g，陈皮 15g，甘草 10g，枳实 15g，竹茹 15g，泽兰 15g，瓦楞子 30g，郁金 15g，毛冬青 30g，仙鹤草 30g，丹参 15g，黄芪 15g。水煎服，日 1 剂，共 30 剂。

张梅芳教授根据患者舌质红、有瘀点的表现，结合气血亏虚，考虑其是因气虚发热，血虚郁热，导致体中有热，提示气血亏虚、痰瘀互结证，可考虑使用张梅芳教授眼科经验方。其中，党参补益气血，常用于气虚、气滞。五味子益气敛气，常与党参、麦冬配伍。仙鹤草在此方中乃用其止血健脾义，是恐有再次出血的风险。蒺藜、密蒙花为眼科常用药物，入肝经、清肝火，用于肝火上炎或肝经风热所致的视物模糊。患者眼底黄斑有渗出，泽兰、茯苓、瓦楞子配伍，有行水消肿、消痰化瘀、软坚散结之功。竹茹、法半夏清肝热、化痰饮。毛冬青活血通脉。陈皮、枳实、郁金行气解郁，配伍法半夏以清热祛痰。

二诊：2013 年 9 月 26 日。

双眼视物模糊好转。视力：右眼 0.8，左眼 0.12。二便正常。舌质红，有瘀点，舌苔微黄，脉弦滑。

患者自觉眼部情况稳定。守方治疗，水煎服，日 1 剂，共 30 剂。

三诊：2013 年 11 月 14 日。

双眼视物模糊好转。视力：右眼 0.8，左眼 0.12。二便正常，眠可。舌质红，有瘀点，舌苔微黄，脉弦滑。

张梅芳教授认为，治疗有效，守方，但原方的清热之力不足，加黄芩10g 以清热凉血。水煎服，日 1 剂，共 7 剂。患者舌质红，舌苔微仍黄，证明体内热难清。肝阴虚，导致虚火上炎，津液无以濡养睛目，故视瞻昏渺。但患者年长，不宜过用苦寒之药，所以张梅芳教授考虑加入少量的黄芩，以微微清泻肝火。

【诊治思路】老年性黄斑变性是由于患者年老肾衰，精血不足，瞳神失养，神光衰微引起的疾病。张梅芳教授认为，气血亏虚，再加血脉不通可导致此病。在后期的治疗中，张梅芳教授主张加强散结，常选用消朦灵方加减，并且注意阶段性服用补益药物，以免诸药克伐太过，损伤正气。此外，间断服用补益药物才能鼓动正气，使精气上升以濡养双眼。

医案 48

【临床资料】赵某，女，34 岁，因"左眼视朦 3 个月"，外院行荧光素眼底血管造影提示视网膜分支阻塞，曾行玻璃体注药术，症状改善不明显。患者现在要求中药治疗，就诊于张梅芳教授门诊。否认糖尿病病史。

中医诊断：视瞻昏渺（痰瘀互结，脾胃湿热）。

西医诊断：①视网膜静脉阻塞（左眼）。②屈光不正（双眼）。

【诊治经过】

一诊：2013 年 6 月 25 日。

视力：右眼 1.2，左眼 0.8（自镜）。双眼结膜无充血，角膜透明，前房清，瞳孔 3mm，光反射灵敏，前房中轴 4CT，周边 1/2CT，晶状体透明。双眼眼底视神经乳头边界清楚，C/D = 0.3，A:V = 2:3。右眼未见出血、渗出，黄斑中心光反射存在。左眼散在大量出血、淡黄色渗出，黄斑水肿。二便正常，睡眠可。咽喉不适，咳嗽。舌质暗红，舌苔微黄，脉滑。

辨证：痰瘀互结。

治法：补益气血，活血化痰。

方药：消朦灵方加减。

党参 30g，麦冬 15g，五味子 5g，蒺藜 15g，密蒙花 15g，茯苓 15g，陈皮 15g，甘草 10g，枳实 15g，竹茹 15g，泽兰 15g，瓦楞子 30g，郁金 15g，毛冬青 30g，仙鹤草 30g，三七 10g，白及 30g，薏苡仁 30g，咸竹蜂 2 只。水煎服，日 1 剂，共 10 剂。

二诊：2013 年 7 月 6 日。

左眼视朦好转，暗影变淡。左眼眼底仍散在大量出血、淡黄色渗出，黄斑水肿。二便正常，睡眠可。咳嗽好转。舌质暗红，舌苔微黄，脉细。

治疗有效，守方治疗，患者咳嗽、咽喉不适好转，去咸竹蜂。水煎服，日 1 剂，共 7 剂。

三诊：2013 年 7 月 13 日。

眼前暗影变淡。视力：右眼 1.2，左眼 1.2（自镜）。左眼眼底散在出血明显吸收，黄斑区淡黄色渗出，黄斑水肿。二便正常，睡眠可。咳嗽，黄白痰，难以咳出。舌质暗红，舌苔微黄，脉细。

患者视力得到明显提升，但眼底水肿未完全消除。治疗有效，守方治疗。患者又出现咳嗽，有黄白痰，加瓜蒌皮 10g、百部 10g 以清热化痰。水煎服，日 1 剂，共 7 剂。

四诊：2013 年 7 月 20 日。

左眼视力稳定。视力：右眼 1.2，左眼 1.2（自镜）。左眼眼底未见出血及渗出。二便正常，睡眠可。舌质暗红，舌苔微黄，脉细。

患者视力稳定，守方治疗。水煎服，日 1 剂，共 7 剂。

【诊断思路】 视网膜静脉阻塞是一种常见的眼病，其发生是由于静脉阻塞导致血液回流受阻，进而引发广泛的出血、水肿和渗出物。它是继糖尿病性视网膜病变（diabetic retinopathy，DR）之后，第二种常见的导致视力丧失的视网膜血管性疾病。该病发病突然，多发于 40 岁以上的中老年人，多单眼发病，病程较长，且易反复发作，并发症多，预后不良，严重影响患者的生活质量。

中医学典籍中，与此相关的病名有"视瞻昏渺""云雾移睛""暴盲"等。中医学认为，疾病的发生、发展、诊断均不能离开具体的体质。体质的形成与发展既取决于先天遗传因素，又受到后天环境因素的影响。体质因素决定着疾病的发生、证型、证的转归和疾病预后，是疾病病理变化的内因，同时也决定了个体对某种致病因素或病邪的易感性和从众性。

临床研究发现，中国广东地区视网膜静脉阻塞（RVO）疾病，痰湿质患者发病证型以气滞血瘀型为主，阴虚质患者发病证型以阴虚阳亢型为主。不同体质的发生证型均不同，可见体质影响其发病证型。瘀血、痰饮均是疾病过程中形成的病理产物，二者虽成因不同，但形成之后，往往相互影响，既可因瘀致痰，亦可因痰致瘀。如血瘀日久，气机不行，可致津液输布代谢障碍，水液停蓄，形成痰饮；反之，若水液代谢严重受阻，痰湿内生，水饮停滞，则气机不畅，亦可影响血液运行而致血瘀。且痰随气血无处不到，具有易行性；痰性黏滞，易阻塞成块，具有易聚性。一旦痰浊形成，注于血脉，即会阻塞脉道，影响血流，使脉络瘀阻。痰滞血瘀，血瘀则痰滞，形成恶性循环，胶结不解，最后形成各种病变。

本案张梅芳教授选用消朦灵方，在生脉饮的基础上，加温胆汤，再加用活血化瘀的桃红四物汤加减而成，临床疗效明显。

医案 49

【临床资料】郑某，男，42 岁，因"双眼视物不清 4 个月，右眼为甚"来我院门诊治疗。2012 年 10 月，患者在外院诊断为"双眼重度中心性浆液性脉络膜视网膜病变（简称中浆）合并渗出性视网膜脱离""双眼大泡性视网膜脱离"。2012 年 11 月，患者在眼科中心行双眼视网膜激光光凝术。

中医诊断：视瞻昏渺（水湿内聚，脾胃虚弱）。

西医诊断：①中心性浆液性脉络膜视网膜病变（大泡性视网膜脱离）

（双眼）。②屈光不正（双眼）。

【诊治经过】

一诊：2012 年 11 月 21 日。

视力：右眼手动/眼前，左眼 0.3（不能矫正）。双眼结膜无充血，角膜透明，前房清，瞳孔 3mm，光反射灵敏。眼底视网膜有灰白色渗出性隆起，随体位变化，可见视网膜下液体移动，右眼黄斑上方可见散在出血点。二便正常，睡眠可，情绪焦虑。舌边有齿印，舌质淡，舌苔薄白，脉细。

辨证：水湿内聚，脾胃虚弱。

治法：化气利水，健脾祛湿。

方药：五苓散加减。

泽泻 15g，茯苓 30g，猪苓 15g，白术 15g，桂枝 10g，柴胡 5g，川楝子 10g，怀山药 15g，益母草 20g，夏枯草 15g，牛膝 15g，党参 10g，香附 10g，炙甘草 5g，毛冬青 20g。水煎服，日 1 剂，共 7 剂。

五苓散出自《伤寒论》，为利水渗湿剂，有温阳化气之功，具有化气利水、健脾祛湿的功效。淡味渗泄为阳，二苓（茯苓和猪苓）甘、淡，入肺而通膀胱，为君。咸味涌泄为阴，泽泻甘、咸，入肾、膀胱，通利水道，为臣。益土以制水，故以白术苦、温，健脾祛湿，为佐。膀胱者，津液藏焉，气化则能出矣，故以桂枝辛、热，为使，加上柴胡味辛，性苦泄，善调达肝气，疏肝解郁，治疗肝失疏泄、气机郁阻之证。川楝子入肝经，苦寒降泄，能清肝火、泄郁热，治疗肝郁化火所致的诸痛证。患者舌质淡红，苔白微腻，脉细，说明患者脾虚有湿，张梅芳教授加怀山药以健脾祛湿。益母草苦泄、辛散，主入血分，善活血调经、祛瘀通经，能利水消肿，又能活血化瘀，尤宜用于水瘀互阻的水肿。夏枯草清热泻火、明目、散结消肿，与香附、甘草配用，即是《张氏医通》中的夏枯草散。牛膝引药下行。毛冬青清热解毒，活血通脉。

二诊：2012 年 11 月 27 日。

双眼视物同前。视力：右眼手动/眼前，左眼 0.3（不能矫正）。右眼后极部视网膜有灰白色隆起水肿，黄斑上方有点状出血点。左眼黄斑中心光反射不清，视网膜下有积液，未见出血、渗出。二便正常，睡眠可，腹胀。舌质淡，舌苔薄白，脉细。

辨证：气血亏虚，气滞血瘀。

治法：补益气血，活血行气。

方药：生脉散合温胆汤加减。

党参 30g，麦冬 15g，五味子 5g，蒺藜 15g，密蒙花 15g，茯苓 15g，陈皮 15g，甘草 10g，枳实 15g，竹茹 15g，泽兰 15g，瓦楞子 30g，郁金 15g，毛冬青 30g，仙鹤草 30g，三七 10g，薏苡仁 30g，粉萆薢 15g。水煎服，日 1 剂，共 5 剂。

患者治疗效果不明显，此方是张梅芳教授根据经验，调整用生脉散合温胆汤加减。

三诊：2012 年 12 月 1 日。

双眼视物不清，右眼为甚。左眼黄斑中心光反射存在，视网膜下水肿减轻。左侧腹胀，嗳气。舌质淡，舌苔薄白，脉细。

张梅芳教授认为治疗有效，守方治疗。患者嗳气，加香附 10g 以疏肝理气。水煎服，口 1 剂，共 7 剂。

四诊：2012 年 12 月 8 日。

左眼视物转清晰，右眼仍视矇。左眼视网膜下积液基本吸收。

张梅芳教授认为治疗有效，守方治疗。水煎服，日 1 剂，共 7 剂。

【诊治思路】大泡性视网膜脱离是一种多发性后极部浆液性视网膜神经上皮层的脱离，属于无孔性视网膜脱离，也被称为多发性后极部色素上皮层病变。本病起病突然，前驱期常有中浆反复发作史。然而，其发病机制尚未明确，大多数学者认为是由脉络膜视网膜色素屏障功能受损所致。视网膜色素上皮细胞间的封闭小带是视网膜和脉络膜间的一道屏障，一旦受损，脉络膜毛细血管渗漏液则会进入视网膜神经上皮层，引起浆液性脱离。

大泡性视网膜脱离与原田病的鉴别诊断存在困难，易于误诊。因此，临床医生应了解并掌握两者的不同之处。其鉴别诊断要点主要是：中浆病和原田病虽都为神经上皮浆液性脱离，但前者 OCT 示网膜下间隙无点状回声，而后者网膜下为渗出液，富含蛋白质，OCT 示网膜下间隙有大量点状弱回声；原田病大多伴有全身症状和体征，如脑膜刺激征、听力障碍、皮肤毛发改变等，而中浆病则不存在这些特征。

张梅芳教授强调，本病的重点是诊断要求明确，否则治疗容易出现错误。诊断明确后，可以根据辨证予以健脾利水或者温阳利水法治之，但总体来说，治疗棘手，需要谨慎处理。

医案50

【临床资料】汤某，女，51岁，因"左眼视朦40天"来我院门诊治疗。患者曾在外院进行荧光素眼底血管造影（FFA）检查，提示左眼视网膜中心性静脉阻塞。患者否认糖尿病史，但存在尿酸高和血脂高的情况。

中医诊断：视瞻昏渺（气虚血瘀）。

西医诊断：视网膜中心性静脉阻塞（左眼）。

【诊治经过】

一诊：2014年2月11日。

视力：右眼1.0，左眼0.6。双眼结膜无充血，角膜透明，前房清，瞳孔3mm，光反射灵敏，前房中轴4CT，周边1/2CT，晶状体透明。左眼眼底视神经乳头边界不清，C/D=0.3，A:V=1:2，黄斑中心光反射不清，视网膜见广泛放射状出血、少许渗出（图17~图21）。二便正常，眠可。舌质暗红，舌苔薄白，脉细。

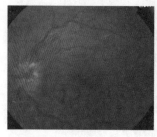 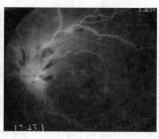 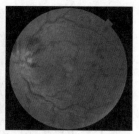

图17　左眼眼底彩照　　　图18　左眼FFA　　　图19　左眼眼底彩照
（2014年1月17日，外院）（2014年1月17日，外院）　（2014年2月11日，
　　　　　　　　　　　　　　　　　　　　　　　　　　　我院治疗前）

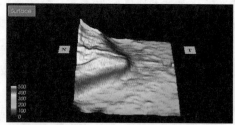 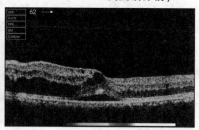

图20　左眼视网膜地形图（我院治疗前）　图21　左眼OCT（我院治疗前）

辨证：气虚血瘀。

治法：补益气血，活血行气。

方药：消朦灵方加减。

党参 30g，麦冬 15g，五味子 5g，蒺藜 15g，密蒙花 15g，茯苓 15g，陈皮 15g，甘草 10g，枳实 15g，竹茹 15g，泽兰 15g，瓦楞子 30g，郁金 15g，毛冬青 30g，仙鹤草 30g，三七 10g，丹参 30g，桃仁 10g，红花 10g。水煎服，日 1 剂，共 7 剂。

张梅芳教授认为，此病的病机主要是气虚血瘀，进而出现痰瘀互结的现象。目为肝经，从根本上讲是肝的气血亏虚，脾气不运，水湿停聚。因此，本方在生脉散的基础上结合温胆汤来治疗，旨在滋肝生津、濡养睛目，并辅以祛痰消饮之法。其中，蒺藜、密蒙花为眼科要药，明目散翳；泽兰、瓦楞子配伍，除湿通络、活血祛瘀，有行水消肿、消痰化瘀、软坚散结之功效；竹茹清肝热、化痰饮；毛冬青、三七、丹参能活血通脉；郁金行气解郁；桃仁、红花配伍，活血化瘀、理气通络。

二诊：2014 年 2 月 18 日。

左眼视力明显好转。视力：右眼 1.0，左眼 1.0⁻。左眼眼底视神经乳头边界水肿，边界不清楚，黄斑中心光反射不清，视网膜出血减少，有少许渗出。眠可，二便正常。舌质暗红，舌苔薄黄，脉细。

张梅芳教授认为，患者视力提高，说明治疗有效，继续守方治疗。水煎服，日 1 剂，共 7 剂。

三诊（2014 年 2 月 25 日）、四诊（2014 年 3 月 11 日）。

患者情况稳定，守方治疗，水煎服，日 1 剂。

五诊：2014 年 3 月 15 日。

左眼视朦好转。视力：右眼 1.0，左眼 1.0。左眼眼底视神经乳头边界不清楚，黄斑中心光反射不清，见少许出血、渗出。舌质暗红，舌苔薄黄，脉细。

张梅芳教授认为，患者视力恢复正常，治疗有效，但仍见眼底少量出血与渗出，继续守方治疗，加细辛 3g 以通窍明目。水煎服，日 1 剂，共 28 剂。

六诊：2014 年 4 月 12 日。

左眼视力稳定。视力：右眼 1.0，左眼 1.0。左眼眼底视神经乳头边界不清楚，黄斑中心光反射不清，见少许出血、渗出。眠可，二便正常。舌质暗红，舌苔薄黄，脉细。

党参30g，麦冬15g，五味子5g，蒺藜15g，密蒙花15g，茯苓15g，泽兰15g，三七10g，枳实15g，瓦楞子30g，郁金15g，桃仁10g，红花10g，细辛3g，牛膝10g，黄芪30g，当归10g，川芎10g。水煎服，日1剂，共7剂。

张梅芳教授认为，患者目前眼底出血较渗出明显，减少化痰药物竹茹、陈皮；患者病情较久，加黄芪、当归、川芎，以加强益气养血通络之力。

七诊：2014年4月19日。

左眼视朦好转，视物转清。视力：右眼1.0，左眼1.2。左眼眼底视神经乳头边界基本清楚，少许水肿，黄斑中心光反射不清，出血基本吸收，少许渗出，黄斑水肿基本消退（图22～图24）。眠可，二便正常。舌质暗红，舌苔薄黄，脉细。

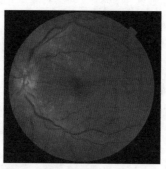

图22　左眼眼底彩照（2014年4月19日）

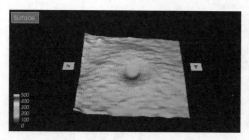

图23　左眼眼底视网膜地形图
（2014年4月19日）

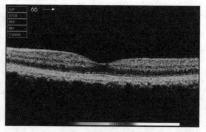

图24　左眼眼底OCT
（2014年4月19日）

张梅芳教授认为，治疗有效，守方治疗。水煎服，日1剂，共7剂。

【诊治思路】视网膜静脉阻塞，中医学认为属于"暴盲"或"视瞻昏渺"范畴。本病多因气滞血瘀，脉道阻塞，血溢络外，蒙蔽神光，或阴虚阳亢，气血逆乱，血不循经，溢于目内，或脾肺虚弱，气血不充，脉络失养，统摄无权所致。近年来，其治疗多从病机结合"血证"分期的观点来论治。

张梅芳教授认为，本例患者是在素体气血亏虚的基础上，出现了血瘀。前来就诊时，眼底黄斑出现水肿，但渗出并不明显。张梅芳教授考虑此为饮邪明显，痰邪不明显，但仍需考虑出血后可能产生痰邪。因此，在治疗时，他选用消朦灵方加减，在益气养阴的基础上，加用活血化瘀之品，以及行气化痰、利水消肿的药物。对于本例患者，治疗效果显著。特别是后期，当张梅芳教授观察到眼底瘀血较渗出多时，加强了益气活血通络的药物，并果断减少了化痰的药物。这样一来，眼底出血将很快被吸收，黄斑水肿情况也会很快消退。患者复查OCT提示：眼底水肿已完全消退。

医案51

【临床资料】王某，男，36岁，因"右眼视朦，眼前飞蚊3天"来我院门诊治疗。视网膜静脉周围炎病史，左眼已失明；否认糖尿病病史。

中医诊断：视瞻昏渺（心肺蕴热，血热妄行，上灼目络）。

西医诊断：①视网膜静脉周围炎（左眼）。②并发性白内障（左眼）。

【诊治经过】

一诊：2013年12月24日。

视力：右眼0.6，左眼LP。双眼结膜无充血，角膜透明，前房清，瞳孔3mm，光反射灵敏，前房中轴4CT，周边1/2CT，右眼晶状体透明，玻璃体血性混浊，眼底模糊，左眼晶状体白色混浊，眼底窥不见。舌质淡暗，舌苔薄白，脉细。二便正常，眠可。

辨证：心肺蕴热，血热妄行，上灼目络。

治法：凉血、止血、散瘀。

方药：生蒲黄汤加减。

蒲黄 20g（包煎），牡丹皮 10g，丹参 15g，旱莲草 15g，仙鹤草 30g，栀子炭 10g，白及 30g，三七 10g，党参 15g。水煎服，日 1 剂，共 7 剂。

本案辨证为视网膜静脉周围炎的出血期。中医学认为，这是心、肝、肾的精血损耗，导致虚火上炎，灼伤目络，血溢于外所致。治疗上，采用滋阴降火、凉血止血、活血化瘀之法。早期宜以滋阴降火、凉血止血为主，活血化瘀为辅。后期病情顽固不愈，乃虚火上扰，反复出血，治疗以滋阴降火、活血化瘀为主，止血为辅。治疗全过程需秉承血止而不留瘀、祛瘀而不出血的精髓，最终达到祛瘀生新、改善血液循环、防止增殖、提高视力的目的。

二诊：2013 年 12 月 31 日。

右眼飞蚊减少，症状好转。视力：右眼 0.8，左眼 LP。右眼玻璃体血性混浊，眼底隐约可见血管。舌质淡，舌苔黄微腻，脉细。二便正常，眠可。

张梅芳教授认为，治疗有效，守方治疗。患者仍在出血期，加黄连 10g，以清热燥湿，泻火解毒，防止血热妄行。水煎服，日 1 剂，共 14 剂。

三诊：2014 年 1 月 14 日。

右眼飞蚊减少，症状好转。视力：右眼 0.8，左眼 LP。右眼玻璃体血性混浊，眼底隐约可见血管。舌质淡，舌苔微黄，脉细。二便正常，眠可。

辨证：气血亏虚，气滞血瘀。

治法：益气活血化瘀。

方药：消朦灵方加减。

党参 30g，麦冬 15g，五味子 5g，蒺藜 15g，密蒙花 15g，茯苓 15g，法半夏 15g，陈皮 15g，甘草 10g，枳实 15g，竹茹 15g，泽兰 15g，瓦楞子 30g，毛冬青 30g，仙鹤草 30g，三七 10g，血余炭 10g，白及 30g。水煎服，日 1 剂，共 14 剂。

患者眼底出血基本停止，后期已转为痰瘀互结期。张梅芳教授认为，治则应选用益气活血化瘀，选用消朦灵方加减。方中生脉散益气养阴；温胆汤化痰散结；三七活血化瘀；血余炭、白及清热收摄止血。

四诊：2014 年 1 月 28 日。

右眼飞蚊减少，症状好转。视力：右眼 0.8，左眼 LP。右眼玻璃体血性混浊减轻，眼底较前清晰，可见血管。舌质淡，舌苔染色，脉细。二便正常，眠可。

患者症状好转，予以守方。因患者眼底出血已进入机化期，故加猫爪草30g，以加强化痰散结的功效。猫爪草味甘、辛，性温，归肝、肺经，具有化痰散结的功效，此处使用旨在促进眼底痰瘀更快地被吸收。水煎服，日1剂，共14剂。

五诊：2014年2月11日。

右眼飞蚊减少，症状好转。视力：右眼0.8，左眼LP。右眼玻璃体血性混浊减轻，眼底较前清晰，可见血管，可见周边玻璃体有增殖。舌质淡，舌苔染色，脉细。大便正常，小便自利，眠可。

治疗有效，守方治疗。张梅芳教授认为，病至后期，患者正气虚弱，加黄芪15g以补益正气。水煎服，日1剂，共7剂。

【诊治思路】视网膜静脉周围炎，又称Eales病或青年性复发性视网膜玻璃体积血，在印度、中东及我国发病较多。近年的研究发现，实际上本病同样影响视网膜小动脉，且其分布并不局限于视网膜周边部，亦有人将其归为特发性视网膜血管炎。由于本病常因玻璃体大量出血而导致突然失明，中医学认为这属于暴盲范畴，也类似于中医学中的萤星满目、云雾移睛、眼衄、血灌瞳神等。

张梅芳教授认为，本病病因主要是火热动血。这可能是由于饮食偏嗜，导致胃火内生，循经攻目；也可能是由于情志内伤，肝郁化火，上犯目窍；或者久病导致阴亏，肾阴不足，虚火上炎，灼伤目中血络，使血溢脉外，渗出于视衣神膏，滞涩神光，从而导致视物模糊。根据眼底出血的特征，通过临床治疗，可将本病归纳为血热妄行、肝火炽盛和阴虚火旺、虚火上炎两方面。由于热入营血，灼伤眼底血络，导致血不循环，破络妄行，溢于络外，因此出现眼底出血的各种征象。本证早期以阴虚火旺为多见。从脏腑主病来看，问题主要集中在肝、肺、肾三脏。也有观点认为，本病的发生与心、肝、脾、肾的功能失调有关。眼底病多因郁致病，实证为因郁而气血滞涩，虚证则为因郁导致身体虚弱。凡性急之人，肝必抑郁，郁久生热，湿与热合，蕴结于脾，使精气受损而目暗不明。眼底病患者，盲而不见，日久不视，渴望复明，岂能不郁？

张梅芳教授认为，视网膜静脉是全身脉络的重要组成部分。它由心、肝、肾之精血滋养于内，以维持视觉的明亮；若心、肝、肾之精血亏耗，便可能引发本病。心、肝、肾之阴亏损是本病之本，而虚火上炎，灼伤眼中脉络则是本病之标。治疗时，采用滋阴降火法，旨在使阴阳平衡，脉络安宁，从而使眼睛得到滋养，恢复视力。在本病的治疗初期，张梅芳教授建议使用凉血止血化瘀的方法，以生蒲黄汤加减治疗；在后期，则转用益气活血化瘀的治法。

医案52

【临床资料】张某，男，57岁，因"双眼突然视矇，右眼已持续1年余，左眼发病15天"来我院门诊治疗。患者有原发性高血压病史，否认有糖尿病病史。患者曾在外院住院治疗，但症状改善不明显，故要求中医治疗。

中医诊断：络阻暴盲（气虚血瘀）。

西医诊断：①视网膜中央动脉阻塞（双眼）。②视神经萎缩（右眼）。③高血压。

【诊治经过】

一诊：2013年7月4日。

视力：右眼HM/30cm，左眼FC/20cm。双眼结膜无充血，角膜透明，前房清，瞳孔3mm，光反射灵敏，前房中轴3CT，周边1/2CT，晶状体透明，眼底视神经乳头边界清楚，右眼视神经萎缩，色苍白，右眼A:V=1:3，动脉呈银丝样改变，左眼视盘边界清楚，C/D=0.3，A:V=1:2，黄斑中心光不清，黄斑上下血管弓见点状出血，无渗出。二便正常。舌质暗红，舌苔微白，脉弦细。

辨证：气血亏虚，气滞血瘀。

治法：补益气血，活血行气。

方药：补阳还五汤加减。

赤芍15g，川芎10g，桃仁10g，红花10g，黑枣20g，黄芪30g，当归10g，地龙15g，牛膝10g，石菖蒲15g，毛冬青30g，细辛3g，葛根30g，石决明30g，钩藤30g。水煎服，日1剂，共7剂。

益眼明口服液20mL tid po。

视网膜中央动脉阻塞，所用之方应清营血之热、凉血止血，所用之药应归肝经、肾经。对于本例患者，张梅芳教授采用补阳还五汤治疗。补阳还五汤常用于治疗卒中后经络不利、半身不遂的患者，在这里是活用，治疗气血瘀滞，眼络闭阻。患者舌苔微白，脉细，提示脾胃功能不健，不能运化水湿，脾气虚弱不能摄血，导致双眼突然出血。方中重用黄芪，大补元气，令气旺以促血行；当归尾活血补血，祛瘀而不伤正；赤芍、桃仁、红花、川芎活血化瘀，行气通经；地龙通经活络，力专善走，配合诸药以行药势。诸药合用，气旺血行，瘀去络通，则诸症渐轻。石菖蒲不但有开窍宁心安神之功，且兼具化湿、祛痰、辟秽之效。毛冬青清热解毒，活血通脉，西医有关研究表明其对治疗中心性视网膜炎、血栓闭塞性脉管炎有明确疗效。牛膝活血通经，补肝肾、强筋骨，利水通淋，引火下行，在此可预防血热再次妄行。细辛行气。葛根滋阴。石决明平肝潜阳，清肝明目，为凉肝、镇肝之要药。钩藤息风止痉，清热平肝。

二诊：2013 年 7 月 11 日。

双眼视物转清。视力：右眼 HM/30cm，左眼 0.02。右眼视神经萎缩，色苍白，右眼 A:V = 1:3，动脉呈银丝样改变，左眼视盘边界清楚，C/D = 0.3，A:V = 1:2，黄斑中心光不清，黄斑上下血管弓见点状出血，无渗出。二便正常。舌质暗红，舌苔微白，脉弦细。

张梅芳教授认为，治疗有效，守方治疗。在前方的基础上，加密蒙花 10g、蒺藜 15g，此二药皆为眼科要药，具有清肝明目的功效。水煎服，日 1 剂，共 7 剂。

益眼明口服液 20mL tid；消朦片 2.5g tid po。

三诊：2013 年 7 月 18 日。

双眼视物转清。视力：右眼 0.02，左眼 0.04。右眼视神经萎缩，色苍白，右眼 A:V = 1:3，动脉呈银丝样改变，左眼视盘边界清楚，C/D = 0.3，A:V = 1:2，黄斑中心光不清，黄斑上下血管弓点状出血减少，无渗出。二便正常，眠可，纳可，血压控制正常。舌质暗红，舌苔微白，脉弦细。

患者视力提升，继续守方治疗。水煎服，日 1 剂，共 21 剂。

四诊：2013 年 8 月 13 日。

双眼视力提高。视力：右眼 0.02，左眼 0.04。右眼视神经萎缩，色苍白，右眼 A:V = 1:3，动脉呈银丝样改变，左眼视盘边界清楚，C/D = 0.3，

A:V＝1:2，黄斑中心光不清，黄斑上下血管弓点状出血较前减少。二便正常，眠可，纳可，血压控制正常。舌质暗红，舌苔微白，脉弦细。

桃仁10g，红花10g，川芎10g，当归10g，黑枣20g，赤芍30g，黄芪30g，地龙15g，蒺藜15g，密蒙花15g，毛冬青30g，葛根30g，郁金15g。水煎服，日1剂，共30剂。

张梅芳教授认为，患者肝阳已平，血压平稳，去钩藤、牛膝；患者目窍玄府已开，去细辛、石菖蒲。

五诊：2013年9月12日。

双眼视力提高。视力：右眼0.02，左眼0.04。右眼视神经萎缩，色苍白，右眼A:V＝1:3，动脉呈银丝样改变，左眼视盘边界清楚，C/D＝0.3，A:V＝1:2，黄斑中心光不清，黄斑上下血管弓见散在少量的点状出血。二便正常，眠可，纳可，血压控制正常。舌质暗红，舌苔微白，脉弦细。

张梅芳教授认为，目前治疗效果明显，继续守方治疗。水煎服，日1剂，共42剂。

六诊：2013年10月22日。

双眼视力提高。视力：右眼0.04，左眼0.1。右眼视神经萎缩，色苍白好转，右眼A:V＝1:3，动脉呈银丝样改变，左眼视盘边界清楚，C/D＝0.3，A:V＝1:2，黄斑中心光不清，黄斑上下血管弓点状出血减少。二便正常，眠可，纳可，血压控制正常。舌质暗红，舌苔微黄腻，脉弦细。

张梅芳教授认为，患者治疗效果显著，守方治疗。患者出现了痰热表现，故加竹茹10g、茵陈10g、土茯苓30g以清热利湿化痰。水煎服，日1剂，共7剂。

【诊治思路】视网膜中央动脉阻塞时，视网膜内层血流中断，导致视网膜急性缺血，视功能急剧减退，这是造成失明的眼科急症。一旦发病，应争分夺秒地积极抢救，有望挽回部分视力。否则，将会造成永久性视功能丧失。

视网膜中央动脉阻塞属于中医眼科"暴盲"的范畴。此例老年患者发病，因气虚导致血行无力，进而形成血瘀气滞，壅塞脉道，使得目失濡养，终成暴盲。气能行血，血能载气，在治疗上选用黄芪，因其力专而性走，可补中益气，周行全身，使气旺血行，故重用黄芪，作为君药。川芎作为血中气药，具有行气活血的双重功效。同时，配以桃仁、红花、赤芍等活血化瘀；当归、地龙以养血通络。诸药合用，共奏益气活血之效，使气旺血行，瘀去络通。目得气血之濡养而复明。张梅芳教授认为，对于视网膜中央动脉阻塞，采用中医治疗在临床上仍有一定效果，因此在治疗中不应放弃中医药的使用。

医案53

【临床资料】郑某，男，37岁，因"右眼视朦伴疲劳不适3天"来我院门诊治疗。

中医诊断：视瞻昏渺（胆郁痰扰）。

西医诊断：中心性浆液性脉络膜视网膜病变（右眼）。

【诊治经过】

一诊：2013年7月25日。

视力：右眼1.0，左眼1.2。双眼结膜无充血，角膜透明，前房清，瞳孔3mm，光反射灵敏，前房中轴4CT，周边1/2CT，晶状体透明，眼底视神经乳头边界清楚，C/D＝0.3，A∶V＝2∶3，右眼黄斑中心光反射不清，黄斑区水肿，左眼黄斑未见异常。OCT检查提示右眼神经上皮脱离。眼底血管造影提示：左眼黄斑鼻上可见两个渗漏点。二便正常。口干少许，眠可，纳差。舌质淡红，苔微黄，脉数。

辨证：胆郁痰扰。

治法：清热燥湿，理气化痰。

方药：黄连温胆汤加减。

黄连10g，竹茹10g，枳实10g，法半夏10g，橘红10g，甘草10g，茯苓15g，蒺藜15g，密蒙花15g，三七10g，郁金15g。水煎服，日1剂，共5剂。

张梅芳教授选用了《六因条辨》中的黄连温胆汤。黄连温胆汤通常用于治疗胸闷脘痞、心烦痰多、口中黏腻、嗳气、纳呆、恶心，甚至呕吐，以及舌质偏红、舌苔黄腻的失眠患者。在此，张梅芳教授准确把握了"痰"与"滞"这两个基本病机，灵活运用黄连温胆汤，并加入眼科要药蒺藜、密蒙花，辅以三七、郁金以行气通滞，这体现了"治痰先治气，气行痰自消"的原理。

二诊：2013 年 7 月 30 日。

右眼中央暗影消退，视力好转。视力：右眼 1.2⁻，左眼 1.2。右眼黄斑中心光反射不清，黄斑区水肿减轻。二便正常，口干少许，眠可，纳差。舌质淡红，舌苔微黄，脉数。

张梅芳教授认为，治疗有效，继续守方治疗。水煎服，日 1 剂，共 14 剂。

三诊：2013 年 8 月 13 日。

右眼中央暗影基本消退。视力：右眼 1.2⁻，左眼 1.2。右眼黄斑中心光反射不清，黄斑区水肿减轻。二便正常，口干少许，眠可，纳差。舌质淡红，苔微黄，脉数。

张梅芳教授认为，治疗有效，继续守方治疗，加车前子 15g，泽泻 15g，黄芩 5g，以清热渗湿、清肝明目。诸药配伍使用，可以加强利湿功效。水煎服，日 1 剂，共 7 剂。

四诊：2013 年 8 月 19 日。

右眼中央仍有暗影遮挡感。视力：右眼 1.2⁻，左眼 1.2。右眼黄斑中心光反射不清，黄斑区水肿减轻。OCT 检查提示神经上皮仍见积液。二便正常，口干少许，眠可，纳差。舌质淡红，苔微黄，脉数。

黄连 10g，竹茹 10g，枳实 10g，法半夏 10g，橘红 10g，甘草 10g，茯苓 20g，蒺藜 15g，密蒙花 15g，郁金 15g，车前子 15g，泽泻 15g，黄芩 10g，白术 15g，桂枝 5g，猪苓 15g，丹参 25g。水煎服，日 1 剂，共 10 剂。

张梅芳教授考虑黄斑区神经上皮下仍有积液，方用黄连温胆汤合五苓散，在清热燥湿、理气化痰的基础上合并五苓散，以求进一步通利水道、祛湿消肿。方用茯苓、猪苓、泽泻通调水道、泻湿利水，白术健脾燥湿，四药同用，具有祛湿利水的作用。桂枝能温通阳气，增强膀胱的气化功能，使小便通利，又能解除头痛、发热等表证，并促进渗湿利水的药物充分发挥作用。因此，本方的治疗作用就在于化气以利水，运脾阳之机以制水，输津于皮毛以发汗，蒸液于口舌以止渴。

五诊：2013 年 8 月 31 日。

右眼中央暗影基本消退。视力：右眼 1.2⁻，左眼 1.2。右眼黄斑中心光反射欠清，黄斑区无明显水肿。二便正常。舌质淡红，苔微黄，脉数。

张梅芳教授认为，目前治疗效果显著，前方加栀子 15g，水煎服，日 1

剂，共 7 剂。黄斑居眼底中央，治疗多从脾胃入手，黄斑中心有水肿，结合患者舌苔微黄、脉数的表现，提示脾胃蕴热且夹湿，加上栀子以泻火除烦、清热利湿。《本草衍义补遗》曰："栀子泻三焦火，清胃脘血，治热厥心痛，解热郁，行结气。"

【诊治思路】中心性浆液性脉络膜视网膜病变是较为常见的眼底病之一，多发生于 20～45 岁的成年人，男性明显多于女性，单眼多见，少数为双眼。病程小于 3 个月者，称急性中浆，其自然病程较长，且有复发倾向。病情复发，造成瘢痕萎缩者，视功能会出现明显障碍。目前，中心性浆液性脉络膜视网膜病变的病因不明，其病理是脉络膜毛细血管发生病变，致使黄斑区视网膜浆液脱离和视网膜下积液，表现为黄斑区视网膜水肿或渗出。中医学将本病纳入"视瞻昏渺"或"视瞻有色"的范畴。《素问·至真要大论》云："诸湿肿满，皆属于脾。"《难经》则更进一步指出："损其脾者，调其饮食。"

本案中，张梅芳教授针对本病特点，确定健脾利湿化痰的治疗原则，方中以猪苓、泽泻健脾利湿、消除水肿；黄连温胆汤清热燥湿、理气化痰、和胃利胆；丹参活血化瘀。现代药理学研究认为，方中主药既能促进纤维蛋白原溶解，降低血液黏度，改善微循环和局部代谢，又能加强黄斑区营养。诸药合用，既能除水肿、渗水湿，又能健脾养胃，增强视网膜血液循环，提高患者视力。

医案 54

【临床资料】冯某，男，33 岁，因"右眼视物遮挡感半个月"来我院门诊治疗。

中医诊断：视瞻昏渺（脾虚水湿上泛）。

西医诊断：中心性浆液性脉络膜视网膜病变（右眼）。

【诊治经过】

一诊：2013 年 12 月 28 日。

视力：右眼 1.0，左眼 1.2。双眼结膜无充血，角膜透明，前房清，瞳孔 3mm，光反射灵敏，前房中轴 3CT，周边 1/3CT，晶状体透明，眼底视神经乳头边界清楚，C/D = 0.3，A:V = 2:3，右眼黄斑中心光反射不清，黄斑中心水肿，左眼黄斑未见异常。OCT 提示：右眼黄斑区浆液性脱离。二便正常，眠可。舌质淡，舌苔白，脉弦细。

辨证：脾虚水湿上泛。

治法：健脾化湿，活血利水。

方药：消朦灵方加减。

党参30g，麦冬15g，五味子5g，柴胡10g，白术15g，蒺藜15g，密蒙花15g，茯苓15g，陈皮15g，甘草10g，枳实15g，竹茹15g，泽兰15g，瓦楞子30g，郁金15g，毛冬青30g，仙鹤草30g，三七10g。水煎服，日 1 剂，共 14 剂。

张梅芳教授根据舌质淡、舌苔白的表现，考虑患者脾气虚弱，脾失健运，导致水湿停聚。张梅芳教授认为，本病本为虚，标为痰瘀，治疗选用消朦灵方加减。

二诊：2014 年 1 月 11 日。

右眼视物遮挡感减轻。视力：右眼1.0，左眼1.2。右眼黄斑中心光反射不清，黄斑中心水肿，左眼黄斑未见异常。二便正常，眠可。舌质淡，舌苔白，脉弦细。

张梅芳教授认为，治疗有效，继续守方治疗，加淫羊藿10g，熟附子10g，水煎服，日 1 剂，共 14 剂。淫羊藿补肝肾、强筋骨、祛风湿，熟附子助阳补火、中温脾阳、下补肾阳。张梅芳教授考虑患者正值青壮年，应是肝气旺盛之时，为何舌脉一派虚象？《医宗必读》曰："脾肾者，水为万物之元，土为万物之母，两脏安和，一身皆治，百疾不生。夫脾具土德，脾安则肾愈安也。肾兼水火，肾安则水不挟肝上泛而凌土湿，火能益土运行而化精微，故肾安则脾愈安也。"张梅芳教授从本治疗，通过借助肾阳的温煦，以求恢复脾脏健运水湿的功能，补充与化生水谷精微，故加入淫羊藿、熟附子，以补益脾肾、助阳补火。

三诊：2014 年 1 月 23 日。

右眼视物遮挡感减轻。视力：右眼1.0，左眼1.2。右眼黄斑中心光反射不清，黄斑中心水肿。二便正常。舌质淡，舌苔白，脉弦细。

张梅芳教授认为，治疗有效，继续守方治疗，加桃仁10g，红花10g，以破瘀活血、行血通滞。水煎服，日 1 剂，共 21 剂。

四诊：2014 年 2 月 13 日。

右眼视物遮挡感减轻。视力：右眼 1.0，左眼 1.2。右眼黄斑中心光反射可见，黄斑中心水肿消退。二便正常。舌质淡，舌苔白，脉弦细。

张梅芳教授认为，患者治疗效果明显，予以守方治疗。水煎服，日 1 剂，共 21 剂。

【诊治思路】中心性浆液性脉络膜视网膜病变，《目经大成》描述其为"视大为小症"。《秘传眼科龙木论》称："病者喜怒不节，忧思兼并，致腑气不平，郁而生涎，随气上厥，浸润眼系。"阐明了情绪对目病的影响。肝开窍于目，肝主疏泄，脾主运化。"诸湿肿满，皆属于脾"。中浆患者往往精神紧张，肝气郁积，肝气乘脾，脾失健运，水湿上泛目窍而致视瞻昏渺。治当疏肝健脾、化湿利水。

针对本案患者，张梅芳教授选用自己的经验方消朦灵方，以健脾化湿、活血利水。方中柴胡、郁金、白术、茯苓疏肝健脾益气；泽泻、薏苡仁、车前子化湿利水；生脉散健脾益气；温胆汤化痰散结；泽兰、毛冬青、三七活血，改善循环；甘草调和诸药，全方共奏利水明目之功效。通过中药健脾化湿的作用，改善脉络膜血液循环状态，降低毛细血管渗透性，促进眼底渗出物的吸收，达到恢复视功能的最终目标。

张梅芳教授认为，如何运用中医方法来治疗急性中浆，最大限度地改善和提高患者的视功能是非常重要的研究方向，中医在中浆的视网膜黄斑水肿吸收方面有很好的治疗效果。张梅芳教授在治疗顽固性中浆时，常选用淫羊藿、熟附子等温补脾阳的药物，以达到温阳利水的作用。

医案 55

【临床资料】李某，女，46 岁，因"双眼视朦两年余"于外院就诊，考虑球后视神经炎，服用激素后咳嗽，间歇发作共 5 次，现要求中医治疗。

中医诊断：视瞻昏渺（肝郁脾虚，湿热内蕴）。

西医诊断：①球后视神经炎（双眼）。②视神经萎缩（双眼）。

【诊治经过】

一诊：2014 年 2 月 20 日。

视力：右眼 0.3，左眼 0.15（不能矫正）。双眼球结膜无充血，角膜透明，KP（－），前房中央轴深约 3CT，周边约 1/3CT，AF（－），瞳孔等大等圆，直径约 3mm，对光反射（＋），晶状体密度增高，双眼眼底视神经乳头边界清楚，色苍白，C/D＝0.3，A:V＝1:2，未见出血及渗出。腹痛，纳差，难寐，便溏，小便正常。舌质淡红，苔黄微腻，脉数。

辨证：肝郁脾虚，湿热内蕴。

治法：疏肝解郁，清热燥湿。

方药：丹栀逍遥散加减。

牡丹皮 10g，栀子 10g，柴胡 15g，白芍 30g，白术 15g，茯苓 15g，当归 10g，甘草 5g，薄荷 10g，郁金 15g，蒺藜 15g，密蒙花 15g，丹参 30g，葛根 30g。水煎服，日 1 剂，共 21 剂。

本例患者因服用了激素，出现了类似肝郁血虚、化火生热的症状，故张梅芳教授选用丹栀逍遥散加减来治疗。方中柴胡疏肝解郁；当归、白芍补血和营、养血柔肝；牡丹皮、栀子清热凉血；薄荷芳香开窍；茯苓、白术健脾益气；甘草和中缓急，调和诸药。一般而言，对于肝郁血虚、化火生热所引起的烦躁易怒、自汗盗汗、头痛目涩、颊赤口干，或月经不调、小腹作痛，或小腹胀坠，小便涩等诸症的治疗，多借鉴妇女围绝经期的治疗经验。

二诊：2014 年 3 月 11 日。

右眼视朦好转。视力：右眼 0.4，左眼 0.15（不能矫正）。双眼眼底情况同前。腹痛，纳差，难寐，便溏，小便正常。服用激素后咳嗽、咽喉痒。舌质淡红，苔黄微腻，脉数。

张梅芳教授认为治疗有效，守方治疗，加茵陈 15g，土茯苓 30g，石菖蒲 15g。水煎服，日 1 剂，共 14 剂。

张梅芳教授继续予丹栀逍遥散加减治疗。患者服用激素后咳嗽、咽喉痒，是肝热风动的表现，理应清肝热，热除而风自息。且患者出现纳差、大便烂，舌苔黄微腻，是湿阻中焦而化热的表现，故选用茵陈清利脾胃肝胆湿热，土茯苓在解毒除湿的同时兼顾脾胃，石菖蒲主治湿阻中焦、脘腹胀闷。

三诊：2014 年 4 月 3 日。

右眼视朦好转。视力：右眼 0.4，左眼 0.15（不能矫正）。双眼眼底情况同前。腹痛，纳差，难寐，便溏，小便正常。舌质淡红，苔微黄，脉数。

党参30g，麦冬15g，五味子5g，蒺藜15g，密蒙花15g，全蝎5g，薏苡仁15g，枸杞子15g，制何首乌15g，乌豆衣15g，防风5g，知母10g，细辛3g，丹参30g，黄芪30g。水煎服，日1剂，共7剂。

张梅芳教授认为，患者症状改善后，应加减使用益眼明方进行治疗，以补益肝肾、益精明目为法，旨在明目善后。

【诊治思路】球后视神经炎是一种常见的视神经病，多由感染、中毒、维生素缺乏、妊娠、哺乳等因素引起。其特点是视力显著下降，视野呈哑铃状暗点。发病早期眼底一般无异常，但若不及时治疗，往往继发视神经萎缩，导致视力难以恢复。正如《灵枢·五阅五使》所说："目者，肝之官也。肝主疏泄，喜条达而恶抑郁，肝藏血，目受血而能视。"只有在肝气舒畅条达的情况下，才能使肝血源源不断地上荣于目。若七情郁结，肝气不舒而失条达疏泄，清阳不升，肝血不养，则可能导致双目失明或视瞻昏渺。《审视瑶函》中也提道："病于阳伤者，缘忿怒暴悖，恣酒嗜辛，好燥腻，及久患热病痰火人得之。肝郁化热，气血失和，或风热直入目系，气血逆乱，玄府郁闭，则可致失明。"

张梅芳教授认为，本例患者由于肝经郁热，气机失调，玄府郁闭，清阳不升，从而引发本病。因此，在治疗上，必须采取清肝热、解肝郁、开玄府、调气血的方法。方中的柴胡能疏肝解郁，升举阳气；茯苓、白术、甘草则补脾调中益气；当归、白芍可养血兼柔肝；牡丹皮、栀子能活血散瘀、清热除烦。全方集疏肝、健脾、益肾于一体，以疏肝解郁、舒畅气机为先，以健脾渗湿、补益脾土为本，以灌养肝肾、益精明目为根。整个方剂补而不滞，滋而不生湿，充分体现了张梅芳教授辨证施治的精髓。

医案56

【临床资料】倪某，女，54岁，因"双眼视矇近1个月，双眼外侧明显"来我院门诊治疗。曾在国外就诊，考虑局灶性脉络膜视网膜炎。

中医诊断：视瞻昏渺（痰热郁结）。

西医诊断：局灶性脉络膜视网膜炎（双眼）。

【诊治经过】

一诊：2012 年 11 月 8 日。

视力：右眼 0.5，左眼 0.6（不能矫正）。双眼球结膜无充血，角膜透明，KP（-），前房中央轴深约 3CT，周边约 1 CT，AF（-），瞳孔等大等圆，直径约 3mm，对光反射（+），晶状体透明，视神经乳头边界清楚，色正常，C/D = 0.3，A:V = 1:2，后极部视网膜可见散在小圆片状萎缩斑。外院 FFA 检查提示右眼颞下支视网膜节段状荧光染色，黄斑区拱环上方可见小片状强荧光，后期荧光渗漏，晚期荧光积存，边界清晰，黄斑区颞侧及下方可见片状弱荧光，后期鼻上方局灶性强荧光。左眼视盘大致正常，视网膜血管未见延长，黄斑区上方及颞上见斑点状强荧光（色素上皮损害），各期未见明显变化，拱环区荧光未见异常。二便正常。舌质暗红，舌苔微黄，脉细。

辨证：痰热郁结。

治法：清热祛痰，理气解郁。

方药：黄连温胆汤加减。

黄连 10g，竹茹 10g，枳实 10g，法半夏 10g，橘红 10g，甘草 10g，茯苓 15g，葛根 30g，三七 10g，丹参 30g，瓜蒌皮 15g，蒺藜 15g，密蒙花 15g。水煎服，日 1 剂，共 3 剂。

张梅芳教授认为，患者病位在视衣，因痰热互结，痰热上扰，灼伤视衣，导致本病。视衣是眼珠壁中层和内层的统称，具有供给营养、遮光和产生视觉的作用。它泛指脉络膜、视网膜，属瞳神范畴，且与肾脏关系密切。此病主要因年老体弱、脏气虚衰，或先天禀赋不足，脾肾两虚，以及肝郁火旺、痰湿化热而发病。脾主气、主运化，脾气虚则运化失能，气血津液化生不足；肾气虚则鼓动无力，主水及藏精的功能失职，导致水液或痰湿潴留，进而产生病理产物。痰湿郁久，易化火而灼伤血络；又因肝主藏血，肝郁则血气不足，不能荣目；肝气不调，郁久生热，化火伤络。此外，脾虚不能统血，亦可致血不循常道而溢于络外，血瘀络外而成瘀，痰瘀互结，加重病情。本病中后期出现痰湿、肝郁、血瘀等错综复杂的临床表现，使眼底反复出现渗出、出血、新生血管和瘢痕形成等病理表现。因此，本案在治则上以清热化痰、活血明目为法，用黄连温胆汤加减治疗。

二诊：2012 年 11 月 10 日。

双眼自觉视朦好转。视力：右眼 0.6，左眼 1.0⁻（不能矫正）。双眼眼底后极部视网膜可见散在小圆片状萎缩斑。二便正常。舌质红，舌苔微黄，脉细。

张梅芳教授认为，治疗有效，守方治疗。加猫爪草 30g，以加强清热散结之力，加赤芍 30g，以加强活血化瘀之功。水煎服，日 1 剂，共 7 剂。

三诊：2012 年 11 月 17 日。

双眼自觉视朦好转。视力：右眼 0.6，左眼 1.0⁻（不能矫正）。双眼眼底后极部视网膜可见散在小圆片状萎缩斑。无腹痛，大便 3～4 次/日，小便正常。舌质红，舌苔微白，脉细。

张梅芳教授认为，治疗有效，守方治疗。患者脾胃虚弱，加白术 15g，山药 30g，以健脾和胃。水煎服，日 1 剂，共 7 剂。

四诊：2012 年 11 月 24 日。

双眼眼部症状稳定。视力：右眼 0.6，左眼 1.0⁻（不能矫正）。双眼眼底后极部视网膜可见散在小圆片状萎缩斑。无腹痛，大便两次/日，小便正常。舌质红，舌苔微白，脉细。

张梅芳教授认为，治疗有效，守方治疗。患者大便好转，说明加白术、山药有效。再加木瓜 10g，以祛湿和胃。水煎服，日 1 剂，共 7 剂。

五诊：2012 年 12 月 1 日。

双眼自觉视朦好转。视力：右眼 0.8⁻²，左眼 1.0⁻。双眼眼底后极部视网膜可见散在小圆片状萎缩斑。无腹痛。有时脚抽筋，咽喉痒。大便两次/日，小便正常。舌质淡红，苔微白，脉浮。

竹茹 10g，枳实 10g，法半夏 10g，橘红 10g，甘草 10g，茯苓 15g，葛根 30g，三七 10g，丹参 30g，蒺藜 15g，密蒙花 15g，猫爪草 30g，赤芍 30g，白术 15g，山药 30g，木瓜 10g，咸竹蜂 2 只。水煎服，日 1 剂，共 7 剂。

张梅芳教授认为，患者目前眼部视力改善，视网膜仍散在萎缩斑，结合手脚抽筋，考虑脾虚痰湿，予以温胆汤加减治疗。患者咽喉不适，加咸竹蜂以利咽。

六诊：2012 年 12 月 8 日。

患者情况如前，守方治疗。水煎服，日 1 剂，共 7 剂。

七诊：2012 年 12 月 15 日。

双眼自觉视朦稳定。视力：右眼 0.8^{-2}，左眼 1.0^-。双眼眼底后极部视网膜可见散在小圆片状萎缩斑。大、小便正常。舌质淡红，苔微白，脉细。

陈皮 10g，法半夏 15g，茯苓 15g，白术 15g，党参 30g，甘草 5g，密蒙花 15g，蒺藜 15g，山药 15g，猫爪草 30g，三七 10g。水煎服，日 1 剂，共 10 剂。

张梅芳教授认为，患者服用中药时间较久，恐伤脾胃，故予以陈夏六君汤调理脾胃。

八诊：2012 年 12 月 27 日。

双眼自觉视朦稳定。视力：右眼 0.8^{-2}，左眼 1.0^-。双眼眼底仍可见后极部视网膜散在小圆片状萎缩斑。大、小便正常。舌质暗红，舌苔白，脉细。

陈皮 10g，法半夏 15g，茯苓 15g，白术 15g，党参 30g，甘草 5g，密蒙花 15g，蒺藜 15g，山药 15g，三七 10g，桃仁 10g，红花 10g，昆布 10g。水煎服，日 1 剂，共 7 剂。

张梅芳教授在原方基础上加桃仁、红花活血祛瘀，昆布消痰软坚、利水消肿。《本草经疏》曰："昆布，咸能软坚，其性润下，寒能除热散结，故主十二种水肿，瘿瘤聚结气，瘘疮。东垣云：瘿坚如石者，非此不除。正咸能软坚之功也。详其气味、性能、治疗，与海藻大略相同。"此方具有软坚散结、活血化瘀、行气通滞的作用。

九诊：2013 年 1 月 5 日。

双眼自觉视朦好转。视力：右眼 0.8^{+2}，左眼 1.0^-。双眼眼底后极部视网膜可见散在小圆片状萎缩斑较前变小。少许咳嗽，无痰。大、小便正常。舌边红，舌苔薄黄，脉细。

竹茹 10g，枳实 10g，法半夏 10g，橘红 10g，甘草 10g，茯苓 15g，葛根 30g，三七 10g，丹参 30g，蒺藜 15g，密蒙花 15g，猫爪草 30g，白芍 30g，咸竹蜂 2 只，瓜蒌皮 15g，黄芩 10g。水煎服，日 1 剂，共 7 剂。

张梅芳教授认为，患者服药后双眼视力明显好转，症状稳定，可以守方。患者偶感风热咳嗽，加瓜蒌皮、黄芩清肺热，加咸竹蜂利咽止咳，此为对症治疗。

【诊治思路】患者病情复杂，诊断为局灶性脉络膜视网膜炎，曾在国外经西医治疗，无明显改善。

张梅芳教授认为，患者眼底局灶性脉络膜视网膜炎的发病原因是痰热郁结，热邪损伤脉络，痰浊阻碍气机运行，导致局部气血运行受阻。因此，治疗时予以中药清热化痰，并活血化瘀以改善循环。具体方药可选用黄连温胆汤加减。张梅芳教授在清热散结的药物中，尤其擅长使用猫爪草，而在活血化瘀方面，多选用三七、丹参等药物。在眼底疾病的治疗过程中，由于中药使用时间较长，需注意阶段性调理脾胃功能，这不仅有利于药物的吸收，还能进一步提高临床疗效。

医案 57

【临床资料】伍某，男，48 岁，因"双眼视物模糊伴眼前飞蚊两月余"来我院门诊治疗。糖尿病病史，否认高血压、心脏病等病史。2011 年 4 月出现双眼视朦加重，伴眼前飞蚊，外院 FFA 检查提示双眼增殖性糖尿病性视网膜病变（右眼视网膜前出血，左眼视盘新生血管增殖膜）。现在自觉症状逐渐加重，患者遂到我院眼科门诊张梅芳教授处就诊。

中医诊断：消渴目病（虚火伤络）。

西医诊断：①2 型糖尿病性视网膜病变（双眼）。②2 型糖尿病。

【诊治经过】

一诊：2011 年 6 月 28 日。

视力：右眼 0.04，左眼 0.04（不能矫正）。双眼结膜充血（－），角膜透明，前房清，KP（－），AF（－），瞳孔直径约 3mm，光反射灵敏，晶状体密度透明，双眼玻璃体暗红色轻度混浊，右眼视网膜散在大量出血及渗出，黄斑下方可见视网膜前出血（图 25），左眼视网膜散在大量出血及渗出，左眼视盘上方及下方视网膜前增殖膜形成（图 26）。纳眠可，二便调。舌质淡，有齿印，苔黄腻（图

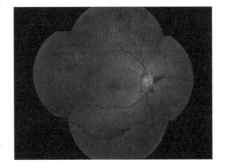

图 25　右眼眼底彩照

27），脉数。

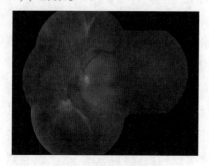 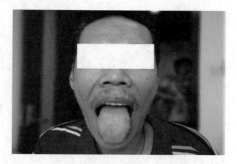

图 26　左眼眼底彩照　　　　　　　　图 27　舌象

患者拒绝玻璃体腔药物注射，拒绝眼部玻璃体切割术及眼底激光光凝术，要求服用中药。

辨证：虚火伤络。

治法：凉血止血，化瘀明目。

方药：生蒲黄汤合十灰散加减。

生蒲黄 20g（包煎），生地黄 30g，丹参 15g，旱莲草 15g，川芎 20g，荆芥炭 15g，郁金 15g，牡丹皮 15g，小蓟炭 10g，赤芍 15g，仙鹤草 30g，茜草炭 15g，三七 10g，甘草 10g，泽兰 15g，瓦楞子 30g，黄芪 30g。水煎服，日 1 剂，共 60 剂。

本案为 2 型糖尿病性视网膜病变的出血期。中医学认为，眼底出血多责之于肝肾。目为肝之窍，瞳神为肾所主。肾水不足，不能涵养肝木，则相火易动，火妄动则易致血热。怒气伤肝，肝气郁结，久郁化火，肝火上炎，灼伤脉络，致血溢络外。或胃火上燔，或肝郁瘀阻，逼血于外。总之，多因火邪犯血，血热妄行而致。治疗上采用滋阴降火、凉血止血、活血化瘀之法。早期宜以滋阴降火、凉血止血为主，活血化瘀为辅。方中小蓟炭、荆芥炭清热凉血止血；生地黄、赤芍、旱莲草、仙鹤草滋阴清热凉血；同时，仙鹤草、荆芥炭配伍收敛止血；茜草炭、生蒲黄、三七、丹参、川芎、郁金行血祛瘀。

二诊：2011 年 8 月 23 日。

双眼视朦好转。视力：右眼 0.05，左眼 0.05（不能矫正）。双眼玻璃体暗红色混浊，右眼视网膜散在大量出血及渗出，黄斑下方可见视网膜前出血，较前减少，左眼视网膜散在大量出血及渗出，左眼视盘上方及下方视网膜前增殖膜形成。纳可，睡眠差，二便调。舌质淡，有齿印，苔黄腻，脉数。

张梅芳教授认为，患者视力略有改善，继续治以凉血止血、化瘀明目之法，守方治疗。加合欢花30g，以改善睡眠，加蒺藜15g，密蒙花15g，以清肝明目。水煎服，日1剂，共60剂。

三诊：2012年10月22日。

左眼视力转清，飞蚊改善，但右眼视朦略加重。视力：右眼0.02，左眼0.3。双眼玻璃体暗红色混浊减轻，眼底视网膜散在出血，视网膜前增殖，黄斑区结构不清。畏寒，纳可，二便调。舌质淡，有齿印，苔白腻，脉细。

张梅芳教授认为，继续治以凉血止血、化瘀明目之法。患者左眼视力好转，但右眼视朦加重。患者病情较久，且现在轻度畏寒，面色㿠白，考虑出现阳虚，故在原方基础上加熟附子10g，以温补肾阳。水煎服，日1剂，共60剂。

四诊（2011年12月22日）、五诊（2012年3月3日）。

患者症状改善。视力：右眼0.1，左眼0.4。双眼玻璃体暗红色混浊减轻，眼底视网膜散在出血及渗出，视网膜前增殖，黄斑区结构不清。面色㿠白，关节痛。舌质淡，有齿印，苔白腻，脉细。

根据后期患者眼部情况，辨证为痰瘀互结，予以消朦灵方加减。

党参30g，麦冬15g，五味子5g，蒺藜15g，密蒙花15g，茯苓15g，法半夏15g，陈皮15g，甘草10g，白及30g，枳实15g，竹茹15g，泽兰15g，瓦楞子30g，血余炭15g，郁金15g，毛冬青30g，仙鹤草30g，三七10g，老桑枝30g，细辛3g，熟附子10g。水煎服，日1剂，共90剂。

因患者关节痛，加用老桑枝。经沟通，患者接受1次双眼眼底视网膜激光光凝术。

六诊：2012年4月5日。

双眼视力好转。视力：右眼0.2，左眼0.5。双眼玻璃体暗红色混浊基本消退，眼底视网膜散在出血减少，视网膜前增殖减轻，黄斑区中心光反射不清。面色㿠白。舌质淡，有齿印，苔白腻，脉细。

张梅芳教授认为，患者治疗效果明显，继续守方，水煎服，日1剂，共60剂。

七诊：2012 年 6 月 2 日。

双眼视力好转。视力：右眼 0.25，左眼 0.6。双眼玻璃体基本透明，眼底视网膜散在出血基本消退，视网膜前增殖减轻，黄斑区中心光反射不清（图 28、图 29）。面色㿠白。舌质淡，有齿印、裂纹，苔薄黄腻（图 30），脉细。

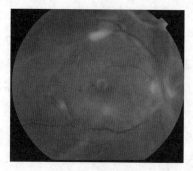 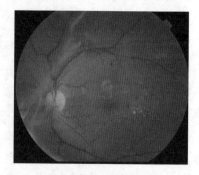

图 28　右眼眼底彩照　　　　图 29　左眼眼底彩照

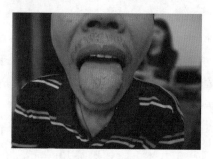

图 30　舌象

张梅芳教授认为，患者治疗效果明显，继续守方，水煎服，日 1 剂，共 90 剂。

八诊（2012 年 8 月 30 日）、九诊（2012 年 11 月 30 日）。

复诊，双眼视物稳定。张梅芳教授认为，治疗有效，继续守方，水煎服，日 1 剂，共 90 剂。其中，九诊舌象：舌质淡，有齿印、裂纹，苔薄黄腻（图 31）。

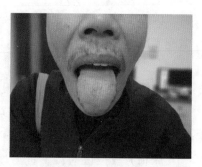

图 31　舌象

十诊：2013 年 3 月 7 日。

双眼视力稳定。视力：右眼 0.25，左眼 0.6。双眼玻璃体基本透明，右眼眼底视网膜散在出血点，视网膜前增殖，黄斑区中心光反射不清（图 32），左眼眼底视网膜散在出血，视网膜前增殖，黄斑区中心光反射不清（图 33）。畏寒，面色㿠白。纳眠可，二便调。舌质淡，有齿印，苔白微腻（图 34），脉细。

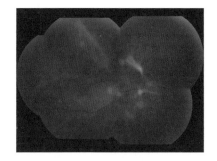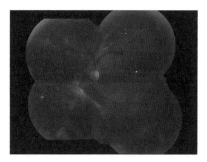

图 32　右眼眼底彩照　　　　　图 33　左眼眼底彩照

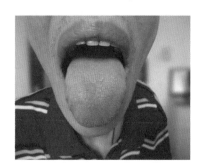

图 34　舌象

张梅芳教授认为，治疗效果明显，继续守方。水煎服，日 1 剂，共 60 剂。

十一诊：2013 年 5 月 7 日。

双眼视力稳定。视力：右眼 0.25，左眼 0.6。双眼底视网膜散在出血减少，视网膜前增殖减轻，黄斑区中心光反射不清。畏寒，面色㿠白，纳眠可，二便调。舌质淡，有齿印，苔白腻，脉细。

张梅芳教授认为，患者治疗效果明显，继续守方。水煎服，日 1 剂，共 60 剂。

随访：2014 年 1 月、5 月、8 月、12 月复查。视力：右眼 0.25，左眼

0.6⁺。暂停持续中药内服，予消朦灵片 2.5g tid po，间断每周服用消朦灵方 2~3 剂，以化痰散结、散瘀明目来善后。

2015 年 1 月、3 月、7 月、10 月、12 月复查。视力：右眼 0.25，左眼 0.6⁺。继续暂停持续中药内服，继续予消朦灵片 2.5g tid po，继续间断每周服用消朦灵方 2~3 剂，以化痰散结、散瘀明目来善后。

2016 年 1 月、3 月、7 月、10 月、12 月复查。视力：右眼 0.25，左眼 0.6⁺。继续暂停持续中药内服，继续予消朦灵片 2.5g tid po，继续间断每周服用消朦灵方 2~3 剂，以化痰散结、散瘀明目来善后。

2017 年 1 月、3 月、7 月、10 月、12 月复查。视力：右眼 0.15，左眼 0.6⁻²。继续予消朦灵片 2.5g tid po，继续间断每周服用消朦灵方 2~3 剂，以化痰散结、散瘀明目来善后。

2018 年 8 月复查。视力：右眼 0.12，左眼 0.5⁺²，双眼眼底视盘周增殖膜，后极部视网膜散在出血点，黄斑中心无明显水肿（图 35、图 36）。舌象可见舌质淡，有裂纹，舌苔中央黄腻（图 37）。

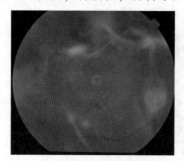 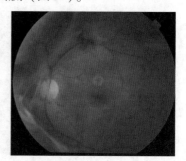

图 35　右眼眼底彩照　　　　　图 36　左眼眼底彩照

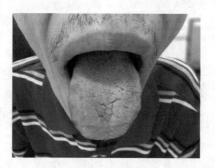

图 37　舌象

【诊治思路】2 型糖尿病性视网膜病变属于"消渴目病"范畴，是因消渴日久所致。《秘传证治要诀及类方》指出："三消得之气之实血之虚也，久久不治，气极虚……三消久之，精血既亏，或目无所见。"后世医家也观察到糖尿病病程越长，糖尿病性视网膜病变的发生率就越高。张梅芳教授认为，糖尿病性视网膜病变的主要病机为阴虚内热→气阴两虚→阴阳两虚，而血瘀、痰湿是眼底病变发展过程中的重要兼证。根据眼底病变的辨证，一般认为，眼底出血及微动脉瘤为瘀血的表现，渗出物为痰湿之征，视网膜水肿则为水湿上泛于目，新生血管和纤维增殖乃为痰瘀互结。此出血与致瘀生痰之因为何？盖因血液的运行有赖于气的推动、温煦和固摄，还需血液的充足，而血属阴，故不论是阴虚还是阳气不足，皆可导致出血及瘀血。"血积既久，亦能化为痰水"，痰湿停滞又会加重血液瘀滞，终致痰瘀互结。由此可知，本病为本虚标实之证。按照"治病求本""标本兼治"等治则，应用整体辨证，找到出血及生痰致瘀之因，采用滋阴补肾，或益气滋阴，或益气养阴、补肾壮阳之法。结合局部辨证，寻其标实之所在，或予活血止血、养血活血，使血止而不留瘀；或予消瘀祛痰、软坚散结；或再兼以健脾消积之法；黄斑病变明显者，再加健脾消积之品。

糖尿病性黄斑水肿是由黄斑区局部毛细血管内屏障及色素上皮外屏障功能损害导致的液体渗漏所引起，一般分为局限性和弥漫性两大类。局限性水肿主要以非囊样水肿为主（亦有局限性囊样水肿），由局部血管病变引起的浆液性、脂质性或出血性渗漏造成。弥漫性水肿通常在早期表现为非囊样性，但后期多会发展为囊样水肿，这是黄斑区内外屏障受损的综合结果。

张梅芳教授认为，糖尿病性视网膜病变导致黄斑水肿的病机与"血与水本不分离"及"血积既久，亦能化为痰水"的理论相关，即与肺、脾、肾三脏的功能失调密切相关。水为至阴之物，其根本在于肾的调节；水的气化依赖于气的推动，其表现在肺；而脾则能制约水的积聚，防止其过盛。黄斑色黄居中，亦与脾的功能相关，这是黄斑易发生水肿的中医解释。在治疗上，张梅芳教授根据患者的常见证型，分别采用益气养阴、祛痰利水或温阳利水的药物，同时配合低能量激光光凝，以促进黄斑水肿及渗出物的吸收。这种综合疗法既能减少激光对黄斑区组织的损伤，又能发挥中药整体调节的优势。根据糖尿病性视网膜病变的主要病机特点，治疗应以益气养阴、补益肝肾为本，同时辅以活血化瘀、利湿除痰之法，以标本兼治。

糖尿病性视网膜病变新生血管的发生与出血是疾病进入增殖期的主要病理改变。张梅芳教授认为，瘀血阻络是视网膜新生血管发生发展的重要病机。糖尿病初起时，阴虚燥热，久则伤气伤津，导致气阴两虚，津亏液少，血液黏滞不畅；气虚推动无力，血行迟缓涩滞；瘀血郁久化热，又可伤津耗气，形成恶性循环。瘀阻眼络，血不循经而渗漏，造成视网膜的水肿及出血。瘀血阻络，痰湿蕴结，视网膜微循环失其常度，则变生新生血管。

在治疗糖尿病性视网膜病变眼底出血时，应当明确眼底出血仅是疾病的一种症状。其治疗不能离开对糖尿病性视网膜病变本身的综合治疗。既不能见血止血，也不能一概使用活血化瘀，必须根据出血的形态及机理，制定个性化的治疗方案。在单纯期，可在养阴清热或益气健脾的基础上，化瘀止血；增殖前期以养阴化瘀或健脾渗湿为法，治疗视网膜出血、水肿；增殖期则止血化瘀、软坚散结，以减轻出血及增殖性改变，同时可作为全视网膜光凝或玻璃体切割术的辅助治疗。

在使用活血化瘀药物时，既要注意"活血而不妄行"，避免滥用峻烈、活血、破血之品，以防造成新的出血，又要考虑"止血而不留瘀"，不可过用止血药，以免瘀血停滞。需做到"活而不破血，止而不留瘀"，多用化瘀止血、养血活血之药，如生地黄、赤芍、生蒲黄、茜根、三七、丹参、桃仁、红花、泽兰、茺蔚子、郁金等。止血时，宜多用凉血止血药，但不宜过于寒凉，一般可选用旱莲草、仙鹤草、白及、白茅根、血余炭、大小蓟、藕节等。活血化瘀药的应用宜早。在单纯期时，可适量加入少量养血活血药，如生地黄、丹参、当归等，以降低血黏度，改善眼底局部的微循环，延缓疾病的发展。在增殖前期和增殖期，加用活血止血药，如生蒲黄、仙鹤草、茜根、白及、丹参等，不仅不会导致再出血，还能避免止血留瘀的弊端。后期无新鲜出血时，可在益气养阴、补肾明目的基础上，少佐活血化瘀、软坚散结之品，如瓦楞子、浙贝、昆布、海藻、地龙干等，以进一步促进眼底病变的康复。

张梅芳教授认为，DR 的发生以阴虚燥热或脾虚气弱为本。素体阴虚或情志失调，劳伤过度导致运化失司，久病穷必及肾，水不济火，进而致气阴两虚。虚火伤络动血，或气虚统摄无权，导致血溢脉外，出现微血管瘤、视网膜出血、新生血管等症状。在 DR 的发展过程中，始终伴随着血液微循环障碍。张梅芳教授将消渴病程发展规律概括为阴虚燥热→气阴两虚→阴阳两虚的发展过程，其中虚证为本。燥热耗伤阴津，而津液为气运行的载体之一，津液耗散，气无所依附，导致气阴两虚；阴损及阳，气属阳，气虚日久即阳虚，疾病后期可见阴阳两虚。由于"运血者，即是气"，气虚则无力推动血行，易产生瘀血病变；又因气虚致气化受阻，引起津液的输布、排泄障碍，易形成痰湿等病理产物。综上，血瘀及痰浊之邪可贯穿于消渴病变的全过程，故消渴总的病机仍以"本虚标实"为纲。

在此病例中，张梅芳教授强调应从全身脏腑、气血辨证，并注意眼局部辨证；在治疗中需密切关注患者舌脉、证型的变化。糖尿病患者病情日久，后期若出现面色㿠白、畏寒怕冷等肾阳亏虚的症状，务必注意后期温补肾阳。此外，眼科血证，特别是眼底血证，治疗周期长，需与患者及时沟通，建立良好的依从性。消渴目病的发病部位在视衣，因患者年老，全身五脏六腑之精气不能上濡于目，患者神膏失去濡养，出现飞蚊症，并视物模糊。治疗时予以凉血止血、化瘀明目之法，方拟生蒲黄汤加减。待患者眼底出血症状改善后，再拟痰瘀互结为法继续治疗。

另外，疾病后期，患者若出现面色㿠白、畏寒怕冷的表现，提示糖尿病患者已出现肾阳亏虚的症状，此时可加用熟附子以温补肾阳，患者症状改善明显，眼底出血未见进一步加重。本例患者在诊治过程中，未接受常规玻璃体腔药物注射及玻璃体切割手术，仅使用中药治疗，眼底出血及渗出大部分吸收，视力提升，并能够多年维持良好的视功能，显示出中医药在糖尿病性视网膜病变中的显著治疗效果。

医案 58

【临床资料】许某，女，74 岁，因"双眼视力模糊 50 余年"来我院门诊治疗。高度近视史，视网膜色素变性史，否认糖尿病、高血压、心脏病等重大内科疾病病史。1999 年双眼曾行白内障手术治疗。双眼视野呈管状。

中医诊断：高风内障（肝肾亏虚）。

西医诊断：①视网膜色素变性（双眼）。②人工晶状体眼（双眼）。③视神经萎缩（双眼）。

【诊治经过】

一诊：2011年9月15日。

视力：右眼0.4，左眼0.6。双眼轻度充血，双眼人工晶状体正位透明，双眼底视盘色淡，边缘清，后极部视网膜广泛萎缩灶，中心光不清，散瞳后见周边部视网膜散在色素沉着。纳眠可，二便调。舌暗红，苔薄白，脉细。

辨证：肝肾亏虚。

治法：益气养阴，补肾明目。

方药：益眼明方加减。

党参30g，麦冬15g，五味子5g，陈皮15g，法半夏15g，白术15g，茯苓15g，益母草15g，炙甘草10g，乌豆衣15g，蕤仁15g，制何首乌15g，枸杞子15g，细辛3g。水煎服，日1剂，共90剂。

张梅芳教授认为，患者病位在视衣，由于先天禀赋不足，视衣及目系不能得到濡养，从而导致本病。张梅芳教授强调，对此患者需要注重益气养阴、补肾养血的治疗方法。

二诊：2011年12月15日。

双眼视物转清。视力：右眼0.5，左眼0.6。双眼底检查同前。纳眠可，二便调。舌暗红，苔薄白，脉细。

党参30g，麦冬15g，五味子5g，陈皮15g，法半夏15g，苍术15g，枳实5g，炙甘草10g，竹茹15g，泽兰15g，瓦楞子30g，三七10g，蒺藜15g，密蒙花15。水煎服，日1剂，共90剂。

张梅芳教授认为应采用益气养阴、补肾明目的治法，鉴于原方化痰药物力度不够，故去白术、茯苓、乌豆衣、蕤仁、制何首乌、枸杞子等，加竹茹、泽兰、瓦楞子、枳实、三七，以加强活血化瘀、化痰散结的功效。

三诊：2012年3月15日。

双眼视物转清。视力：右眼0.5，左眼0.6。双眼眼底检查同前。纳眠可，二便调。舌暗红，苔薄白，脉细。

张梅芳教授认为治疗有效，守方治疗。张梅芳教授认为患者先天禀赋不足，加淫羊藿10g温肾阳以明目。患者后天不足，加山药15g以健脾益气。水煎服，日 1 剂，共 90 剂。

四诊：2012 年 6 月 14 日。

眼部情况稳定。视力：右眼 0.5，左眼 0.6。双眼眼底检查同前。畏寒，腰痛，咳嗽，气喘无力。纳眠可，大便干结、次数多。舌质淡胖，舌苔薄黄，脉细。

辨证：脾阳虚证。

治法：温中健脾。

方药：益眼明方合附子理中丸加减。

党参 30g，麦冬 15g，五味子 5g，蒺藜 15g，密蒙花 15g，蕤仁 15g，枸杞子 15g，制何首乌 15g，乌豆衣 15g，防风 5g，知母 10g，细辛 3g，益母草 30g，三七 10g，有瓜石斛 15g，熟附子 10g，淫羊藿 15g，葛根 30g。水煎服，日 1 剂，共 30 剂。

张梅芳教授认为患者腹部不适，纳可，大便次数多，考虑为脾阳虚证，清阳不升。因中阳不足，阴寒内盛，脘腹急暴疼痛，得温痛减，遇冷更甚。《景岳全书·泄泻》言："脾弱者，因虚所以易泻，因泻所以愈虚。盖关门不固，则气随泻去，气去则阳衰，阳衰则寒从中生。"治当调理元气，温中健脾。待元气充足，脾阳来复，其泻即止。故加用熟附子以加强温补肾阳，加用葛根以升提清阳，使精气上濡于目。

【诊治思路】高风内障是以夜盲和视野日渐缩窄为主症的眼病。其记载以《太平圣惠方》为早，又名"高风雀目"。《原机启微》称为"阳衰不能抗阴之病"。本病具有遗传倾向，多于青少年时期发病。一般双眼罹患，病程漫长，日久则成青盲，或瞳内变生翳障。本病相当于西医学之视网膜色素变性。

张梅芳教授认为患者诊断明确，属于遗传性眼底病，多是由于先天禀赋不足引起的，治疗多从补益肝肾入手。本例患者肝肾亏虚，并出现阳虚的症状，治疗时应该在补益肝肾的基础上，加用附子和淫羊藿以温补肾阳，但是使用时间不宜太长。因本病以肝肾阴虚为本，眼部需要阴精的滋养，若使用温阳药物太久，会伤及阴精，从而加重病情，在治疗中一定要注意阶段性治疗。

医案 59

【临床资料】张某，男，29岁，因"右眼突然视朦两个月"于外院就诊，考虑为右眼视网膜静脉阻塞，经激素玻璃体腔注射治疗，以及口服复方血栓通胶囊，效果不明显，后转至张梅芳教授门诊治疗。

中医诊断：暴盲（气滞血瘀）。

西医诊断：视网膜中央静脉阻塞（右眼）。

【诊治经过】

一诊：2013年5月16日。

视力：右眼0.1，左眼1.0（自镜）。双眼结膜无充血，角膜透明，前房清，瞳孔3mm，光反射灵敏，前房中轴4CT，周边1/2CT，晶状体透明，右眼眼底视神经乳头边界水肿，散在出血，出血斑浓厚，A∶V=2∶3，黄斑中心光反射不清，渗出。平素劳累，二便正常。舌质有齿印，舌苔微白，脉细。

辨证：气滞血瘀。

治法：健脾益气，活血化痰。

方药：消朦灵方加减。

党参30g，麦冬15g，五味子5g，蒺藜15g，密蒙花15g，茯苓15g，陈皮15g，甘草10g，枳实15g，竹茹15g，泽兰15g，瓦楞子30g，郁金15g，毛冬青30g，仙鹤草30g，三七10g，白及30g。水煎服，日1剂，共21剂。

张梅芳教授认为，患者正值青年，工作劳累，导致脾气虚弱，气机阻滞，进而形成血瘀。当气机运行不畅，受阻较甚时，局部阻滞不通，此称作"气滞"。气滞易致瘀，因为气行则血行，气滞则血瘀。同时，血为气之母，血能载气，因此瘀血一旦形成，必会影响和加重气机郁滞，即所谓"血瘀必兼气滞"。反之，气为血之帅，气机郁滞又能引起局部或全身血液运行不畅，从而导致血瘀气滞、气滞血瘀的恶性循环。

本病例中，张梅芳教授认为患者病情已持续两个月，时间较久，眼底病已进入痰瘀互结证期。治疗时，宜选用张梅芳教授个人经验方，以健脾益气、活血化瘀为主。后期若出现痰邪，则需兼顾化痰散结明目的治法。

方中党参补益气血，常用于气虚气滞所导致的暴盲；五味子、白及益气敛气，常与党参、麦冬配伍使用；仙鹤草在此方中主要取其收敛之义。此外，蒺藜、密蒙花为眼科常用药物，入肝经，能清肝火，适用于肝火上炎或肝经风热所致的视物模糊。泽兰、茯苓、瓦楞子三者配伍，具有除湿通络、活血祛瘀的功效，能行水消肿、消痰化瘀、软坚散结。竹茹可清肝热、化痰饮；毛冬青、三七能活血通脉；陈皮、枳实、郁金则可行气解郁。这些药物在补益气血、疏通散结的基础上，进一步推动气血运行，加强散结之力。

二诊：2013 年 6 月 8 日。

右眼视朦好转。视力：右眼 0.2，左眼 1.0（自镜）。右眼眼底视神经乳头边界水肿，散在出血略减少，A:V = 2:3，黄斑中心光反射不清，渗出。二便正常。舌质有齿印，舌苔微白，脉细。

张梅芳教授认为，患者视力有所提升，治疗有效，守方治疗。但仍见眼底视神经乳头边界水肿，有出血，说明此方虽然见效，但益气活血化瘀、消肿通络仍需一段时间。现代药理研究表明，葛根素能扩张血管，不但能够增加脑及冠状动脉血流量，改善微循环，而且有降血糖作用，可以广泛用于眼底出血、缺血性病变，故上方加葛根 30g。水煎服，日 1 剂，共 60 剂。

三诊：2013 年 8 月 15 日。

右眼视朦好转。视力：右眼 0.4，左眼 1.0（白镜）。右眼眼底视神经乳头边界水肿，散在出血略减轻，A:V = 2:3，黄斑中心光反射不清，渗出。二便正常。舌质有齿印，舌苔微白，脉细。

张梅芳教授认为，治疗有效，守方治疗。加黄芪 30g，以益气活血通络。水煎服，日 1 剂，共 7 剂。

【诊治思路】本病例采取的中医分期及相应治疗原则，可追溯到《血证论》所提出的"止血、消瘀、宁血、补虚"治疗原则。在出血期，止血自然是首要任务，但止血的同时应避免留瘀。正如《血证论》所言："凡治血者，必先驱瘀为要。"因此，此期的治疗原则应为止血兼以活血。方中以生蒲黄汤为主方来止血，同时，应适当辅以三七、牡丹皮等活血药物，力求达到"止血不忘瘀，止血不留瘀"的效果。

进入瘀血期后，活血化瘀成为首要治则。然而，大剂量使用活血化瘀药物可能增加再出血的风险。从西医角度看，视网膜静脉阻塞患者的血液黏度通常较正常人高。张梅芳教授多年的临床诊疗经验表明，经过活血化瘀治疗后，视网膜静脉阻塞患者的血黏度会明显下降，甚至降至正常以下，全血高切黏度的降低尤为明显。但血液过度稀释会导致单位面积的红细胞减少，携氧能力下降，这可能加重局部缺血缺氧状态，恶化视网膜微环境，从而影响病变的修复。同样，单位面积的血小板和凝血因子减少本身即是一种病理状态，存在再次出血的风险。因此，瘀血期的治疗原则是以活血为主，同时兼顾收摄。

鉴于本病例患者病程较长，已进入到痰瘀互结证期，张梅芳教授选择了个人经验方进行治疗，旨在健脾益气、化瘀明目，临床疗效显著。

医案 60

【临床资料】吴某，女，57 岁，因"右眼视朦 1 个月"来我院张梅芳教授门诊治疗。患者曾于外院就诊，OCT 检查提示黄斑囊样水肿，外院FFA 提示右眼分支静脉阻塞，胃炎病史。

中医诊断：暴盲（气滞血瘀）。

西医诊断：①视网膜分支静脉阻塞（右眼）。②黄斑水肿（右眼）。

【诊治经过】

一诊：2013 年 1 月 15 日。

视力：右眼 0.12（不能矫正），左眼 0.8。双眼结膜无充血，角膜透明，前房清，瞳孔 3mm，光反射灵敏，前房中轴 4CT，周边 1/2CT，晶状体透明，眼底视神经乳头边界清楚，C/D = 0.3，A:V = 1:2，右眼黄斑上方散在出血，淡黄色渗出，黄斑水肿，左眼黄斑中心光存在，未见出血、渗出。口干舌燥，二便正常。舌质淡红，苔薄白，脉弦细。

辨证：气滞血瘀。

治法：行气祛滞，活血化瘀。

方药：消朦灵方加减。

党参 30g，麦冬 15g，五味子 5g，蒺藜 15g，密蒙花 15g，茯苓 15g，陈皮 15g，甘草 10g，枳实 15g，竹茹 15g，泽兰 15g，瓦楞子 30g，郁金 15g，毛冬青 30g，仙鹤草 30g，三七 10g，川芎 10g。水煎服，日 1 剂，共 30 剂。

张梅芳教授认为，视络闭阻型的暴盲多因患者情志不舒，肝郁气滞而导致血瘀；或因暴怒伤肝，气血逆乱，上壅窍道，致目中脉络阻塞。瘀血阻络，津液不行，致视网膜水肿；血不循经，泛溢络外，故视网膜上大量出血。气滞血瘀，头部血流不畅，则头晕头痛，脉弦或涩，皆因肝郁气滞血瘀所致。因此，张梅芳教授在基础经验方之上，多加了川芎。《本草汇言》载："川芎，上行头目，下调经水，中开郁结，血中气药。尝为当归所使，非第治血有功，而治气亦神验也……味辛性阳，气善走窜，而无阴凝黏滞之态，虽入血分，又能去一切风，调一切气。"川芎作为"血中之气药"，辛散温通，既能活血化瘀，又能祛风通络，具有通达气血的功效，故用于治疗气滞血瘀之证。

二诊：2013 年 2 月 16 日。

右眼症状稳定。视力：右眼 0.12（不能矫正），左眼 0.8。右眼黄斑上方散在出血，淡黄色渗出，黄斑水肿。眠差，纳呆，口干舌燥，二便正常。舌质淡红，苔薄白，脉弦细。

辨证：气阴两虚夹瘀虚。

治法：益气养阴，化瘀明目。

方药：益眼明方加减。

党参 30g，麦冬 15g，五味子 5g，蒺藜 15g，密蒙花 15g，蕤仁 15g，枸杞子 15g，制何首乌 15g，乌豆衣 15g，独脚金 15g，黄芪 30g，葛根 30g，丹参 30g，合欢花 30g，三七 10g，泽兰 15g。水煎服，日 1 剂，共 30 剂。

蕤仁、枸杞子、制何首乌、乌豆衣是张梅芳教授常用的药物组合。蕤仁、枸杞子滋补肝肾、益精明目，制何首乌补益精血，乌豆衣能养血补肾祛风。这些滋养肝肾的药物组合，补肝肾、益精血，以养肝明目。黄芪与丹参、党参配伍，加强补益气血的功效；葛根与麦冬同用，滋阴、清虚火，加之以合欢花，在滋阴、清虚火的基础上，安神助眠，改善患者睡眠质量差的问题。独脚金清热消积；泽兰活血祛瘀，又能利水消肿，在此方中对瘀血阻滞、水瘀互结之眼底水肿尤为适宜。三七甘、微苦，性温，入肝经血分，功善止血，又能化瘀生新，有止血不留瘀，化瘀不伤正的特点，对人体内外各种出血，无论有无瘀滞，均可应用，尤以有瘀滞者为宜。根据此方我们可以看出，张梅芳教授对待气滞血瘀所致的视络闭阻型的暴盲有一套独特的心得，在行气活血、散结利水的基础上，加以滋补肝肾、益精明目，兼微清虚火。

三诊：2013 年 3 月 19 日。

右眼症状稳定。张梅芳教授认为，治疗有效，守方治疗。水煎服，日 1 剂，共 14 剂。

四诊：2013 年 4 月 2 日。

右眼视朦好转。视力：右眼 0.2，左眼 1.2。右眼黄斑上方散在出血，淡黄色渗出，黄斑区出血斑，黄斑水肿减轻。患者仍有口干，眠差。咳嗽，痰少许，色黄白。二便正常。舌质淡红，苔燥黄，脉弦细。

辨证：气滞血瘀，肺阴亏虚。

治法：行气祛瘀，补血养阴，兼化痰止咳。

方药：消朦灵方加减。

党参30g，麦冬15g，五味子5g，蒺藜15g，密蒙花15g，茯苓15g，陈皮15g，甘草10g，枳实15g，竹茹15g，泽兰15g，瓦楞子30g，郁金15g，毛冬青30g，仙鹤草30g，三七10g，瓜蒌皮10g，天竺黄10g。水煎服，日 1 剂，共 21 剂。

患者视力逐渐提升。因患者仍有黄斑上方淡黄色渗出，兼有表邪，并有黄白色痰，恐滋腻太过，留邪、助邪，张梅芳教授在基础方之上进行加减，去掉了薏仁、枸杞子、制何首乌、乌豆衣这组药。患者来诊时，偶感风寒，咳嗽，且有黄白色痰，提示体中有热。毛冬青、瓜蒌皮、天竺黄三味药主治咳嗽、痰少、难咳出。其中，毛冬青主治风热感冒，肺热喘咳；瓜蒌皮甘寒而润，善清肺热、润肺燥，化热痰、燥痰，用以治疗痰热阻肺证，如咳嗽痰黄、质稠难咯；天竺黄清热化痰、清心定惊，既可以化痰，亦可以助眠。

五诊：2013 年 4 月 25 日。

右眼视力稳定。视力：右眼 0.2，左眼 1.2。右眼黄斑上方散在出血，淡黄色渗出，黄斑区出血斑、水肿减轻。患者仍有口干，眠差。稍有咳嗽，痰少许，色黄白。二便正常。舌质淡红，苔燥，脉弦细。

张梅芳教授认为，治疗有效，守方治疗。患者咳嗽好转，故去瓜蒌皮、天竺黄，加葛根30g、大腹皮15g。葛根以滋阴，让黏稠难咳出的痰，免受火热的熏灼，同时清热滋阴、滋养肝肾。对于大腹皮，《本草经疏》曰："方龙潭曰，主一切冷热之气上攻心腹，消上下水肿之气四体虚浮，大肠壅滞之气二便不利，开关膈痰饮之气阻塞不通，能疏通下泄，为畅达脏腑之剂。"可见大腹皮可以"开关膈痰饮之气阻塞不通"，有加快消散眼底水肿之功，兼有痰液排除之势。水煎服，日1剂，共5剂。

六诊：2013年5月30日。

右眼视力稳定。视力：右眼0.2，左眼1.2。右眼黄斑上方散在出血，淡黄色渗出，黄斑区出血斑、水肿减轻。患者仍有口干，眠差好转。咳嗽，痰少许，色黄白。二便正常。舌质暗红，舌苔燥黄，脉弦。

辨证：肝肾阴虚，兼夹血瘀。

治法：滋阴补肾，化瘀明目。

方药：益眼明方加减。

党参30g，麦冬15g，五味子5g，蒺藜15g，密蒙花15g，薤仁15g，枸杞子15g，制何首乌15g，乌豆衣15g，防风5g，知母10g，细辛3g，郁金15g，柴胡10g，白芍30g，三七10g，丹参30g。水煎服，日1剂，共30剂。

张梅芳教授主张在渗湿利湿、行气通滞的同时，分阶段地给予补益肝肾、补益气血之品。在此阶段，张梅芳教授再次使用了薤仁、枸杞子、制何首乌、乌豆衣的药物组合，以滋补肝肾；少量的防风作为引经药，将滋补之药效引入肝经，以求达到散精明目的效果。方中知母性甘寒，质润，能泻肺火、滋肺阴、滋肾阴，可用来治阴虚内热。白芍养血柔肝，主治血虚阴亏、肝阳偏亢。少量细辛性善走窜，能开目窍，通玄府，常于平肝息风药中加入本品，以开通玄府。三七与丹参配伍，有活血化瘀之功。

七诊：2013年7月11日。

右眼视朦好转。视力：右眼0.25^{+1}，左眼1.2。右眼黄斑上方散在出血、渗出减少，黄斑区出水肿减轻。患者仍有口干，眠差好转。无咳嗽。二便正常。舌质暗红，舌苔燥黄，脉弦。

辨证：水轮痰瘀互结。

治法：化痰散结，益气养阴。

方药：消朦灵方加减。

党参30g，麦冬15g，五味子5g，蒺藜15g，密蒙花15g，茯苓15g，法半夏15g，陈皮15g，甘草10g，蒲黄10g，枳实15g，竹茹15g，泽兰15g，瓦楞子30g，黄药子10g，郁金15g，毛冬青30g，仙鹤草30g，三七10g，川芎10g。水煎服，日1剂，共7剂。

患者的右眼视力有了提升，证明张梅芳教授的病机分析准确，治则治法符合病情。另外，患者眠差亦有好转的表现。张梅芳教授在滋补肝肾、化瘀明目后，转为化痰散结、益气养阴为法，方用经验方——消朦灵方加减。加用黄药子以化痰散结消瘿，对于视网膜新生血管也能起到抑制作用。

八诊：2013 年 10 月 24 日。

患者症状稳定，张梅芳教授予以守方治疗。

九诊：2014 年 1 月 4 日。

右眼视朦好转。视力：右眼 0.25^{+1}，左眼 1.2。右眼黄斑上方散在少量出血、渗出减少，黄斑区水肿减轻。有时头晕。无咳嗽。口干，纳差，眠差好转。二便正常。舌质暗红，舌苔薄白，脉细。

辨证：肝肾阴虚，兼夹血瘀。

治法：滋阴补肾，化瘀明目。

方药：益眼明方加减。

党参30g，麦冬15g，五味子5g，蒺藜15g，密蒙花15g，薤仁15g，枸杞子15g，制何首乌15g，乌豆衣15g，防风5g，知母10g，细辛3g，丹参30g，合欢花15g，黄芪30g，郁金15g。水煎服，日 1 剂，共 30 剂。

张梅芳教授认为，患者病至后期阶段，正气已伤，痰瘀共存，虚实夹杂，故此期的治则是益气养阴、滋补肝肾、散瘀化痰。由于气虚无力推动血液运行，常表现为血浆黏度变化，导致血液流动缓慢等血流动力学、血液流变学诸方面的改变。具体来说，血浆黏度变化主要表现为血液黏稠度增高，使得血行缓慢，易于形成血栓。益气的药物可使元气旺盛，气旺则可以生津。因津液作为血液的组成部分，有助于血液的流畅，因此津液充足时，能够进入脉管，稀释血液，降低血液的黏稠度，从而促进血液运行。张梅芳教授在此方中加入细辛、黄芪以补气，同时运用知母、麦冬、丹参、党参来补益气血。

十诊：2014 年 3 月 18 日。

右眼视朦 1 个月，复诊好转。视力：右眼 0.3^{-2}，左眼 1.2。右眼黄斑上方散在出血吸收，淡黄色渗出，黄斑区出血斑减少，黄斑水肿减轻。有时头晕，口干。眠差好转，纳可，二便正常。舌质暗红，舌苔薄白，脉细。

张梅芳教授认为，患者目前效果明显，继续守方。水煎服，日 1 剂，共 7 剂。

【诊治思路】对于本病例，张梅芳教授认为，瘀血期的治则是活血为重、兼顾收摄；后期阶段，正气已伤，痰瘀共存，虚实夹杂，故治则是扶助正气、软坚散结、散瘀化痰。张梅芳教授采用消朦灵方为基础，主要作用是软坚散结。同时，该方也为破血逐瘀之佳品，并间断配合使用益眼明方加减治疗。活血化瘀是其本质，但又不忘用健脾益气为法，做到"祛邪不忘正虚"，攻补兼施，综合考虑虚实本质的关系。

医案 61

【临床资料】郭某，男，61 岁，因"左眼视物不清两个月"就诊。患者 2012 年 5 月 1 日突然出现左眼中央暗影及飞蚊，于当地医院就诊，考虑为玻璃体积血，服用中药半个月，症状无明显改善，从汕头至张梅芳教授处就诊。否认糖尿病、高血压、脑梗死、心脏病等病史。

中医诊断：暴盲（气滞血瘀夹湿热）。

西医诊断：玻璃体积血（左眼）。

【诊治经过】

一诊：2012 年 5 月 15 日。

视力：右眼 1.0，左眼 FC/20cm（不能矫正）。NCT：右眼 11.7mmHg，左眼 9.7mmHg。左眼结膜充血（－），角膜透明，前房清，KP（－），AF（－），瞳孔直径约 3mm，光反射灵敏，晶状体透明，玻璃体混浊，左眼眼底前置镜下可见周边视网膜血管，下方及视盘前方混浊，增殖。左眼 B 超检查提示左眼玻璃体混浊，排除视网膜脱离。眼底彩照提示玻璃体混浊，隐约可见视网膜（图 38）。纳可，眠可。舌质淡，苔黄微腻，脉弦滑。

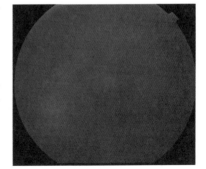

图 38　左眼眼底彩照

辨证：气滞血瘀夹湿热。

治法：止血化瘀，散结清热。

方药：黄连温胆汤加减。

法半夏 15g，陈皮 15g，竹茹 15g，枳实 15g，茯苓 15g，甘草 10g，黄

连 10g, 桃仁 10g, 红花 10g, 毛冬青 30g, 仙鹤草 30g, 白及 15g, 三七 10g, 栀子 10g。水煎服, 日 1 剂, 共 3 剂。

消朦片 2.5g tid po。

张梅芳教授予以黄连温胆汤加减, 加用活血化瘀及清热药物。建议患者玻璃体腔注药及玻璃体切割术, 患者拒绝, 要求中医治疗。

二诊: 2012 年 5 月 19 日。

治疗 3 天后, 左眼视朦好转。视力: 右眼 1.0, 左眼 0.02。左眼玻璃体混浊减轻, 左眼眼底前置镜下可见周边视网膜血管, 下方及视盘前方混浊, 增殖。纳可, 眠可。舌质淡, 苔黄微腻, 脉弦滑。

张梅芳教授认为, 治疗有效, 守方治疗, 加郁金 10g, 以加强行气活血之力。水煎服, 日 1 剂, 共 14 剂。

三诊 (2012 年 6 月 9 日)、四诊 (2012 年 6 月 23 日)。

患者续服上方后复诊。左眼视力转清, 飞蚊减少。视力: 右眼 1.0, 左眼 0.02。左眼玻璃体混浊减轻, 左眼眼底前置镜下可见周边视网膜血管, 黄斑下方及视盘前方混浊、增殖。纳可, 眠可。舌质淡, 苔黄微腻, 脉弦滑。

张梅芳教授认为, 治疗有效, 守方治疗, 加水蛭 10g, 以加强活血之力。水煎服, 日 1 剂, 共 14 剂。

五诊: 2012 年 7 月 10 日。

左眼视力提高至 0.04。予以散瞳, 前置镜下检查提示玻璃体混浊减轻, 黄斑下方视网膜可见淡黄色渗出。张梅芳教授认为, 治疗有效, 继续守方治疗。水煎服, 日 1 剂, 共 30 剂。

六诊: 2012 年 8 月 9 日。

左眼视力稳定。左眼视力 0.04。散瞳, 前置镜下检查提示玻璃体积血基本吸收, 黄斑区视网膜下暗红色出血斑, 黄斑区下方见视网膜下渗出及水肿, 中心凹光反射不清 (图 39)。外院 OCT 检查提示黄斑区神经上皮水肿, 色素上皮下团状高反射 (图 40、图 41)。纳可, 眠可。舌质淡, 苔薄黄微腻, 脉弦滑。

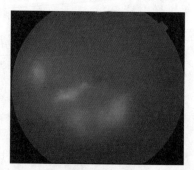

图 39　左眼眼底彩照

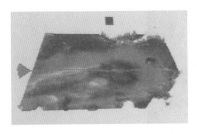

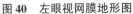

图 40　左眼视网膜地形图

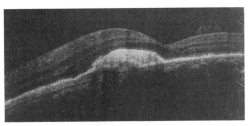

图 41　左眼 OCT

张梅芳教授认为，治疗有效，守方治疗，加茜草 15g，以改善血液循环。水煎服，日 1 剂，共 60 剂。

七诊：2012 年 10 月 20 日。

患者视力提升，症状改善。左眼视力 0.2，玻璃体混浊基本吸收，眼底黄斑水肿减轻，暗红色出血斑较前吸收，黄斑区下方淡黄色渗出（图 42）。纳可，眠可。舌质淡，苔薄黄腻，脉弦滑。

张梅芳教授认为，治疗有效，守方治疗。水煎服，日 1 剂，共 30 剂。

八诊：2012 年 11 月 24 日。

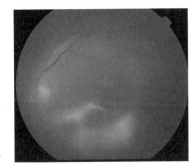

图 42　左眼眼底彩照

患者视力提升，症状改善。左眼视力 0.4，玻璃体混浊基本吸收，眼底黄斑水肿减轻，暗红色出血斑吸收，黄斑下方淡黄色渗出（图 43 ~ 图 45）。纳可，眠可。舌质淡，苔薄黄腻，脉弦滑。

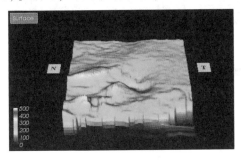

图 43　左眼视网膜地形图

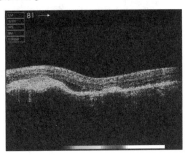

图 44　左眼 OCT

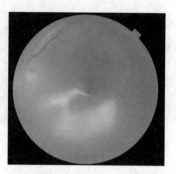

图 45　左眼眼底彩照

张梅芳教授根据效不更方的原则，继续予消朦灵方加减，以活血化瘀、散结明目。水煎服，日1剂，共90剂。

九诊：2013年2月26日。

患者视力稳定。左眼视力0.4，玻璃体混浊基本吸收，眼底较前清晰，黄斑水肿减轻，暗红色出血斑吸收，黄斑区下方淡黄色渗出减少（图46~图48）。张梅芳教授根据效不更方的原则，继续予消朦灵方加减，以活血化瘀、散结明目。水煎服，日1剂，共90剂。

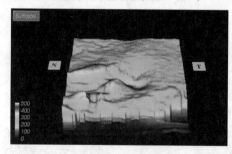

图46　左眼视网膜地形图

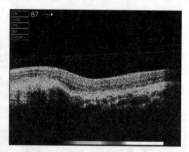

图47　左眼 OCT

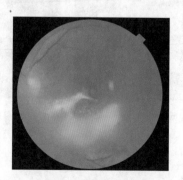

图48　左眼眼底彩照

十诊：2013 年 10 月 17 日。

患者视力提升，症状改善。左眼视力 0.6，眼底出血完全吸收，眼底较前清晰，黄斑区下方淡黄色渗出基本吸收（图 49～图 51）。张梅芳教授继续予以消朦片 2.5g tid po、益眼明口服液 10mL tid po。

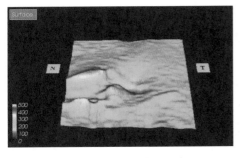

图 49　左眼视网膜地形图

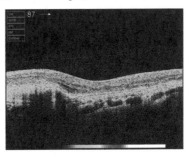

图 50　左眼 OCT

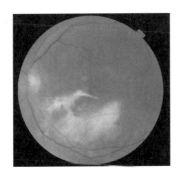

图 51　左眼眼底彩照

随访：2014 年 6 复查，左眼视力提升至 0.8，未出现反复。张梅芳教授继续予以消朦片、益眼明口服液。

【诊治思路】本病是由黄斑区息肉状脉络膜血管病变（PCV）出血导致的。根据患者舌质淡、苔黄微腻、脉弦滑的特点，诊断为气滞血瘀夹湿热之证。治疗重点应放在止血化瘀、散结清热上。经过治疗，患者症状逐渐改善。由于治疗周期较长，因此在治疗过程中，应与患者保持沟通，建立良好的医患关系。由于病情较久，治疗中应加用利水消肿的药物，以强化活血化瘀的效果。例如，水蛭味咸、苦，性平，有毒，归肝、膀胱经，能够祛瘀通经消癥，适用于血滞经闭、癥瘕结块及跌仆伤痛等证。但需注意，水蛭活血作用较强，治疗不宜使用过久。

在患者的治疗中，应注意初期以止血散瘀为主，中期则以活血化瘀为用，甚至可考虑使用破血散瘀药物。同时，治疗中也需重视全身辨证。治疗早期应着重对出血病因的治疗，以消除致病的诱因。后期则宜采用补法，以达到填精明目的效果。此外，在治疗过程中还应遵循"止血、消瘀、宁血、补虚"的治疗原则。

张梅芳教授特别强调顾护脾胃，在长期服用中药的过程中，应时刻关注患者脾胃的功能。特别是活血化瘀散结的药物，若服用时间较久，容易损伤脾胃，影响其运化功能。此外，在治疗中要注意阶段性地使用补益药物，并在后期加入补益肝肾、填精明目的药物，以促进视力的提高。患者视力在提高的过程中，不是一直在提升，可能会出现平台期，再经过一定时间药效的积累后，患者的视力会再次提高。

医案 62

【临床资料】赖某，女，57 岁，因"右眼视物模糊 1 月余"就诊。患者 2010 年 8 月下旬右眼突然视朦，一直未就诊，至 2010 年 10 月 8 日，患者于外院眼科中心就诊，外院 B 超：右眼玻璃体混浊。视网膜脱离？网膜下积血声像，考虑右眼玻璃体积血，建议手术。患者拒绝手术，要求中医治疗。否认糖尿病病史，平时血压高，服用药物控制。

中医诊断：暴盲（痰瘀互结）。

西医诊断：玻璃体积血（右眼）。

【诊治经过】

一诊：2010 年 11 月 13 日。

右眼视力指数/30cm（不能矫正）。右眼结膜无充血，角膜透明，前房清，瞳孔 3mm，光反射灵敏，玻璃体血性混浊，眼底窥不清。头晕。舌质暗红，苔薄白，脉弦。

辨证：痰瘀互结。

治法：止血化瘀，化痰散结。

方药：消朦灵方加减。

党参 30g，麦冬 15g，五味子 5g，蒺藜 15g，天麻 15g，茯苓 15g，法半夏 15g，陈皮 15g，甘草 10g，枳实 15g，竹茹 15g，泽兰 15g，瓦楞子 30g，郁金 15g，蒲黄 15g（包煎），仙鹤草 30g，益母草 15g，三七 10g。水煎服，日 1 剂，共 3 剂。

张梅芳教授选用消朦灵方，加蒲黄以加强止血散瘀之力。

二诊：2010 年 11 月 16 日。

右眼视物转清。右眼视力 0.1（不能矫正）。右眼玻璃体混浊减轻，眼底窥不清。头晕。舌质淡红，苔薄白，脉弦。

张梅芳教授认为，治疗有效，予以守方。加白及 30g，加强止血散瘀之功。水煎服，日 1 剂，共 30 剂。患者家在外地，回家乡后一直守方治疗。

三诊：2012 年 10 月 23 日。

右眼视物转清，一直服中药至今。视力：右眼 0.3。右眼玻璃体基本透明，黄斑区渗出，视网膜前增殖膜形成。自觉手脚麻痹。舌质淡红，苔薄白，脉弦。

辨证：肝肾阴虚，痰瘀阻络。

治法：滋补肝肾，化瘀明目。

方药：益眼明方加减。

党参 30g，麦冬 15g，五味子 5g，蒺藜 15g，密蒙花 15g，蕤仁 15g，枸杞子 15g，制何首乌 15g，乌豆衣 15g，防风 5g，知母 10g，细辛 3g，益母草 30g，三七 10g，有瓜石斛 15g。水煎服，日 1 剂，共 30 剂。

张梅芳教授认为，患者使用散瘀、散结药物时间较久，现改用益眼明方，予以滋补肝肾、化瘀明目，加三七和益母草，以加强活血化瘀之功。患者家在外地，回家乡后一直照方治疗。

四诊：2013 年 5 月 9 日。

右眼视物稳定。视力：右眼 0.3。右眼玻璃体基本透明，黄斑区渗出，视网膜前增殖，无水肿。舌质淡，舌苔薄白，脉细。

张梅芳教授认为，患者目前治疗有效，守方治疗。加猫爪草 30g，加强化痰散结之力。水煎服，日 1 剂，共 30 剂。

五诊：2013 年 6 月 9 日。

右眼视物转清。视力：右眼 0.4。右眼玻璃体基本透明，黄斑区渗出，视网膜皱褶，无水肿（图 52）。舌质淡，舌苔薄白，脉细。

张梅芳教授认为，患者为治疗后期，继续以补益肝肾、填精明目为法。加黄芪 30g，石菖蒲 10g，加强益气及开窍之功。水煎服，日 1 剂，共 7 剂。

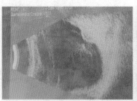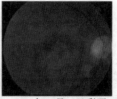

2010年10月8日B超：玻璃体混浊，视网膜下积血　　　2012年10月23日彩照

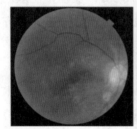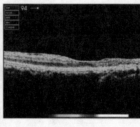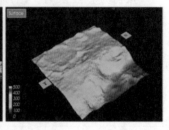

2013年5月9日彩照、OCT及地形图

图52　右眼 B 超、眼底彩照及 OCT 表现

【诊治思路】本病例患者眼底出血，一直予纯中药治疗，效果显著。患者 2010 年 10 月发病，后到外院就诊，B 超提示玻璃体混浊，考虑视网膜脱离，但眼底检查不清。初期，张梅芳教授认为患者玻璃体混浊，眼底窥不清，考虑活动性出血基本停止，以化痰散结、活血化瘀的药物治疗。后患者一直服用中药治疗，未行手术。根据患者复诊期间的症状，考虑为痰瘀互结，所以张梅芳教授选用消朦灵方，并加用止血散瘀之药物蒲黄，迅速取得效果。后期治疗，半年后瘀血散尽，但是视网膜出现机化膜及黄斑水肿，张梅芳教授主要采用培补正气法及间断化痰散瘀法，使用消朦灵方以化痰散瘀，益眼明方以补益肝肾、填精明目，两方交替使用，达到提高视力的作用。在长时间使用活血化瘀、化痰散结的药物后，会损伤人休正气，容易造成痰瘀之邪不能散去之弊，所以后期一定要服用扶正祛邪的药物，以补益肝肾、填精明目。经过长期治疗，患者眼底彩照提示眼底渗出机化膜也逐渐吸收。

医案63

【临床资料】蒋某，男，39岁，因"右眼视朦、暗影遮挡1个月"来张梅芳教授处就诊。2013年7月19日，患者因为右眼暗影遮挡，至当地医院就诊，考虑视网膜脱离，并行"右眼巩膜外环扎+硅压+放液+C3F8注入术"。术后视物不见，患者焦虑，再至外院眼科中心就诊，当时右眼B超检查：玻璃体混浊、后脱离。否认糖尿病病史。

中医诊断：暴盲（气滞血瘀）。

西医诊断：①玻璃体积血（右眼）。②浆液性视网膜脱离（右眼）。

【诊治经过】

一诊：2013年8月22日。

视力：右眼HM/30cm，不能矫正，左眼0.5。右眼结膜轻度充血，角膜透明，前房清，瞳孔3mm，光反射灵敏，前房中轴3.5CT，周边1/2CT，晶状体透明，玻璃体混浊，眼底窥不见。左眼前段及眼底未见异常。口干，多梦心烦，睡眠差，二便正常。舌尖红，苔微黄，脉数。

辨证：气滞血瘀。

治法：止血化瘀明目。

方药：生蒲黄汤加减。

蒲黄20g，三七10g，仙鹤草30g，毛冬青30g，泽兰15g，瓦楞子30g，郁金15g，密蒙花15g，血余炭15g，白及10g，栀子10g，白茅根30g。水煎服，日1剂，共5剂。

张梅芳教授认为，患者病情处于急性期，以止血为先，以生蒲黄汤加减治疗，并加利水药物，"血水同治"。

二诊：2013年8月27日。

右眼视朦、暗影遮挡好转。视力：右眼FC/30cm（颞侧），左眼0.5。右眼玻璃体血性混浊，眼底窥不见。口干，多梦心烦，睡眠差，二便正常。舌尖红，苔微黄，脉数。

张梅芳教授认为，患者症状好转，继续守方治疗。水煎服，日1剂，共7剂。

三诊：2013年9月3日。

右眼视朦、暗影遮挡好转。视力：右眼FC/30cm（颞侧），左眼0.5。右眼玻璃体血性混浊，眼底窥不见。2013年9月2日复查B超：玻璃体后脱离，混浊减轻。口干，多梦心烦，睡眠差，二便正常。舌尖红，苔微黄，脉数。

辨证：痰瘀互结。

治法：活血化瘀，化痰散结明目。

方药：消朦灵方加减。

党参30g，麦冬15g，五味子5g，蒺藜15g，密蒙花15g，茯苓15g，蒲黄20g（包煎），陈皮15g，甘草10g，枳实15g，竹茹15g，泽兰15g，瓦楞子30g，白及30g，郁金15g，毛冬青30g，仙鹤草30g，三七10g，合欢花30g。水煎服，日1剂，共15剂。

张梅芳教授认为，患者视力开始提高，表明眼底活动性出血基本控制，改用消朦灵方加减以活血化瘀、化痰散结明目，加合欢花以改善睡眠。

四诊：2013年9月17日。

右眼视朦、暗影遮挡好转。视力：右眼0.04（颞侧），左眼0.5。右眼晶状体透明，散瞳后前置镜下玻璃体血性混浊，眼底窥不见。B超提示：右眼玻璃体混浊减轻。口干，多梦心烦，睡眠差，二便正常。舌尖红，苔微黄，脉数。

张梅芳教授认为，患者症状好转，守方治疗。加丹参30g，加强活血化瘀之力。水煎服，日1剂，共10剂。

五诊：2013年9月28日。

右眼视朦、暗影遮挡好转。视力：右眼0.12（颞侧），左眼0.5。右眼晶状体透明，散瞳后前置镜下玻璃体血性混浊，眼底仍窥不见。口干，多梦心烦，睡眠差，二便正常。舌尖红，苔微黄，脉数。

张梅芳教授认为，患者症状好转，守方治疗。水煎服，日1剂，共15剂。

六诊：2013年10月15日。

右眼视朦、暗影遮挡好转，视物转清。视力：右眼0.25^{-1}，左眼0.5。NCT：右眼12.7mmHg，左眼16.2mmHg。右眼晶状体透明，散瞳后前置镜下玻璃体混浊减轻，眼底隐约可窥视网膜血管，较模糊。口干，多梦心烦，睡眠差，二便正常。舌尖红，苔微黄，脉数。

张梅芳教授认为，患者症状好转，守方治疗。水煎服，日1剂，共30剂。

七诊：2013年11月14日。

右眼视力稳定。视力：右眼 0.25^{-1}，左眼 0.5。右眼晶状体透明，散瞳后前置镜下玻璃体混浊，眼底可窥视网膜血管，较模糊。口干，多梦心烦，睡眠差，二便正常。舌尖红，苔微黄，脉数。

张梅芳教授认为，患者症状好转，守方治疗。加猫爪草30g，加强散结之力。水煎服，日1剂，共30剂。

八诊：2013年12月14日。

右眼视物转清，暗影遮挡好转。视力：右眼 0.5，左眼 0.5。右眼晶状体透明，散瞳后前置镜下玻璃体混浊减轻明显，眼底窥见视盘及后极部部分区域，视网膜平伏，周边玻璃体混浊。睡眠差好转，口干，多梦心烦，二便正常。舌质淡红，苔微黄，脉数。

张梅芳教授认为，患者症状好转，守方治疗。水煎服，日1剂，共21剂。

九诊：2014年1月4日。

右眼视力稳定。视力：右眼 0.5^{+}，左眼 0.5。NCT：右眼 12.0mmHg，左眼 14.0mmHg。右眼晶状体透明，散瞳后前置镜下玻璃体混浊减轻明显，眼底窥见视盘及后极部部分区域扩大，视网膜平伏，周边玻璃体混浊。睡眠差好转，口干，多梦心烦，二便正常。夜晚出汗。舌质淡红，苔微黄，脉数。

张梅芳教授认为，患者症状好转，守方治疗。患者夜晚出汗，加浮小麦30g。加法半夏15g，以加强化痰散结之功。水煎服，日1剂，共60剂。

十诊：2018年3月1日。

视力：右眼 0.8，左眼 0.5。NCT：右眼 13.7mmHg，左眼 13.0mmHg。右眼晶状体透明，散瞳后前置镜下玻璃体混浊完全吸收，眼底视网膜平伏，黄斑中心光反射可见，周边视网膜未见裂孔及变性区。

【诊治思路】玻璃体积血常由外伤、内眼手术、视网膜静脉周围炎、视网膜中央静脉阻塞、糖尿病性视网膜病变、血液病等引起。玻璃体内无血管，代谢较低，因此积血吸收缓慢。时日一长，容易形成机化条索，甚至导致牵拉性视网膜脱离。本病在中医学中属于"暴盲""目衄""血灌瞳神"等范畴。

视网膜脱离在中医学中属于"暴盲"范畴，这通常是由于脾肾之气不足所致。当肾气充足时，脾胃得以温养，水液得以正常运化，不会蓄积成患。脾虚则容易产生水湿，水液无法有效运化，可能会积聚在眼内或视网膜下。气虚不固时，视网膜无法紧密贴附于眼球壁，从而导致脱落。因此，采用健脾补肾的药物有助于视网膜下积液的吸收。若进行手术，可能会存在视网膜、脉络膜损伤的风险，进而引发瘀血阻滞的病理现象，产生玻璃体积血。

张梅芳教授认为，本病的病机主要为脾肾两虚、血瘀水停。然而，患者术后若出现焦虑情绪，可能导致肝郁，进而阻碍玻璃体积血的吸收。因此，本病的治疗应着重于健脾益肾、活血利水，以加速术后视网膜下积液的吸收，促进视网膜脱离的复位，从而缩短病程。在治疗的早期阶段，可选用生蒲黄汤，以凉血止血；而在中、后期，则宜选用消朦灵方，以健脾益气、活血利水、化痰散结。在治疗过程中，还需特别注意加用疏肝解郁安神的药物。从本例患者的治疗经过来看，中药对于促进视网膜下积液的吸收及视功能的恢复具有积极作用。因此，在视网膜脱离的围手术期治疗中，中药依然发挥着非常重要的作用。

医案64

【临床资料】黄某，男，39岁，因"左眼视力下降伴视物变形两个月"就诊。2012年8月24日，患者无明显诱因突然出现左眼暗影，视物变形变小，于外院就诊，OCT：左眼黄斑中心凹神经上皮层见团状高反射，RPE（视网膜色素上皮）层反射不均匀，并见散在高反射，脉络膜萎缩，中心凹厚度约380μm。建议玻璃体腔药物注射，患者拒绝，要求中医治疗。高度近视病史。

中医诊断：暴盲（气阴两虚，痰瘀互结）。

西医诊断：①黄斑出血（左眼）。②高度近视性脉络膜视网膜病变（双眼）。

【诊治经过】

一诊：2012 年 10 月 13 日。

视力：右眼 1.0，左眼 0.25（自镜）。NCT：右眼 17.3mmHg，左眼 17.3mmHg。双眼结膜无充血，角膜透明，前房清，瞳孔 3mm，光反射灵敏，前房中轴 4CT，周边 1/2CT，晶状体透明，眼底视神经乳头边界清楚，C/D = 0.3，A:V = 2:3，右眼黄斑中心光存在，未见出血、渗出，左眼眼底黄斑区暗红色出血斑，渗出。睡眠一般，情绪忧虑。舌淡有齿印，舌苔薄白，脉数。

辨证：气阴两虚，痰瘀互结。

治法：益气养阴，化痰散瘀，兼以疏肝。

方药：消朦灵方加减。

法半夏 15g，竹茹 15g，枳实 15g，陈皮 15g，茯苓 15g，瓦楞子 30g，泽兰 15g，毛冬青 15g，仙鹤草 15g，三七 10g，白及 15g，蒺藜 15g，密蒙花 15g，党参 30g，麦冬 15g，五味子 5g，血余炭 15g，香附 10g。水煎服，日 1 剂，共 14 剂。

张梅芳教授认为，患者病位在视衣，由于过度用眼，导致气血不能濡养视衣，发为本病。治疗上以益气养阴，化痰散瘀，兼以疏肝为法。

二诊：2012 年 10 月 27 日。

左眼视朦、变形无明显好转。视力：右眼 1.0，左眼 0.25（自镜）。左眼眼底黄斑区暗红色出血斑，渗出。情绪忧虑，睡眠一般。胃脘胀满不适。舌淡有齿印，舌苔薄白，脉数。

辨证：肝郁脾虚。

治法：健脾疏肝。

方药：陈夏六君子汤合四逆散加减。

茯苓 15g，法半夏 15g，陈皮 15g，甘草 10g，柴胡 15g，白芍 30g，枳实 15g，瓦楞子 30g，郁金 15g，黄连 10g，香附 10g。水煎服，日 1 剂，共 14 剂。

张梅芳教授认为，患者胃脘不适，服用治疗黄斑出血的中药可能难以吸收。因此，建议患者继续服用中药，以疏肝调脾为主要治法。中药方面，使用陈夏六君子汤合四逆散加减进行治疗。

三诊：2012 年 11 月 13 日。

左眼视朦、变形无明显好转。视力：右眼 1.0，左眼 0.25（自镜）。左眼眼底黄斑区暗红色出血斑，渗出。情绪忧虑，睡眠一般。胃脘胀满不适。舌淡有齿印，舌苔薄白，脉数。

张梅芳教授认为，患者目前病情无好转，但是用药方案准确，需要时间，继续原方案治疗。原方加密蒙花 15g、三七 10g，以加强活血化瘀明目之功。水煎服，日 1 剂，共 14 剂。

四诊：2012 年 11 月 29 日。

左眼视朦、视物变形好转。视力：右眼 1.0，左眼 0.4^{-1}（自镜）。左眼眼底黄斑区暗红色出血斑减少，渗出减少。睡眠可，情绪好转。舌淡有齿印，舌苔薄白，脉细。

张梅芳教授认为，目前疗效显著，继续守方治疗。加猫爪草 30g，以加强散结之力，预防新生血管形成。水煎服，日 1 剂，共 14 剂。

五诊：2012 年 12 月 11 日。

左眼视朦、视物变形稳定。视力：右眼 1.0，左眼 0.4^{-1}（自镜）。左眼眼底黄斑区暗红色出血斑吸收，渗出减少。舌淡有齿印，舌苔薄白，脉细。

张梅芳教授认为，治疗有效，守方治疗。加丹参 30g，以加强活血化瘀之力。水煎服，日 1 剂，共 30 剂。

六诊：2013 年 1 月 17 日。

左眼视朦、视物变形稳定。视力：右眼 1.0，左眼 0.4^{-1}（自镜）。左眼眼底黄斑区暗红色出血斑吸收，渗出减少。睡眠可，无头晕。舌淡有齿印，舌苔薄白，脉细。

张梅芳教授认为，治疗有效，守方治疗。加仙鹤草 30g，以加强补虚之力，改善眼底血循环；加党参 30g，以加强健脾益气之功。水煎服，日 1 剂，共 7 剂。

七诊：2013 年 1 月 24 日。

左眼视朦、视物变形好转。视力：右眼 1.0，左眼 0.5^{-1}（自镜）。左眼眼底黄斑区暗红色出血斑吸收，渗出减少。睡眠可。舌淡有齿印，舌苔薄白，脉细。

辨证：脾气虚弱。

治法：健脾益气。

方药：陈夏六君子汤加减。

茯苓 15g，法半夏 15g，陈皮 15g，甘草 10g，柴胡 15g，白芍 30g，枳实 15g，瓦楞子 30g，郁金 15g，蒺藜 15g，密蒙花 15g，党参 30g。水煎服，日 1 剂，共 60 剂。

张梅芳教授认为，患者久病，现已服用中药近 3 个月，需特别注意顾护脾胃。为此，现调整用药方案，采用陈夏六君子汤加减，以行健脾护胃之功。

八诊：2013 年 3 月 21 日。

左眼视力稳定。视力：右眼 1.0，左眼 0.5^{-1}（自镜）。左眼眼底黄斑区暗红色出血斑吸收，渗出基本吸收。睡眠可，咽喉不适。舌淡有齿印，舌苔薄白，脉细。

辨证：痰瘀互结。

治法：益气养阴，化痰散瘀。

方药：消朦灵方加减。

茯苓 15g，法半夏 15g，陈皮 15g，甘草 10g，柴胡 15g，白芍 30g，枳实 15g，瓦楞子 30g，郁金 15g，蒺藜 15g，密蒙花 15g，三七 10g，猫爪草 30g，丹参 30g，仙鹤草 30g，党参 30g，咸竹蜂 2 只，竹茹 10g。水煎服，日 1 剂，共 30 剂。

张梅芳教授认为，患者咽喉不适，有痰，以咸竹蜂清咽利喉，以竹茹加强化痰散结之力。

九诊：2014 年 3 月 6 日。

左眼视朦、视物变形稳定。视力：右眼 1.0，左眼 0.5（自镜）。左眼眼底黄斑区暗红色出血斑吸收，渗出少许。OCT：黄斑区 RPE 指状突起完全消退。视网膜地形图：黄斑中心凹原水肿隆起消退（图 53）。睡眠可。舌淡有齿印，舌苔薄白，脉细。

张梅芳教授认为，目前治疗效果显著，予以消朦灵片 2.5g tid po，以维持化痰散结明目之功。

【诊治思路】患者因为高度近视，出现眼底黄斑出血、水肿，初期予消朦灵方，以益气养阴，化痰散瘀，兼以疏肝；后期患者胃脘不适，予以疏肝调脾，用陈夏六君子汤合四逆散加减，并加用活血化瘀的药物治疗。

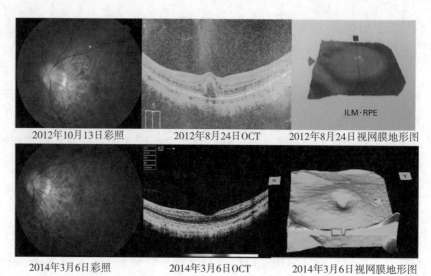

| 2012年10月13日彩照 | 2012年8月24日OCT | 2012年8月24日视网膜地形图 |
| 2014年3月6日彩照 | 2014年3月6日OCT | 2014年3月6日视网膜地形图 |

图 53　治疗前后彩照、OCT、视网膜地形图

张梅芳教授认为，胃脘部病情好转，脾胃功能恢复后，应该注意培补正气，用益眼明方以益气、填精、明目。治疗中需要注意，这几种治疗方法应该交替使用。

张梅芳教授从调脾入手，针对患者脾胃不和、肝气不舒的症状，选用陈夏六君子汤合四逆散以调理脾胃并疏肝，而非过多使用活血化瘀的药物。脾胃作为后天之本，是气血生化之源，因此调理好脾胃也就间接调理好了气血。在后期治疗中，还加入了化痰散结的药物，以预防视网膜增殖的形成。虽然眼底出血多使用活血化瘀的方剂，但鉴于本例患者脾胃虚弱且情绪焦虑，张梅芳教授选择从调理肝脾入手，这在治疗眼科血证中可谓独辟蹊径，颇具特色。

医案 65

【临床资料】林某，女，57 岁，因"右眼上方暗影遮挡 7 天"就诊。7 天前，患者在不明原因的情况下突然出现右眼上方暗影遮挡，次日去专科医院就诊，当时检查诊断考虑为右眼视网膜前出血。检查提示：可见新生血管渗漏。医生予以复方血栓通胶囊口服，并建议患者行右眼玻璃体腔注药术。患者为了避免手术治疗，转诊至我院眼科，要求纯中医治疗。既往有高血脂病史、近视病史，否认其他病史。

中医诊断：视瞻昏渺（气滞血瘀）。

西医诊断：①视网膜出血（右眼）。②屈光不正（双眼）。

【诊治经过】

一诊：2019 年 3 月 30 日。

视力：右眼 0.8，左眼 1.0（自镜）。右眼结膜无充血，角膜透明，前房清，瞳孔 3mm，光反射灵敏，晶状体透明，玻璃体腔透明，右眼视盘边界清楚，C/D=0.3，A∶V=2∶3，右眼鼻侧下方大血管弓附近视网膜前可见出血斑，暗红色，大约 4PD 大小，黄斑中心光反射不清。右眼眼底彩照：右眼鼻侧下方视网膜前出血（图 54）。视网膜地形图：黄斑鼻侧

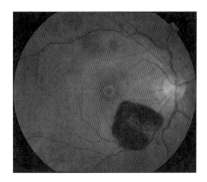

图 54　右眼眼底彩照

下方视网膜黄红色，提示视网膜隆起（图 55）。OCT：右眼黄斑区鼻侧可见神经上皮轻微水肿，微小凸起反射光带，下方鼻侧视网膜神经上皮水肿隆起（图 56）。面色黧黑，唇色紫暗。睡眠差，二便正常。舌暗红，苔薄白，脉细涩。

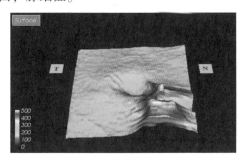

图 55　右眼视网膜地形图

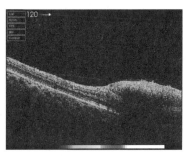

图 56　右眼 OCT

辨证：气滞血瘀。

治法：止血散瘀，利水消肿。

方药：生蒲黄汤加减。

生蒲黄 20g（包煎），旱莲草 30g，生地黄 20g，荆芥炭 10g，丹参 20g，牡丹皮 10g，郁金 10g，白茅根 15g，仙鹤草 30g，栀子 10g，三七 10g，血

余炭 10g, 茜草炭 10g。水煎服, 日 1 剂, 共 10 剂。

张梅芳教授认为"凡调血, 必先调水", 后期可采用血水同治之法。张梅芳教授认为眼底血证的病理机制为血不利, 则瘀血内停; 水道不通, 则津液输布、代谢失常。水与血同属于阴, 具有凝聚、寒冷、晦暗、抑制的属性, 且两者相互转化, 交互为病。《温热论》云: "湿盛则阳微。"《素问》云: "湿盛则濡泄, 甚则水闭胕肿。"在治疗方面, 初期阶段宜以止血散瘀为法, 后期阶段则应以活血利水、化痰散结为宜。本例患者根据其"面色黧黑, 唇色紫暗, 睡眠差, 舌暗红, 苔薄白, 脉细涩"的临床表现, 考虑目前为气滞血瘀证, 治疗应止血散瘀, 兼顾利水, 选用生蒲黄汤加减治疗。

二诊: 2019 年 4 月 9 日。

右眼上方暗影变淡, 视物转清。视力: 右眼 1.0⁻, 左眼 1.0 (自镜)。右眼鼻侧下方大血管弓附近视网膜前可见出血斑, 暗红色, 面积较首诊变小, 黄斑中心光反射不清。面色黧黑, 唇色紫暗。睡眠差, 二便正常。舌暗红, 苔薄白, 脉细涩。

张梅芳教授认为, 治疗有效, 守方治疗。加石决明30g, 以平肝明目。水煎服, 日 1 剂, 共 7 剂。

三诊: 2019 年 4 月 17 日。

右眼上方暗影变小、变淡, 视物同二诊。视力: 右眼 1.0⁻, 左眼 1.0 (自镜)。右眼鼻侧下方大血管弓附近视网膜前可见出血斑, 暗红色, 面积较二诊变小, 黄斑中心光反射不清。面色黧黑, 唇色紫暗。患者服用中药后胃脘嘈杂不适, 睡眠差, 二便正常。舌暗红, 苔薄白, 脉细涩。

张梅芳教授认为, 效不更方。因为患者胃脘部嘈杂不适, 考虑栀子偏凉, 改栀子为栀子炭, 将旱莲草30g减少为15g, 并加麦芽30g, 加强保护的脾胃功能。水煎服, 日 1 剂, 共 10 剂。

四诊: 2019 年 4 月 26 日。

右眼上方暗影明显缩小, 变淡。视力: 右眼 1.0⁻, 左眼 1.0 (自镜)。右眼鼻侧下方大血管弓附近视网膜前可见出血斑, 暗红色, 面积较首诊明显变小, 大约3PD, 黄斑中心光反射不清。眼底彩照提示下方视网膜表面出血斑变小, 出血颜色变淡 (图57)。视网膜地形图: 黄斑鼻侧下方视网膜黄红色, 较首诊明显减轻, 但仍有视网膜隆起 (图58)。OCT: 该区域视网膜仍可见水肿隆起，可见条带状高反射，考虑前膜（图59）。面色黧黑，唇色紫暗。胃脘不适消退，睡眠仍差，二便正常。舌暗红，苔薄白，脉细涩。

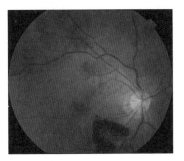

图57 右眼眼底彩照

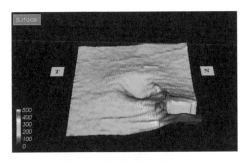

图58 右眼视网膜地形图

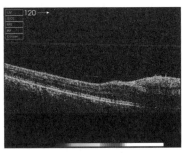

图59 右眼OCT

张梅芳教授根据效不更方的原则，在三诊方的基础上，考虑患者睡眠仍差，加合欢花30g、龙骨30g以助眠；考虑胃脘不适消退，去麦芽。水煎服，日1剂，共12剂。

五诊：2019年5月7日。

右眼上方暗影继续变小、变淡，视力转清。视力：右眼1.2，左眼1.0（自镜）。右眼鼻侧下方大血管弓附近视网膜前可见出血斑，暗红色，出血斑面积较四诊变小，黄斑中心光反射不清。面色黧黑，唇色紫暗。睡眠差，小便正常，大便干燥。舌暗红，苔薄白，脉细涩。

张梅芳教授根据效不更方的原则，在四诊方的基础上加减用药。因患者大便干燥，加麦冬20g以滋阴润肠，加陈皮10g、麦芽30g，以加强保护脾胃的功能。

生蒲黄20g（包煎），旱莲草15g，生地黄20g，荆芥炭10g，丹参20g，牡丹皮 10g, 郁金 10g, 白茅根 15g, 仙鹤草 30g, 栀子炭 10g, 三七 10g, 血余炭 10g, 茜草炭 10g, 石决明 30g, 合欢花 20g, 龙骨 30g, 陈皮 10g, 麦冬 20g。水煎服, 日 1 剂, 共 7 剂。

六诊 (2019 年 5 月 14 日)、七诊 (2019 年 5 月 21 日)。

右眼上方暗影继续变小、变淡, 视力转清。视力: 右眼 1.2$^+$, 左眼 1.0 (自镜)。右眼鼻侧下方大血管弓附近视网膜前可见出血斑, 暗红色, 面积较前变小, 黄斑中心光反射不清。面色黧黑, 唇色紫暗。睡眠差。小便正常, 大便干燥。舌暗红, 苔薄白, 脉细涩。

效不更方。水煎服, 日 1 剂, 共 14 剂。

八诊: 2019 年 6 月 4 日。

右眼上方暗影继续变小、变淡, 视力稳定。视力: 右眼 1.2$^+$, 左眼 1.0 (自镜)。右眼鼻侧下方大血管弓附近视网膜前可见出血斑, 暗红色, 面积较前变小, 大约 1PD, 黄斑中心光反射不清。右眼眼底彩照: 出血斑面积继续缩小, 出现淡黄色增殖膜 (图 60)。视网膜地形图: 视网膜前黄红色减轻, 提示视网膜隆起降低 (图 61)。OCT: 病灶区域视网膜水肿减轻, 视网膜前渗出膜仍存在 (图 62)。面色黧黑, 唇色紫暗。睡眠仍差。小便正常, 大便干燥。舌暗红, 苔薄白, 脉细涩。

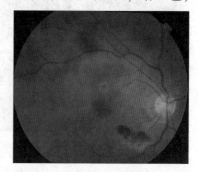

图 60　右眼眼底彩照

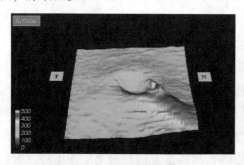

图 61　右眼视网膜地形图

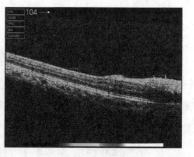

图 62　右眼 OCT

效不更方, 张梅芳教授在七诊方的基础上, 去合欢花, 加酸枣仁 30g, 以安神助眠, 加石斛 10g、北沙参 15g, 加强滋阴明目之功。水煎服, 日 1

剂，共7剂。

九诊（2019年6月11日）、十诊（2019年6月18日）、十一诊（2019年6月25日）、十二诊（2019年7月2日）。

右眼上方暗影继续变小、变淡，视力同前。视力：右眼1.2$^+$，左眼1.0（自镜）。右眼鼻侧下方大血管弓附近视网膜前可见出血斑，暗红色，面积较前变小，基本吸收，少许淡黄色增殖膜，黄斑中心光反射清。晨起口苦，面色黧黑，唇色紫暗。睡眠仍差。小便正常，大便干燥。舌暗红，苔薄白，脉细涩。

效不更方。患者晨起口苦，加夏枯草15g，以清肝祛火。水煎服，日1剂，共42剂。

十三诊：2019年7月26日。

右眼上方暗影继续变小、变淡，视力同前。视力：右眼1.2$^+$，左眼1.0（自镜）。右眼鼻侧下方大血管弓附近视网膜前可见出血斑吸收，少许淡黄色增殖膜，黄斑中心光反射清。右眼眼底彩照：出血斑吸收，少许淡黄色增殖膜（图63）。视网膜地形图：视网膜隆起降低（图64）。OCT：黄斑病灶区域可见神经上皮层增厚，反射光带，提示前膜（图65）。面色黧黑，唇色紫暗。睡眠仍差。小便正常，大便干燥。舌暗红，苔薄白，脉细涩。

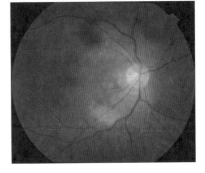

图63　右眼眼底彩照

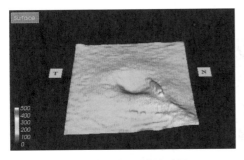

图64　右眼视网膜地形图

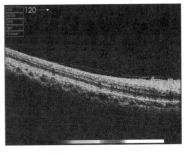

图65　右眼OCT

生蒲黄 20g（包煎），旱莲草 15g，荆芥炭 10g，丹参 30g，郁金 10g，仙鹤草 30g，三七 10g，血余炭 10g，茜草炭 10g，酸枣仁 30g，龙骨 30g，陈皮 10g，麦冬 20g，石斛 10g，浙贝母 10g，竹茹 15g，猫爪草 30g。水煎服，日 1 剂，共 14 剂。

目前，患者眼底出血基本吸收，未吸收的血水已转化为痰瘀之邪。治疗思路方面，在止血散瘀的基础上，要适当减少散瘀止血的药物，增加化痰散结的药物。在十二诊方的基础上，去生地黄、白茅根、牡丹皮、栀子炭、石决明，加浙贝母 10g、竹茹 15g、猫爪草 30g。

十四诊（2019 年 8 月 16 日）、十五诊（2019 年 8 月 23 日）。

右眼上方暗影继续变小、变淡，视力稳定。视力：右眼 1.2$^+$，左眼 1.0（自镜）。右眼鼻侧下方大血管弓附近视网膜前可见出血斑吸收，少许淡黄色增殖膜，黄斑中心光反射清。面色黧黑，唇色紫暗。睡眠仍差。小便正常，大便干燥。舌暗红，苔薄白，脉细涩。

效不更方。加薏苡仁 30g，加强利水散结之力。水煎服，日 1 剂，共 14 剂。

十六诊：2019 年 9 月 3 日。

右眼上方暗影继续变小、变淡，视力稳定。视力：右眼 1.2$^+$，左眼 1.0（自镜）。右眼鼻侧下方大血管弓附近视网膜前可见出血斑吸收，少许淡黄色增殖膜，黄斑中心光反射清。右眼眼底彩照：出血斑吸收，少许淡黄色增殖膜，较上次检查增殖膜减少变薄（图 66）。视网膜地形图：视网膜隆起降低（图 67）。OCT：黄斑病灶区域可见神经上皮层增厚，反射光带，提示前膜（图 68）。面色黧黑，唇色紫暗。睡眠仍差。小便正常，大便干燥。舌暗红，苔薄白，脉细涩。

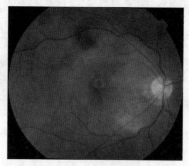

图 66 右眼眼底彩照

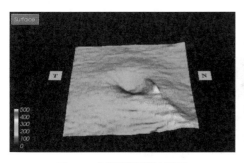
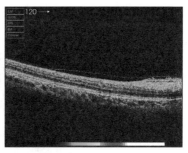

图 67 右眼视网膜地形图　　　　　图 68 右眼 OCT

目前，患者眼底出血基本吸收，未吸收的血水已转化为痰瘀之邪。治疗思路方面，在止血散瘀的基础上，要适当减少散瘀止血的药物，增加化痰散结的药物。同时，患者服用中药的时间较长，需注意顾护脾胃，故去荆芥炭，加白术 15g、茯苓 20g，以健脾利水，但利水恐伤阴液，故加北沙参 15g 以滋阴。

生蒲黄 20g（包煎），旱莲草 15g，北沙参 15g，丹参 30g，郁金 10g，仙鹤草 30g，三七 10g，血余炭 10g，茜草炭 10g，酸枣仁 30g，龙骨 30g，陈皮 10g，麦冬 20g，石斛 10g，浙贝母 10g，竹茹 15g，猫爪草 30g，白术 15g，茯苓 20g。水煎服，日 1 剂，共 7 剂。

十七诊（2019 年 9 月 17 日）、十八诊（2019 年 9 月 30 日）、十九诊（2019 年 10 月 14 日）。

右眼上方暗影继续变小、变淡，视物同前。视力：右眼 1.2⁺，左眼 1.0⁺（自镜）。右眼视盘边界清楚，C/D = 0.3，A:V = 2:3，右眼鼻侧下方大血管弓附近视网膜前可见出血斑吸收，少许淡黄色增殖膜，黄斑中心光反射清。面色黧黑，唇色紫暗。睡眠仍差。小便正常，大便干燥。舌暗红，苔薄白，脉细涩。

效不更方。水煎服，日 1 剂，共 60 剂。

二十诊：2019 年 11 月 6 日。

右眼上方暗影继续变小、变淡，视力同前。视力：右眼 1.2⁺，左眼 1.0（自镜）。右眼鼻侧下方大血管弓附近视网膜前可见出血斑吸收，少许淡黄色增殖膜，黄斑中心光反射清。右眼眼底彩照：出血斑吸收，少许淡黄色增殖膜，较上次检查增殖膜减少、变薄（图 69）。视网膜地形图：视网膜隆起降低（图 70）。OCT：黄斑病灶区域可见神经上皮层增厚，反射光带，提示前膜（图71）。面色黧黑，唇色紫暗。睡眠仍差。小便正常，大便仍干燥。舌暗红，苔薄白，脉细涩。

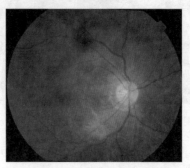

图69　右眼眼底彩照

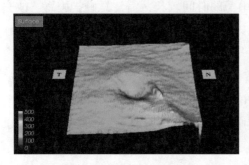

图70　右眼视网膜地形图

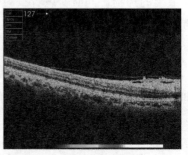

图71　右眼 OCT

目前，患者眼底血证基本吸收，未吸收的血水已经转化成痰瘀之邪。治疗思路方面，在止血散瘀的基础上，要适当减少散瘀止血药物，增加化痰散结的药物。患者大便仍干结，将旱莲草15g改为20g，并加用石斛10g以滋阴。水煎服，日1剂，共40剂。

二十一诊：2019年12月15日。

右眼上方暗影继续变小、变淡。视力：右眼1.2⁺，左眼1.2⁺（自镜）。右眼鼻侧下方大血管弓附近视网膜前可见出血斑吸收，少许淡黄色增殖膜，黄斑中心光反射清。面色黧黑，唇色紫暗。睡眠仍差。小便正常，大便干燥。舌暗红，苔薄白，脉细涩。

效不更方。水煎服，日1剂，共5剂。

二十二诊：2019年12月20日。

右眼上方暗影继续变小、变淡。视力：右眼1.2⁺，左眼1.2⁺（自镜）。右眼鼻侧下方大血管弓附近视网膜前可见出血斑吸收，淡黄色增殖膜减轻，黄斑中心光反射清。右眼眼底彩照：出血斑吸收，少许淡黄色增殖膜，较上次检查增殖膜减少、变薄（图72）。视网膜地形图：视网膜隆起降低（图73）。OCT：黄斑病灶区域可见神经上皮层增厚，反射光带，提示前膜（图74）。面色黧黑，唇色紫暗。睡眠仍差。二便正常。舌暗红，苔薄白，脉细涩。

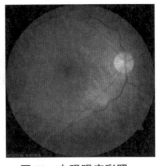

图72　右眼眼底彩照

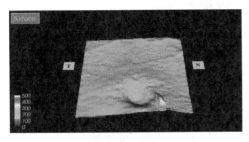

图73　右眼视网膜地形图

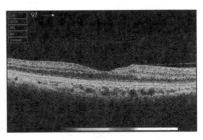

图74　右眼 OCT

根据张梅芳教授的眼科血证理论，目前眼底出血完全吸收，视网膜前遗留少许增殖膜，可以使用消朦灵片，2.5g tid po，予以善后。

二十三诊（2020年1月20日）、二十四诊（2020年2月20日）、二十五诊（2020年3月20日）。

右眼上方暗影继续变小、变淡。视力：右眼1.2$^+$，左眼1.2$^+$（自镜）。右眼鼻侧下方大血管弓附近视网膜前可见出血斑吸收，淡黄色增殖膜减轻，黄斑中心光反射清。面色黧黑，唇色紫暗。睡眠仍差。二便正常。舌暗红，苔薄白，脉细涩。

目前，患者眼底出血完全吸收，视网膜前遗留少许增殖膜，可以继续使用消朦灵片，2.5g tid po，予以化痰散结，以此善后。

二十六诊：2020年4月22日。

右眼上方暗影继续变小、变淡。视力：右眼1.2$^+$，左眼1.2$^+$（自镜）。右眼鼻侧下方大血管弓附近视网膜前可见出血斑吸收，淡黄色增殖膜减轻，黄斑中心光反射清。右眼眼底彩照：出血斑吸收，少许淡黄色增殖膜，较上次检查增殖膜减少、变薄（图75）。视网膜地形图：视网膜隆起降低（图76）。OCT：黄斑病灶区域可见神经上皮层增厚，反射光带，提示前膜（图77）。面色黧黑，唇色紫暗。睡眠仍差。二便正常。舌暗红，苔薄白，脉细涩。

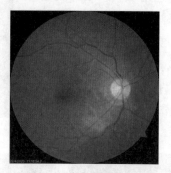

图75　右眼眼底彩照

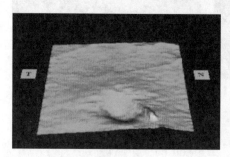

图76　右眼视网膜地形图

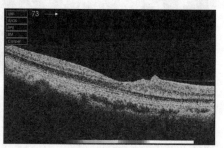

图77　右眼OCT

目前患者眼底出血完全吸收，视网膜前遗留少许增殖膜，可以使用消朦灵片，2.5g tid po，予以化痰散结，以此善后。

二十七诊（2020年5月22日）、二十八诊（2020年6月22日）、二十九诊（2020年6月29日）。

右眼上方暗影继续变小、变淡。视力：右眼1.2⁺，左眼1.2⁺（自镜）。右眼鼻侧下方大血管弓附近视网膜前可见出血斑吸收，淡黄色增殖膜减轻，黄斑中心光反射清。面色黧黑，唇色紫暗。睡眠仍差。二便正常。舌暗红，苔薄白，脉细涩。

目前，患者眼底出血完全吸收，视网膜前遗留少许增殖膜，可以使用和血明目片，5片 tid po，予以改善微循环；明目地黄胶囊，3粒 tid po，予以明目、改善视力。

三十诊：2020年7月14日。

右眼上方暗影继续变小、变淡，视物稳定。视力：右眼1.2⁺，左眼

1.2⁺（自镜）。右眼鼻侧下方大血管弓附近视网膜前可见出血斑吸收，淡黄色增殖膜减轻，黄斑中心光反射清。右眼眼底彩照：出血斑吸收，少许淡黄色增殖膜，较上次检查增殖膜减少、变薄（图78）。视网膜地形图：视网膜前黄红色消退（图79）。OCT：黄斑病灶区域可见神经上皮层反射光带，提示前膜（图80）。面色黧黑，唇色紫暗。睡眠仍差。二便正常。舌暗红，苔薄白，脉细涩。

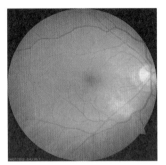

图78 右眼眼底彩照

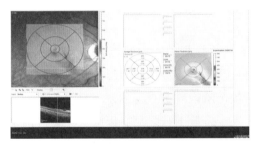

图79 右眼视网膜地形图

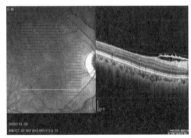

图80 右眼 OCT

目前，患者眼底出血完全吸收，视网膜前遗留少许增殖膜，可以继续使用和血明目片，5 片 tid po，予以改善微循环；明目地黄胶囊，3 粒 tid po，予以明目、改善视力。

【诊治思路】对于眼科血证，特别是眼底出血，张梅芳教授强调早期应当以止血为先。眼底出血均由眼底相应脉管内溢出，或滞于视网膜之上，或贯于神膏之中。其鲜红者，为溢于脉外的离经之血，发病大都急暴。轻症患者出血量少，可导致视力减退；重症患者出血量多，可引发暴盲。按"急则治其标"的治疗原则，应当先止血，制止脉管内继续出血。同时，止血可避免因血出不止而导致的视力难以恢复或引发其他症状。存得一分清血，便可保存一分视力。因此，眼底出血期应用止血法是控制病势发展的关键。常用方剂如生蒲黄汤，常用中药如大蓟、小蓟、侧柏叶、白茅根、槐花、仙鹤草、旱莲草、血余炭、藕节炭、蒲黄炭、茜草炭、三七等，这些中药都有很好的止血功能，可供临床选用。

另外，对于眼底血证后期转化过程中出现的眼底水肿、渗出，其治疗原则也可以按照张梅芳教授的观点——重在治血。各类眼底出血都有不同程度的水肿与渗出。水肿与渗出均为病理产物，中医学称为"痰饮"，对此有"血水同源""痰瘀同源"之说。"瘀血"与"痰饮"，实为同源而异物。它们之间有着依存互根、互相转化、共同消长的关系。离经之血可转化为痰饮，故又有"脉不通则血不流，血不利则为水"之说。唐容川云："须知痰水之壅，由瘀血使然。但祛瘀血，则痰水自消。"早期眼底出血的少量水肿与渗出，可随出血的消散而吸收。瘀血期的残留水肿与渗出，应在通脉之中，合并选用消痰散结类中药，如海藻、昆布、牡蛎、茯苓、车前子等，以加快病理产物的吸收。血止瘀散，宜降气宁血。血止瘀散之后，大部分病例视力提高，眼病向愈，但恐病有反复，血再潮动，必须继续针对病因，巩固治疗以宁血。

本病例的治疗也体现了这一辨证治疗思路。眼科出血为人体上部出血。火性炎上，气逆上冲。病势均自下而上，进而扰犯目窍。故降气药与引血下行药的使用，在眼底出血的各个阶段均有重要的意义。一般可选用盐牛膝、石决明、代赭石等药性沉降、质重下行之品，以降气宁血。治血后期宜补虚泻实，本病例在后期的善后阶段，选用明目地黄胶囊口服，予以长期补虚明目。在临床中，部分病例情况特殊或早期失治，眼底出血不止，病期迁延，瘀血凝而不去，导致视网膜变性增殖，视力严重障碍而恢复困难。根据眼底表现，可称为"增殖期"，中医眼科认为此非单纯虚证，而应按照虚实夹杂进行辨治。但其本质是因虚而起，故应属本虚标实之证。虚则瘀血仍在，新血难生，目失濡养，日久而变性；实则瘀血阻滞，痰浊凝聚，继而成瘕而增殖。治疗上，补虚泻实均不可偏废，标本兼治亦实属必要。

在眼底血证中，痰和瘀是气机升降紊乱的病理产物，气的病变是产生痰、瘀的根本。津血运行输布，全赖气的推动，古人云：气能行津，气能化水。若气机调畅，则津液输布正常。反之，如气滞、气虚推动无力，温煦、固摄失职，则津液运行迟缓，易凝聚、停滞而为痰。正如李梴在《医学入门》一书中指出："痰乃津血所成，随气升降，气血调和则流行不聚，内外感伤则壅逆为患。"气为血之帅，血在脉中运行，亦时时赖气之率领和推动。气行则血行，气止则血止，故气行正常，则血液运行流畅，反之，则血行瘀滞，留而为患。气病既可成痰，又可致瘀，痰、瘀是气机升降紊乱的共同病理产物。

痰瘀又可因气的病变互相转化。水液代谢障碍形成痰饮，滞留体内。痰浊可随气流行，内而脏腑，外而经络。痰性黏滞，阻碍气机，壅塞血脉，气血不畅，由痰致瘀。瘀血形成过程中，亦易滞碍气机，阻滞络道，津液聚集，化生痰浊，最终发生痰瘀互结。对于痰瘀之间的内在联系，历代医家也有论述，《诸病源候论》云："诸痰者，此由血脉壅塞，饮水积聚而不消散，故成痰也。"唐容川在《血证论》中对痰血的关系也有明确的论述："血积既久，亦能化为痰水。"他又说："吐血、咯血，必见痰饮。"朱丹溪首次提出"痰夹瘀血，遂成窠囊"的理论。

眼科血证中，眼底血证常伴有视网膜和脉络膜渗出物等病理改变，如眼底硬性渗出、软性渗出、纤维增殖等。中医学认为，此乃脏腑经络失调，影响津液之生成和输布，组织发生水肿，日久不消，逐渐出现渗出物，属中医学"痰证"的范畴。《景岳全书》云："津凝血败，皆化为痰"。在眼底血证的发展过程中，痰、瘀之间可相互转化、共同消长，出现"因痰致瘀，因瘀致痰"的痰瘀互结、加重病势的恶性循环。故治疗中应注意痰瘀同治，既化痰，又行瘀，就能打破这种恶性循环，中断这种病理环节。痰瘀同治较单纯行瘀有更大的优越性。单行其瘀而痰不化，仍然存在瘀成之机；单化其痰而瘀不行，仍然存在生痰之源。痰瘀同治则可收事半功倍之效。常用的祛痰方为"温胆汤"。在病程中，"痰"与"瘀"常常互相影响，因此用药必须兼顾二者，脉舌互参，辨证施治。

眼底出血的病程一般较长，某些病例容易反复发作，经久不愈。眼底往往有瘀血斑、渗出物、机化物等表现。瘀为病理产物，痰亦不例外。眼科血证多病程较长，由于久病多虚，虚可致瘀，所以痰瘀互阻，合而犯眼，病变进入痰瘀互阻期。因此，凡眼科血证，痰瘀互阻期，治以祛痰化瘀散结为主，适当加入止血药。

在眼科血证治疗中，张梅芳教授反复告诫，治目勿过投寒凉。此外，他也强调："寒热温凉之间，又宜量人。年岁有多少，身体有强弱，受病有轻重，岁月有远近。补泻、收散、顺逆，一一分清，不可拘泥而治。"例如，目昏不明，皆因气虚未脱，故可用参芪补中，微加连柏等。这体现了治病要细致地观察，用药要斟酌寒热的多少。这对于今日临床医者提高疗效，颇有裨益。由于眼科血证的治疗周期较长，在治疗时，可以一直采用活血化瘀，化痰散结的治法，以免损伤正气。同时，在治疗中，张梅芳教授特别强调，应该阶段性服用健脾益气、补益肝肾的药物。张梅芳教授临证多以脾胃为中心。他认为，脾胃为人体之枢纽，脾胃一伤，精气就不能上行，元气就不能充养，诸病就会发生。因此，他十分重视脾胃的生长升发，治疗上强调补中益气升阳。在甘温补脾的同时，升发脾胃之气，代表药方如益眼明方（该药方已经开发为院内制剂）。目受五脏六腑精气滋养，尤其是脾胃后天精气，上升于目，这对眼部生理功能的正常发挥具有重要意义。

本病例在采用后期补肾明目的方法治疗后，患者左眼未再出现眼底出血的症状。治疗结束后，左眼的视力也得到了提升，这进一步证实了"补肾才能明目"的治疗原则。

张梅芳教授对于眼科血证的病因与分期、水肿与渗出的治疗方法，以及止血药与活血化瘀药、活血化瘀药与化痰散结药、活血化瘀药与降气药及引血下行药的合理使用等方面，都有着深刻的见解和宝贵的心得。这些观点都具有极高的学术价值和临床意义，值得我们进一步深入研究、探讨。

医案 66

【临床资料】张某，男，78 岁，因"右眼下方暗影遮挡、视物模糊 1 天"来诊。患者 1 天前无明显诱因下突然出现右眼下方暗影遮挡，次日到我院眼科就诊。经检查，初步诊断考虑为右眼视网膜下出血（疑似 PCV）。OCT 显示黄斑区上方视网膜 RPE 层浆血性脱离，黄斑区神经上皮脱离。建议患者行右眼玻璃体腔注药术，但患者希望避免手术，选择纯中医治疗。既往病史包括冠状动脉粥样硬化性心脏病、高血压病 3 级（极高危组）、脑梗死后遗症，以及双眼白内障超声乳化术联合人工晶状体植入术。否认其他病史。

中医诊断：视瞻昏渺（气滞血瘀）。

西医诊断：①视网膜下出血（PCV 右眼）。②人工晶状体植入术后（双眼）。

【诊治经过】

一诊：2019 年 2 月 13 日。

视力：右眼 0.6，左眼 0.6。NCT：右眼 14.5mmHg，左眼 15.7mmHg。右眼结膜无充血，角膜透明，前房清。瞳孔 3mm，光反射灵敏。右眼人工晶状体正位透明，玻璃体腔透明，右眼视盘边界清楚，C/D = 0.3，A∶V =1∶2，右眼黄斑区上方大血管弓附近视网膜下暗红出血斑，大约 6PD 大小，黄斑中心光反射不清。右眼黄斑上方视网膜下出血（图 81）。视网膜地形图：黄斑区及上方视网膜黄红色，提示视网膜隆起（图 82）。OCT：右眼黄斑区上方 RPE 层浆血性脱离，黄斑区神经上皮浆血性脱离（图 83）。唇色紫暗。双下肢轻微凹陷性水肿。睡眠可，二便正常。舌暗红，苔薄白，脉细涩。

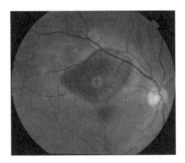

图 81　右眼眼底彩照

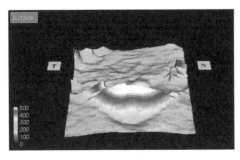

图 82　右眼视网膜地形图

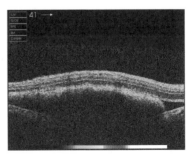

图 83　右眼 OCT

辨证：气滞血瘀。

治法：止血化瘀。

方药：生蒲黄汤加减。

生蒲黄20g（包煎），旱莲草30g，生地黄15g，荆芥炭10g，丹参20g，牡丹皮15g，郁金10g，白茅根15g，仙鹤草30g，栀子10g，三七10g，血余炭10g。水煎服，日1剂，共7剂。

张梅芳教授认为，"凡调血，必先调水"，后期可采用"血水同治"之法。他还认为，眼底血证的病理机制：血不利，瘀血内停，水道不通，则津液输布、代谢失常。水与血同属于阴，具有凝聚、寒冷、晦暗、抑制的属性，且两者相互转化，交互为病。《温热论》云："湿盛则阳微。"《素问》云："湿盛则濡泄，甚则水闭胕肿。"

治则：初期阶段以止血散瘀为法，后期阶段以活血利水、化痰散结为法。

本例患者根据其"唇色紫暗，舌暗红，苔薄白，脉细涩"的临床表现，并结合患者冠心病病史等，考虑目前为气滞血瘀证，治疗予以止血散瘀，兼顾利水为法，选用生蒲黄汤加减治疗。

二诊：2019年2月20日。

右眼下方暗影变淡，视物转清。视力：右眼0.6。右眼黄斑上方大血管弓附近视网膜下可见出血斑，暗红色，面积较首诊变小，黄斑中心光反射不清。唇色紫暗。二便正常。舌暗红，苔薄白，脉细涩。

张梅芳教授认为，效不更方。加茜草10g，以加强止血功效；加石决明20g，以平肝明目。水煎服，日1剂，共15剂。

三诊（2019年2月27日）、四诊（2019年3月6日）。

右眼下方暗影变小、变淡，视物转清。视力：右眼0.6。右眼黄斑上方大血管弓附近视网膜下可见出血斑，暗红色，面积较首诊变小，黄斑中心光反射不清。唇色紫暗。睡眠可，二便正常。舌暗红，苔薄白，脉细涩。

张梅芳教授认为，根据效不更方的原则，在二诊方的基础上，加泽兰10g，以加强活血散瘀之力。考虑患者高龄，为避免使用散瘀药物损伤正气，加用黄芪15g，以益气活血。水煎服，日1剂，共14剂。

五诊：2019 年 3 月 13 日。

右眼上方暗影明显缩小，变淡。视力：右眼 0.6。右眼黄斑上方大血管弓附近视网膜下可见出血斑基本吸收，视网膜下淡黄色渗出，黄斑中心光反射不清。眼底彩照：右眼黄斑上方视网膜下出血斑基本吸收，视网膜下淡黄色渗出（图 84）。视网膜地形图：黄斑上方视网膜隆起，较首诊明显减轻，但仍有视网膜轻微隆起（图 85）。OCT：该区域视网膜仍可见 RPE 层下水肿隆起脱离（图 86）。唇色紫暗。睡眠可，二便正常。舌暗红，苔薄白，脉细涩。

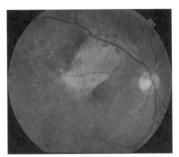

图 84　右眼眼底彩照

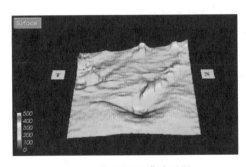

图 85　右眼视网膜地形图

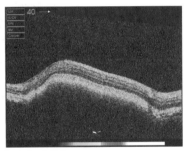

图 86　右眼 OCT

效不更方。水煎服，日 1 剂，共 7 剂。

六诊（2019 年 3 月 22 日）、七诊（2019 年 4 月 10 日）。

右眼下方暗影继续变小、变淡，视物转清。视力：右眼 0.6。右眼黄斑上方大血管弓附近视网膜下可见出血斑基本吸收，视网膜下淡黄色渗出，黄斑中心光反射不清。唇色紫暗。睡眠可，二便正常。舌暗红，苔薄白，脉细涩。

张梅芳教授认为，出血期已基本结束，瘀血已被吸收。然而，在瘀血吸收过程中，出现了淡黄色渗出物。因此，应加强化痰散结的力度，并考虑采用利水治疗法。故增加陈皮 10g、薏苡仁 30g，并停用栀子炭。鉴于患者长期服用中药，特加用麦芽 20g，以增强脾胃的保护功能。

生蒲黄 20g（包煎），旱莲草 15g，生地黄 15g，荆芥炭 10g，丹参 30g，牡丹皮 15g，郁金 10g，白茅根 15g，仙鹤草 30g，三七 10g，血余炭 10g，茜草炭 10g，石决明 20g，茜草 10g，泽兰 10g，黄芪 15g，陈皮 10g，麦芽 20g，薏苡仁 30g。水煎服，日 1 剂，共 42 剂。

八诊：2019 年 4 月 26 日。

右眼上方暗影消失，视物转清。视力：右眼 0.8。右眼黄斑上方大血管弓附近视网膜下可见出血斑基本吸收，视网膜下淡黄色渗出，黄斑中心光反射不清。眼底彩照：右眼黄斑上方视网膜下淡黄色渗出较前吸收、缩小（图 87）。右眼视网膜地形图：黄斑上方视网膜黄红色，较首诊明显减轻，但仍有视网膜轻微隆起（图 88）。右眼 OCT：该区域视网膜仍可见RPE 层下水肿隆起脱离，神经上皮下水肿脱离（图 89）。唇色紫暗。睡眠可，二便正常。舌暗红，苔薄白，脉细涩。

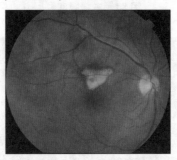

图 87　右眼眼底彩照

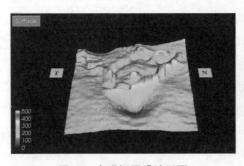

图 88　右眼视网膜地形图

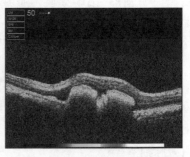

图 89　右眼 OCT

张梅芳教授认为，效不更方。水煎服，日1剂，共81剂。

九诊：2019年7月17日。

右眼上方暗影消失，视力轻度下降。视力：右眼0.5。右眼黄斑上方大血管弓附近视网膜下可见出血斑基本吸收，视网膜下淡黄色渗出基本吸收，黄斑中心光反射不清，黄斑水肿。眼底彩照：右眼黄斑上方视网膜下淡黄色渗基本吸收（图90）。右眼OCT：该区域视网膜仍可见RPE层下水肿隆起脱离，神经上皮下水肿、浆水性脱离（图91）。唇色紫暗。睡眠可，二便正常。舌暗红，苔薄白，脉细涩。

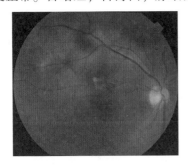
图90　右眼眼底彩照

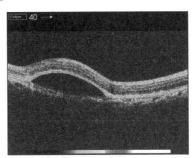
图91　右眼OCT

张梅芳教授认为，效不更方。水煎服，日1剂，共50剂。

十诊：2019年9月25日。

右眼上方暗影消失，视力轻度下降。视力：右眼0.4。右眼黄斑上方大血管弓附近视网膜下可见出血斑吸收，黄斑中心光反射不清，黄斑水肿。眼底彩照：右眼黄斑上方视网膜下淡黄色渗吸收（图92）。右眼OCT：该区域视网膜仍可见RPE层下水肿隆起脱离，神经上皮下水肿、浆水性脱离较前增加（图93）。舌质暗淡，苔薄白，脉细。

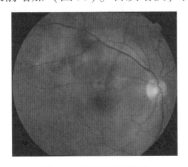
图92　右眼眼底彩照

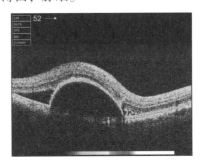
图93　右眼OCT

张梅芳教授认为，局部水液积存，应继续予以化痰散结并利水止血为法，继续守方治疗。水煎服，日1剂，共15剂。

十一诊：2019年10月11日。

右眼上方暗影消失，视力稳定。视力：右眼0.4。右眼黄斑上方大血管弓附近视网膜下可见出血斑吸收，黄斑中心光反射不清，黄斑水肿。眼底彩照：右眼黄斑上方视网膜下淡黄色渗出吸收（图94）。右眼OCT：该区域视网膜仍可见RPE层下水肿隆起脱离，神经上皮下水肿、浆水脱离较前增加（图95）。舌质暗淡，苔薄白，脉细。

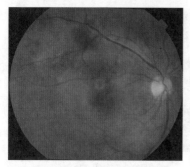

图94　右眼眼底彩照

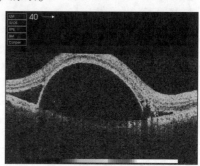

图95　右眼OCT

张梅芳教授认为，局部水液积存，继续以化痰散结并利水止血为法，守方治疗。加党参30g、石斛10g，以加强顾护正气之力。水煎服，日1剂，共52剂。

十二诊：2019年12月3日。

患者治疗10个月，右眼上方暗影消失，视力稳定。视力：右眼0.4。右眼黄斑上方大血管弓附近视网膜下可见出血斑吸收，黄斑中心光反射不清，黄斑水肿。眼底彩照：右眼黄斑区水肿，未见出血渗出（图96）。右眼OCT：该区域视网膜仍可见RPE层下水肿隆起脱离，神经上皮下水肿、浆水脱离较前增加（图97）。舌质暗淡，苔薄白，脉细。

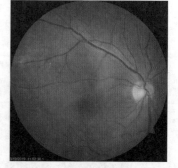

图96　右眼眼底彩照

张梅芳教授认为，局部水液积存，治疗后神经上皮下及RPE下水液减少，继续以利水散结兼止血为法，守方治

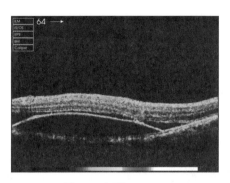

图 97 右眼 OCT

疗。痰邪基本祛除，去法半夏，加车前子 10g，以加强利水消肿之力。水煎服，日 1 剂，共 35 剂。

十三诊：2020 年 1 月 8 日。

患者治疗 11 个月，右眼无暗影遮挡。右眼视力 0.3 $^{+2}$。眼底淡黄色渗出吸收，未见再次出血及渗出。右眼 OCT：黄斑区神经上皮下水液基本吸收，RPE 浆液性脱离。舌质暗淡，苔薄白，脉细。

张梅芳教授认为，继续以健脾利水兼止血为法，守方治疗。考虑患者阴液基本恢复，去牡丹皮、石斛，加白术 15g、猪苓 10g、怀山药 20g，以加强健脾益气、利水消肿之力。水煎服，日 1 剂，共 120 剂。

十四诊：2020 年 5 月 29 日。

患者治疗 16 个月。右眼无暗影遮挡。视力 0.4。眼底淡黄色渗出吸收，未见再次出血及渗出。右眼 OCT：该区域视网膜仍可见 RPE 层下水肿隆起脱离消退，神经上皮下水肿、浆水脱离（图 98）。舌质暗淡，苔薄白，脉细。

张梅芳教授认为，治疗有效，守方治疗。水煎服，日 1 剂，共 90 剂。

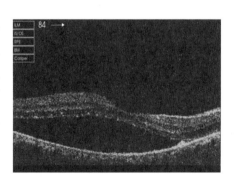

图 98 右眼 OCT

十五诊：2020 年 8 月 28 日。

右眼无暗影，视物转清。视力 0.5。眼底淡黄色渗出吸收，未见再次出血及渗出。舌质暗淡，苔薄白，脉细。

张梅芳教授认为，治疗有效，守方治疗。水煎服，日 1 剂，共 42 剂。

十六诊：2020 年 10 月 10 日。

患者治疗 20 个月。右眼无暗影，视物转清。右眼视力提升至 0.6，眼底淡黄色渗出吸收，未见再次出血及渗出。眼底彩照未见出血及渗出（图 99）。右眼 OCT：神经上皮及 RPE 下积液完全吸收（图 100）。舌质暗淡，苔薄白，脉细。

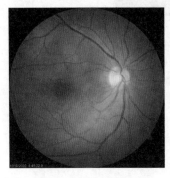
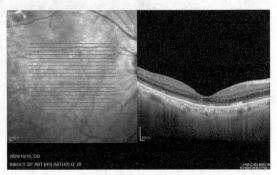

图 99　右眼眼底彩照　　　　　　　图 100　右眼 OCT

张梅芳教授认为，可以使用消朦灵片，2.5g tid po，以化痰散结，便于善后。

随访至 2022 年 1 月，患者右眼视力 0.6，眼底情况稳定。

【诊治思路】本病例与上一个病例相较，前者为视网膜前出血，后者为视网膜下出血，两者的转归存在差异。关于血水转化关系的认识，张梅芳教授提出以下观点。

1. 津与血互渗。《血证论》云："病血者，未尝不病水。""血积既久，其水乃成。""脉不通则血不流，血不利则为水。"这些都表明了血病会转化成水病。

2. 血病和水病是有区别的。《金匮要略》言："问曰：病有血分水分，何也？师曰：经水前断，后病水，名曰血分，此病难治；先病水，后经水断，名曰水分，此病易治。"张梅芳教授认为，血病及水，水病及血；失血家多出现水肿，瘀血化水，亦发生水肿，是血病而兼水也。所以血、水常相互为病，当血水并治。对于血水同治方案，张梅芳教授根据血水致病的偏重，确立三种治则：以治血为主，辅以治水；以治水为主，辅以治血；治血、治水并重。

3. 张梅芳教授主张同时治疗痰和瘀。首先，痰和瘀是气机升降失调的病理产物，气的病变是产生痰、瘀的根本原因；其次，痰和瘀可因气的病变而相互转化。眼科血证通常病程较长，病情反复发作，难以治愈，这是由于痰瘀之邪共同作用所致。瘀为病理产物，痰亦为病理产物。

4. 对眼科痰和瘀认识的推进。张梅芳教授认为，眼科血证经久不愈，反复发作，其内之瘀血不消散吸收者，常产生渗出物、结缔组织增生、新生血管膜等。这些病变有如窠囊之物，为眼科血证临床所常见，属于痰。

5. 张梅芳教授的眼底血证辨证思路。张梅芳教授认为，"凡调血，必先调水"，可采用"血水同治"之法。治则为活血利水，化痰散结。他认为其病理机制：血不利，瘀血内停，水道不通，则津液输布、代谢失常，水液潴留，泛滥肌肤，形成有形可征的水肿。水与血同属于阴，具有凝聚、寒冷、晦暗、抑制的属性，且两者相互转化，交互为病。《温热论》云："湿盛则阳微。"《素问》云："湿盛则濡泄，甚则水闭胕肿。"以上经验提示眼底血证用药不可寒凉。

6. 张梅芳教授主张血水痰瘀同治。因为生理上水血同源，病理上水血互累，故在治疗上，他主张以活血利水、化痰散结为法。此处的"活血"泛指活血养血、破血逐瘀、消癥除积、行血止血等。"利水"包括利尿、逐水、渗湿、燥湿、祛痰、化饮等。"血水同治"包括血水并治、痰瘀同治、瘀饮同治、湿瘀同治等。

7. 在眼底血证的治疗中，张梅芳教授主张辨证与辨病相结合。若整体证候不明显，应着重于眼病局部辨证。此外，现代眼科检查设备的应用也有助于丰富眼科血证的望诊内容。

医案67

【临床资料】谭某，男，58岁，因"左眼眼前黑影飘动两天余"于我院就诊。无高血压、糖尿病等内科疾病，无过敏史。

中医诊断：视瞻昏渺（虚火伤络）。

西医诊断：黄斑出血（PCV 左眼）。

【诊治经过】

一诊：2020 年 6 月 29 日。

视力：右眼 0.8，左眼 0.5（不能矫正）。双眼结膜充血（－），角膜透明，前房清，中央轴深 3CT，周边 1/2CT。瞳孔等大等圆，直径约 3mm，对光反射可。双眼晶状体透明，玻璃体血性混浊，散瞳后见左眼眼底视神经乳头色淡红，视盘边界清，C/D 约 0.3，A∶V＝2∶3，黄斑区上方暗红色，视网膜下片状出血，约 2PD（图 101），网膜平伏，后极部未见明显出血、渗出及水肿。OCT：左眼黄斑区上方 RPE 呈浆血性脱离隆起，厚度 586μm，部分 OCT 表现隆起（图 102）。

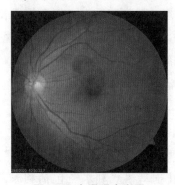

图 101　左眼眼底彩照

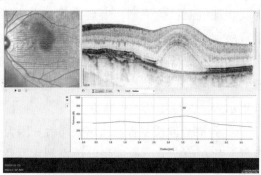

图 102　左眼 OCT

和血明目片，5 片 tid po；七叶洋地黄双苷滴眼液 tid 双眼；继续完善眼底荧光造影，并建议患者行玻璃体药物注射治疗，患者拒绝进一步检查及玻璃体腔药物注射。

二诊：2020 年 7 月 3 日。

患者自觉视力好转。视力：右眼 0.8，左眼 0.8。其余同前。纳眠可，二便调。舌暗红，苔薄黄，脉弦数。

辨证：阴虚火旺，气滞血瘀。

治法：滋阴清热，化瘀止血。

方药：生蒲黄汤加减。

生蒲黄 15g（包煎），墨旱莲 30g，生地黄 15g，荆芥炭 10g，丹参 20g，牡丹皮 10g，郁金 10g，白茅根 15g，仙鹤草 30g，栀子 10g，三七 10g，川芎 10g，血余炭 10g，薏苡仁 30g。水煎服，日 1 剂，共 10 剂。

张梅芳教授根据全身辨证和局部辨证，予生蒲黄汤加减。

三诊：2020 年 7 月 14 日。

患者自觉视力好转。视力：右眼 0.8，左眼 0.8。左眼黄斑区片状出血基本吸收，视网膜下淡黄色渗出（图 103）。OCT：左眼黄斑区神经上皮层隆起较前消退，厚度 492μm（图 104）。口干口苦。舌暗红，苔薄黄，脉弦。

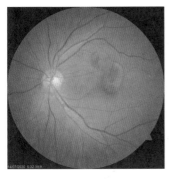
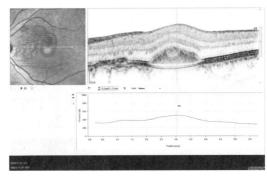

图 103　左眼眼底彩照　　　　　图 104　左眼 OCT

张梅芳教授认为，患者效果明显，守方治疗。水煎服，日 1 剂，共 15 剂。

四诊：2020 年 7 月 31 日。

患者自诉眼前黑影遮挡感好转。视力：右眼 0.8，左眼 0.8。左眼黄斑区片状出血基本吸收。视网膜下淡黄色渗出大部分吸收（图 105）。OCT：左眼黄斑中心凹曲线显现，厚度 197μm，左眼黄斑中心偏鼻侧上方可见色素上皮层隆起，呈 M 形（图 106）。舌暗红，苔薄黄，脉弦。

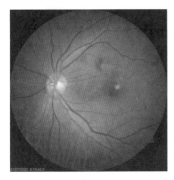
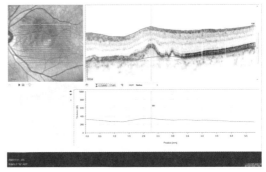

图 105　左眼眼底彩照　　　　　图 106　左眼 OCT

张梅芳教授认为，疗效显著，继续守方。考虑活血药量不足，在前方的基础上，丹参增至 30g，再加浙贝母 10g，加强化痰散结之力。水煎服，日1剂，共7剂。

五诊（2020年8月7日）、六诊（2020年9月25日）。

复诊，左眼黄斑区上方视网膜下出血基本吸收；颞上静脉处出血，约1/6PD（图107）。OCT：左眼黄斑色素上皮隆起基本消退（图108）。

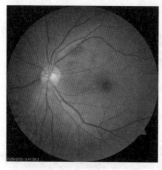
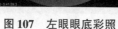

图107　左眼眼底彩照

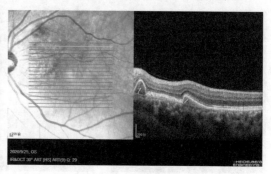

图108　左眼OCT

张梅芳教授认为，出血吸收，故减少清热止血药，去栀子；加黄芪20g、陈皮10g，以加强益气化痰之力。

蒲黄15g（包煎），旱莲草30g，陈皮10g，丹参20g，荆芥炭10g，牡丹皮15g，郁金10g，川芎10g，猫爪草30g，白茅根15g，仙鹤草30g，三七10g，血余炭10g，泽泻10g，浙贝母10g，薏苡仁30g，黄芪20g。水煎服，日1剂，共48剂。

七诊：2020年11月13日。

左眼视物清晰，无暗影遮挡。左眼视力0.8，左眼玻璃体腔透明，眼底黄斑区视网膜下暗红色出血斑吸收，无明显渗出物。左眼OCT：PED，呈中等密度反射，指状突起（图109）。舌质暗红，苔薄白，脉弦。

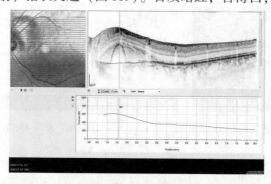

图109　左眼OCT

和血明目片，5 片 tid po；七叶洋地黄双苷滴眼液 tid 双眼。

八诊：2020 年 12 月 25 日。

左眼再次出血，暗影遮挡 3 天。左眼视力 0.8。左眼眼底视盘上方视网膜下暗红色出血斑，1.5 PD，视网膜下淡黄色渗出物（图 110）。OCT：左眼黄斑区基本正常（图 111）。舌质暗红，苔薄白，脉弦。

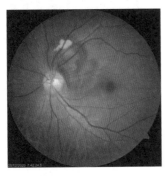

图 110 左眼眼底彩照　　　　图 111 左眼 OCT

辨证：阴虚火旺，气滞血瘀。

治法：滋阴清热，化瘀止血

方药：生蒲黄汤加减。

蒲黄 15g（包煎），旱莲草 30g，陈皮 20g，丹参 20g，荆芥炭 10g，牡丹皮 15g，郁金 10g，猫爪草 30g，泽泻 10g，仙鹤草 30g，三七 10g，血余炭 10g，浙贝母 10g，黄芪 20g。水煎服，日 1 剂，共 14 剂。

张梅芳教授认为，患者证属阴虚火旺，气滞血瘀，故选用生蒲黄汤加减。

九诊：2021 年 1 月 8 日。

左眼暗影遮挡减轻。左眼视力 0.8。左眼眼底视盘上方视网膜下暗红色出血斑变小，约 1.0PD，视网膜下淡黄色渗出物基本吸收（图 112）。舌质暗红，苔薄白，脉弦。

张梅芳教授认为，治疗有效，守方治疗。加用石决明 30g，以平肝明目。水煎服，日 1 剂，共 28 剂。

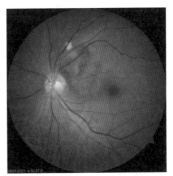

图 112 左眼眼底彩照

十诊：2021 年 2 月 5 日。

左眼暗影减轻。左眼视力 0.8，左眼眼底视盘上方视网膜下暗红色出血斑减少，约1PD，视网膜下淡黄色渗出物完全吸收（图113）。舌质暗红，苔薄白，脉弦。

张梅芳教授认为，治疗有效，守方治疗。水煎服，日1剂，共42剂。

十一诊：2021年3月18日。

左眼暗影减轻。左眼视力0.8。左眼眼底视盘上方视网膜下暗红色出血斑基本吸收（图

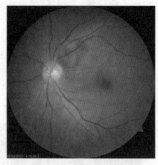

图113　左眼眼底彩照

114）。左眼OCTA：未见异常血流信号（图115）。舌质暗红，苔薄白，脉弦。

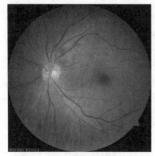

图114　左眼眼底彩照

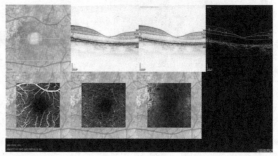

图115　左眼OCTA

张梅芳教授认为，治疗有效，守方治疗。水煎服，日1剂，共60剂。

十二诊：2021年5月25日。

左眼暗影消退。左眼视力0.8。左眼眼底视盘上方视网膜下暗红色出血斑基本吸收（图116）。OCTA：左眼黄斑视盘间浅层血管网部分缺失（图117）。舌质暗红，苔薄白，脉弦。

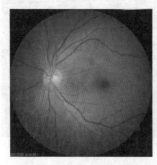

图116　左眼眼底彩照

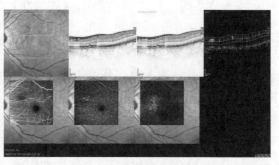

图117　左眼OCTA

张梅芳教授认为，治疗有效，守方治疗。水煎服，日 1 剂，共 30 剂。加用和血明目片，5 片 tid po，加强活血化瘀。

十三诊：2021 年 7 月 22 日。

左眼暗影消退。左眼视力 0.8。左眼眼底视盘上方视网膜下暗红色出血斑吸收（图 118）。OCTA：左眼黄斑视盘间浅层血管网部分缺失（图 119）。舌质暗红，苔薄白，脉弦。

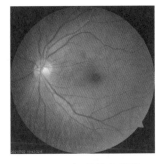

图 118　左眼眼底彩照

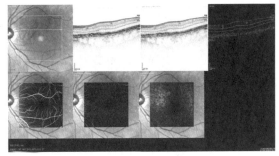

图 119　左眼 OCTA

张梅芳教授认为，目前眼底情况稳定，停药中药，继续予以和血明目片，5 片 tid po。

十四诊：2021 年 11 月 4 日。

左眼暗影消退。左眼视力 0.8。左眼眼底视盘上方视网膜未见出血（图 120）。OCTA：左眼黄斑视盘间浅层血管网部分缺失（图 121）。舌质暗红，苔薄白，脉弦。

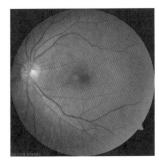
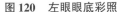

图 120　左眼眼底彩照

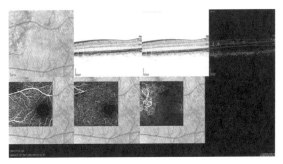

图 121　左眼 OCTA

张梅芳教授认为，目前眼底情况稳定，继续予和血明目片，5 片 tid po。后期随访，患者未见复发。

【诊治思路】本病归属于中医学"视瞻昏渺"范畴。《证治准绳》描述了此类疾病：外眼并无异常，但视力逐渐减退，最终导致视物模糊不清。本病的临床表现符合这一诊断。因病变发生在脉络膜，张梅芳教授把病位定位在络，该病主要以出血为主，病因在瘀，且患者年过半百，气阴亏虚，导致血液停滞于络，因络出路少，故病重。《黄帝内经》还有久病入络的论述，随着疾病日久，病邪由浅入深，络脉受损，这也符合该病病程长、易反复发作的特点。治疗眼科疾病，要注意局部与整体辨证相结合。我们要观察眼部的局部表现，如出血的颜色、范围，还要注意患者整体的体质，灵活地调整处方用药。随着现代诊疗技术的发展，张梅芳教授认为辨证不应仅限于局部，还要关注微观情况，结合微观辨证，才能达到更好的诊疗效果。

在治疗该病时，张梅芳教授注重辨证与辨病相结合。在发病初期，即出血期，以止血为主，适当加入祛瘀药，此时以生蒲黄汤为主方。该方来源于陈达夫教授所著的《眼科六经法要》，是治疗眼内出血的要方。其中，生蒲黄、仙鹤草、血余炭、荆芥炭、牡丹皮凉血止血；生地黄、墨旱莲养阴止血；栀子清心除烦；佐以赤芍、丹参、川芎、郁金活血化瘀；三七粉化瘀止血。全方具有凉血止血而不留瘀的功效，使积血吸收，从而改善患者的视功能。随着出血的吸收，遗留下黄色病灶，提示疾病发展到瘀血证期。此阶段以祛瘀为主，加桑白皮、夏枯草等加强祛瘀的效果。病程的后期，瘀血基本吸收，但视网膜尚未修复好，该阶段治以祛瘀除痰、通络散结为主，故加陈皮、猫爪草加强化痰之效，适当使用止血药，去前方的栀子、牡丹皮。从痰邪论治，要痰瘀同治。病程日久，注意正气的补充以及脾气的顾护，这一过程治疗周期长，要求患者有良好的依从性，才能有好的治疗效果。

后期复发，见到渗出物，仍属第三阶段，同时思考复发的原因。在这一阶段，张梅芳教授充分利用现有的科技手段，从微观入手，局部辨证与微观辨证相结合，从而确定治疗方案与治疗周期。从 OCTA 图像上可以看到异常血流信号，观察到无血管复合体。OCTA 可见异常明显新生血管形态。而且，随着治疗的进行，此处的新生血管生长趋于完整，并没有出现破裂出血、渗出的情况。因此，这一阶段用药时，更加注重提高具有益气摄血功效的药物的效果，如方中的三七、黄芪这一药对气血同治，使血得以归经。同时，也可从新生血管形成的一种机制假说思考，中性脂质在 Bruch 膜内胶原层及 RPE 基底膜间沉积，阻碍脉络膜循环与外层视网膜间物质交换，为代偿这种障碍，新生血管形成，现代药理学研究提示三七、黄芪这一药对可以调节脂质代谢，这只是目前的猜想，尚需验证。

张梅芳教授认为，此病治疗的周期偏长。在治疗过程中，仍需注意加强与患者的沟通，以便加强患者的依从性。稳定恢复期时，可以减少中药汤剂的服用量，改为口服中成药和血明目片治疗。同时，适当行 OCT、OCTA 检查，便于直观提示患者在恢复后需进行进一步巩固治疗，以达到防止患者自行减药或停药的目的。此外，需要注意病情的反复性，所以还需密切观察随访。

医案 68

【临床资料】李某，男，15 岁，因"右眼视物模糊伴暗影遮挡感 10 天"就诊。患者 10 天前眼部受创伤，此外，有屈光不正病史，否认其他病史。

中医诊断：撞击伤目（气滞血瘀，风邪外袭）。

西医诊断：①视神经及视路损伤（右眼）。②眼睑裂伤（术后，右眼）。③屈光不正（双眼）。

【诊治经过】

一诊：2022 年 9 月 7 日。

视力：右眼 HM/40cm（−4.25 DS 联合 −2.75 DC 95°，不能矫正），左眼 0.06（−4.25 DS 联合 −2.5 DC 91°矫正至 1.0）。NCT：右眼 18.3mmHg，左眼 19.7mmHg。右眼眼睑瘀肿，上睑皮肤可见两条横形伤口，已经愈合。双眼眼位正位，眼球运动正常，前节及眼底未见异常。舌淡红，苔薄白，脉滑。

辨证：气滞血瘀，风邪外袭。

治法：活血化瘀，祛风开窍。

方药：除风益损汤加减。

藁本 10g，防风 10g，前胡 10g，熟地黄 15g，赤芍 10g，川芎 15g，当归 15g，桃仁 10g，红花 10g，柴胡 15g，牛膝 15g，桔梗 10g。水煎服，日 1 剂，共 2 剂。

复方血栓通注射液，0.2g iv（静脉注射）qd（1 天 1 次）；醒脑静注射液，10mL iv qd；甲钴胺片，10mg tid po；注射用鼠神经生长因子，30μg im（肌内注射）qd；子午流注、眼部离子导入、穴位注射，qd；地塞米松，10mg iv qd。

针灸：百会、印堂、双侧内关、阳陵泉、双眼睛明、四白、鱼腰、丝竹空、双侧手三里、足三里、养老、光明、照海、四关交替；头皮针：视中枢、血管收缩区。

二诊：2022 年 9 月 9 日。

患者自觉右眼视物明亮。全身检查未见明显异常。右眼视力：0.02（不能矫正）。NCT：右眼 18.0mmHg，左眼 19.0mmHg。双眼眼底视盘边界清楚，视网膜未见出血及渗出，黄斑中心光反射可见（图 122）。双眼视野检查：右眼残留颞上视野，余缺损，左眼基本正常视野（图 123）。眼眶CT 未见眼眶骨折（图 124）。舌淡红，苔薄白，脉滑。

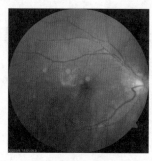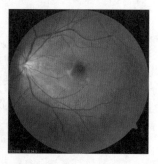

图 122　双眼眼底彩照

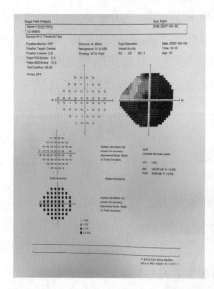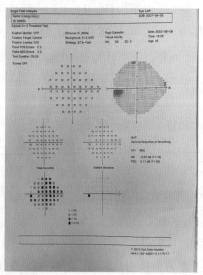

图 123　双眼视野

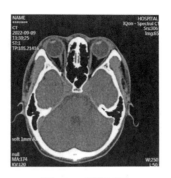

图 124　眼眶 CT

张梅芳教授认为，治疗有效，中药予以守方治疗。水煎服，日 1 剂，共 5 剂。其余治疗方案同前。

三诊：2022 年 9 月 14 日。

右眼视力明亮，下方暗影遮挡感好转。右眼视力：0.02（－4.25 DS －2.75 DC 95°矫正至 0.04）。F－VEP：右眼 P2 波峰时正常，振幅降低（图 125）。舌淡红，苔薄白，脉滑。

张梅芳教授认为，治疗有效，中药守方治疗。水煎服，日 1 剂，共 16 剂。地塞米松使用 1 周，予以停用。其余治疗方案同前。

四诊：2022 年 9 月 20 日。

右眼视力明亮，下方暗影遮挡感好转。右眼视力：0.04（－4.25 DS 联合 －2.75DC95°矫正至 0.2）。复查视野提

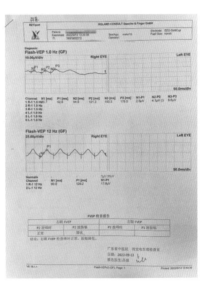

图 125　F－VEP

示，右眼视野缺损好转，仍下半视野缺损（图 126）。舌淡红，苔薄白，脉滑。

张梅芳教授指出，目前继续守方治疗，但是活血化瘀药物不足，予以赤芍加量至 20g，考虑祛风药力太过，柴胡减量至 10g。

藁本 10g，防风 10g，前胡 10g，熟地黄 15g，赤芍 20g，川芎 15g，当归 10g，桃仁 10g，红花 10g，柴胡 10g，桔梗 10g，牛膝 15g。水煎服，日 1 剂，共 7 剂。

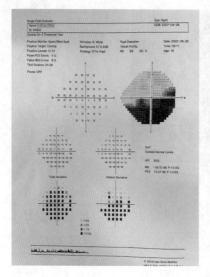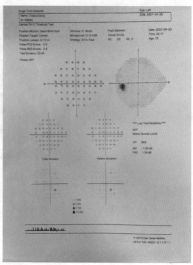

图 126 双眼视野

五诊：2022 年 9 月 27 日。

右眼视力明亮，下方暗影遮挡感好转。右眼视力：0.06（-4.25 DS -2.75 DC95° 矫正至 0.4）。NCT：右眼 18.3mmHg，左眼 18.0mmHg。复查视野提示：右眼视野缺损进一步好转，仍下半视野大部分缺损（图 127）。舌淡红，苔薄白，脉滑。

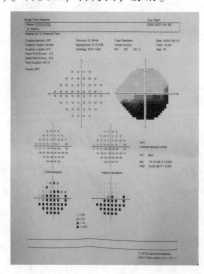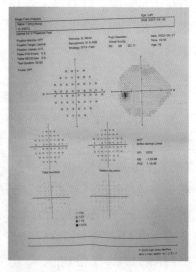

图 127 双眼视野

张梅芳教授指出，治疗有效，守方案治疗。水煎服，日1剂，共7剂。

5个月后复查，右眼视力0.06（-4.25 DS -2.75 DC 95°矫正至0.4）。NCT：右眼18.3mmHg，左眼18.0mmHg。右眼视力稳定。

【诊治思路】"玄府"的概念最早见于《素问·水热穴论》。书中云："玄府者，汗孔也。""汗孔流，腠理开。""腠理闭塞，玄府不通。"这些都说明玄府与腠理在生理和病理上密切相关。"腠理"一词在《素问》中有"肌腠""分腠""肉腠""肉理""皮腠"之分。东汉张仲景有言："腠者，是三焦通会元真之处，为气血所注；理者，是皮肤脏腑之文理也。"由是观之，腠理存在于皮肤、肌肉、四肢骨节，甚至三焦及五脏六腑之中。金代刘河间有言："腠理，一名玄府。"可见人体全身无处不有，无处不在的玄微难见之孔道，就是所谓的"玄府"。正如《素问玄机原病式》中指出，"玄府者，无物不有，人之脏腑、皮毛、肌肉、筋膜、骨髓、爪牙"，而且"世之万物，尽皆有之"。

刘河间提出首当"以辛散结""令郁结开通，气液宣行"之法。对于辛味药物的应用，《珍珠囊》提道："辛主散……辛能散结润燥，致津液通气。"这说明辛味药物不仅能发散、行气血，而且有布津润燥的功能，其目的是使玄府开通，启闭达塞，使精气宣行。常用之品散见于解表药、理气药、活血药和开窍药等之中。

张梅芳教授认为，眼也同样适用开窍法，因此在眼病的治疗中，应注意使用芳香开窍的药物。对于气血郁滞导致的暴盲实证，可采用柴胡、枳壳、郁金、红花、川芎、麝香等行气活血的药物来开窍治疗。在处理外伤性视神经病变时，张梅芳教授认为除了使用激素来减轻组织水肿外，还应重视活血通络开窍的治疗方法，强调中西医结合。特别是在中药处方的选用过程中，张梅芳教授融入了"开玄府"的思路，以调畅眼部气血。

医案69

【临床资料】梁某，女，7岁，因"突发右眼发红、刺痛、视力下降、畏光，头痛11日"就诊。患者于2021年2月9日首次就诊于眼科门诊，3日后突发左眼发红、刺痛、视力下降，少许耳鸣，门诊对症处理后，于2021年2月20日收治入院。

中医诊断：暴盲（脾虚湿盛）。

西医诊断：①伏格特－小柳－原田综合征（VKH）。②黄斑水肿（双眼）。③屈光不正（双眼）。

【诊治经过】

一诊：2021年2月20日。

视力：右眼0.06（-2.00 DS，可矫正至0.12），左眼0.12（矫正不提高）。眼压：右眼10mmHg，左眼9mmHg。双眼睑结膜未见明显充血，角膜透明，双眼角膜下方可见少许KP，前房清，AF（-），轴深3CT，瞳孔等大等圆，直径约3mm，晶状体透明，玻璃体混浊。双眼眼底可见视神经乳头颜色、大小正常，边界清，C/D=0.3，A/V=2:3，血管弯曲，视网膜可见水肿，黄斑中心凹反光消失，后极部视网膜未见出血（图128）。FFA：双眼视网膜多点散在强荧光，视盘染色，边界模糊（图129）。OCT：双眼黄斑水肿，色素渗出伴多灶性浆液性视网膜脱离（图130、图131）。血常规、CRP、降钙素原、凝血3项、输血4项、生化34项、免疫6项、感染5项、心电图、胸片、头颅MR未见明显异常。血沉：40mm/h。自身免疫抗体12项：抗核抗体（+）。HLA－Ⅰ、HLA－Ⅱ分型中检测出DRB4＊01、DR53阳性。面色偏白，胃纳一般，眠可，二便调。舌淡红，苔白，脉滑。

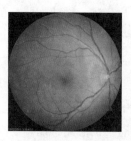
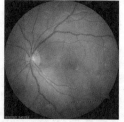

图128　双眼彩超

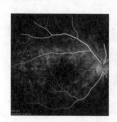
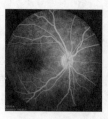
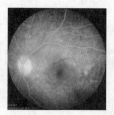
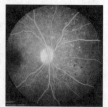

图129　双眼 FFA

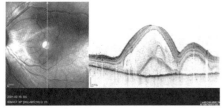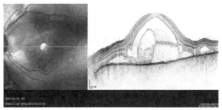

图 130 左眼 OCT

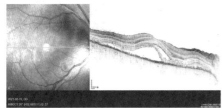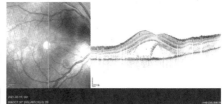

图 131 右眼 OCT

辨证：脾虚湿盛。

治法：健脾渗湿。

方药：参苓白术散加减。

白术 10g，茯苓 10g，白扁豆 5g，陈皮 5g，山药 5g，炙甘草 3g，莲子 5g，砂仁 5g，薏苡仁 15g，车前子 10g，炒麦芽 5g，炒稻芽 5g，柴胡 5g，豆蔻 5g。水煎服，日 1 剂，共 2 剂。

甲泼尼龙 0.25g（10mg/kg），iv qd（2021 年 2 月 20 日～2021 年 2 月 22 日）。妥布霉素地塞米松滴眼液、双氯芬酸钠滴眼液、复方托吡卡胺滴眼液 双眼 q2h。

甲钴胺片 0.5g，tid po；艾司奥美拉唑肠溶片 20mg，qd po；碳酸钙 D_3 颗粒 0.5g，qd po；氯化钾缓释片 0.5g，qd po。

二诊：2021 年 2 月 22 日。

双眼视物转清。视力：右眼 0.15，左眼 0.15（矫正不提高）。眼压：右眼 14mmHg，左眼 11mmHg。双眼睑结膜未见明显充血，双眼角膜下方可见数个 KP，前房清，AF（－），瞳孔药物性散大，直径约 5mm，晶状体透明，玻璃体透明，双眼眼底可见视神经乳头颜色、大小正常，边界清，C/D＝0.3，A/V＝2:3，血管弯曲，黄斑水肿范围较前减小，黄斑中心凹反光反射消失，后极部视网膜未见出血。OCT：双眼色素上皮层上可见少许脱离，双眼黄斑水肿较前明显减轻（图 132、图 133）。面色偏白，胃纳一般，眠可，二便调。舌淡红，苔白，脉滑。

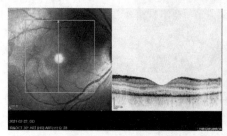 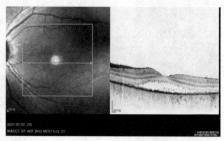

图 132　右眼 OCT　　　　　　　　图 133　　左眼 OCT

张梅芳教授认为，治疗有效，继续原方案治疗。中药水煎服，日 1 剂，共 3 剂。

甲泼尼龙，0.25g（10mg/kg），iv qd（2021 年 2 月 22 日～2021 年 2 月 24 日），2021 年 2 月 25 日开始后改为甲泼尼龙片 40mg，qd po。

三诊：2021 年 2 月 26 日。

双眼症状好转，患者出院。视力：右眼 0.4，左眼 0.3（矫正不提高）。眼压：右眼 19mmHg，左眼 16mmHg。双眼睑结膜未见明显充血，双眼角膜透明，前房清，AF（－），瞳孔药物性散大，直径约 5mm，晶状体透明，玻璃体透明，双眼眼底可见视神经乳头颜色、大小正常，边界清，C/D = 0.3，A/V = 2:3，血管弯曲，黄斑区未见明显水肿，黄斑中心凹反光存在，后极部视网膜未见出血。

面色偏白，胃纳一般，眠可，二便调。舌淡红，苔薄白，脉滑。

张梅芳教授认为，治疗有效，继续原方案治疗。中药水煎服，日 1 剂，共 7 剂。

四诊：2021 年 3 月 4 日。

双眼视物转清，症状好转。视力：右眼 0.5，左眼 0.6（矫正不提高）。眼压：右眼 22.3mmHg，左眼 21.7mmHg。双眼睑结膜未见明显充血，双眼角膜透明，前房清，AF（－），瞳孔等大等圆，直径约 3mm，对光反射灵敏，晶状体透明，玻璃体透明，双眼眼底可见视神经乳头颜色、大小正常，边界清，C/D = 0.3，A/V = 2:3，血管弯曲好转，黄斑中心凹反光存在，后极部视网膜未见出血。OCT：双眼黄斑区形态大致正常（图 134、图 135）。舌暗红，苔少，脉细数。

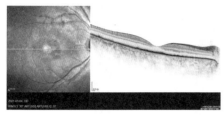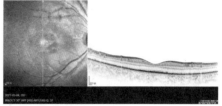

图 134　右眼 OCT

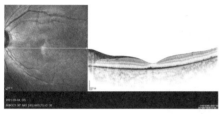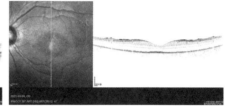

图 135　左眼 OCT

辨证：阴虚湿热。

治法：滋阴清热利湿。

方药：清热利湿方（自拟）加减。

干石斛 10g，玉竹 10g，北沙参 10g，生地黄 10g，柴胡 5g，黄芩 5g，蔓荆子 10g，牡丹皮 10g，赤芍 10g，栀子 10g，车前子 10g，甘草 5g，荆芥穗 10g，防风 10g。水煎服，日 1 剂，共 7 剂。

根据舌脉考虑患者阴虚，结合眼底局部水肿情况，考虑阴虚湿热，予以调整中药方剂。

甲泼尼龙片 32mg qd po；艾司奥美拉唑肠溶片 20mg qd po；碳酸钙 D$_3$ 颗粒 0.5g qd po；氯化钾缓释片 0.5g qd po。

马来酸噻吗洛尔滴眼液 bid 双眼；双氯芬酸钠滴眼液 tid 双眼。

五诊：2021 年 3 月 11 日。

双眼视力逐渐提升。视力：右眼 0.8，左眼 1.0。眼压：右眼 17mmHg，左眼 18mmHg。眼底检查基本同前。双眼眼底彩照：基本正常（图 136）。OCT：大致正常（图 137、图 138）。舌暗红，苔少，脉细数。

甲泼尼龙片 16mg qd po，其余治疗方案同前。中药守方，水煎服，日 1 剂，共 7 剂。

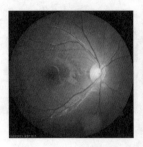
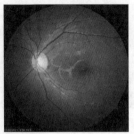

图 136　双眼眼底彩照

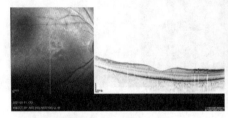
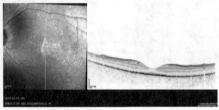

图 137　右眼 OCT　　　　　　图 138　左眼 OCT

六诊：2021 年 3 月 18 日。

双眼视物清晰。视力：右眼 1.0，左眼 1.0。眼压：右眼 18.5mmHg，左眼 16mmHg。眼底专科检查结果基本同前。

舌暗红，苔少，脉细数。

甲泼尼龙片 8mg qd po，其余治疗方案同前。中药守方，水煎服，日 1 剂，共 14 剂。

七诊：2021 年 4 月 1 日。

双眼视物清晰，视力稳定。视力：右眼 1.0，左眼 1.0。眼压：右眼 16.5mmHg，左眼 17mmHg。眼底专科检查结果基本同前。OCT：双眼黄斑区形态大致正常，黄斑区无水肿（图 139、图 140）。舌暗红，苔少，脉细数。

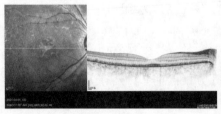
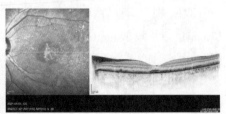

图 139　右眼 OCT　　　　　　图 140　左眼 OCT

甲泼尼龙片 8mg qd po，其余治疗方案同前。中药守方，水煎服，隔日1 剂，共 30 剂。

八诊：2021 年 6 月 3 日。

视力：右眼 1.0，左眼 1.0。眼压：右眼 19mmHg，左眼 18mmHg。眼底专科检查结果基本同前。OCT：双眼黄斑区形态大致正常，黄斑区无水肿（图 141、图 142）。舌暗红，苔少，脉细数。

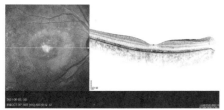
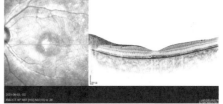

图 141　右眼 OCT　　　　　　　　图 142　左眼 OCT

甲泼尼龙片 4mg qd po，其余治疗方案同前。中药守方，水煎服，隔日1 剂，共 30 剂。

九诊：2021 年 8 月 26 日。

右眼视力轻微下降。视力：右眼 0.8，－0.75 DS，矫正 1.0，左眼1.0。眼压：右眼 18.0mmHg，左眼 16.0mmHg。眼底专科检查结果基本同前。OCT：双眼黄斑区形态大致正常，黄斑区无水肿（图 143、图 144）。舌暗红，苔少，脉细数。

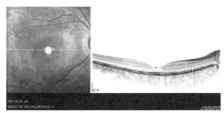

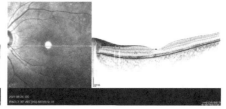

图 143　右眼 OCT　　　　　　　　图 144　左眼 OCT

张梅芳教授认为，患者使用激素 6 个月，目前症状稳定，停用甲泼尼龙片，继续服用甲钴胺片 0.5mg tid po；七叶洋地黄双苷滴眼液　tid 双眼。中药汤剂停服，予以知柏地黄丸，8 丸 bid po，以滋阴清热，维持治疗。

十诊：2021 年 11 月 18 日。

患者视力稳定。视力：右眼 0.8，－0.75 DS，矫正 1.0，左眼 1.0。眼压：右眼 18.0mmHg，左眼 16.0mmHg。眼底专科检查结果基本同前。舌红，苔少，脉细。

停用甲钴胺片。继续服用知柏地黄丸，8 丸 bid po，七叶洋地黄双苷滴眼液 tid 双眼。

十一诊：2022 年 1 月 7 日。

患者视力提升。视力：右眼 1.0，左眼 1.0。眼压：右眼 18.0mmHg，左眼 16.0mmHg。眼底专科检查结果基本同前。舌红，苔少，脉细。

继续服用知柏地黄丸，8 丸 bid po，七叶洋地黄双苷滴眼液 tid 双眼。

十二诊：2022 年 8 月 26 日。

双眼视力稳定。视力：右眼 1.0，左眼 1.0。眼压：右眼 15.0mmHg，左眼 15.0mmHg。眼底专科检查结果基本同前。双眼眼底彩照：双眼黄斑区色素紊乱（图 145）。双眼 OCT：双眼黄斑区形态大致正常，黄斑区无水肿（图 146、图 147）。舌淡红，苔薄白，脉滑。

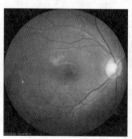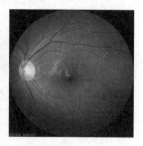

图 145　双眼眼底彩照

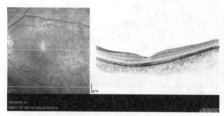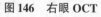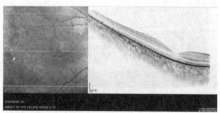

图 146　右眼 OCT　　　　　图 147　左眼 OCT

【诊治思路】伏格特－小柳－原田综合征（VKH）多发于成年人，在全球范围内，东亚的发病率较高，女性发病率高于男性。其中，中国的发病率达到 14% 以上。但儿童发病较为罕见，目前国内报道，中国儿童 VKH 病例最小年龄为 6 岁，其诊断上具有一定的难度，且常因误诊而错过正确的治疗，导致病情进展，严重时导致视力丧失，炎症反复。VKH 的病因及发病机制纷繁复杂，尚未完全明确。目前，VKH 的诊断无金标准，一般常用由 Rao 等在 2007 年提出的修订诊断标准。最主要的诊断建议为无眼部病史，有听觉系统及中枢神经系统的症状，弥漫性脉络膜炎或视神经乳头炎，OCT 显示多灶性浆液性视神经上皮脱离，FFA 可见多发性点状强荧光渗漏及视盘着染等。有文献报道，VKH 还与基因相关，其易感基因为 HLA – DRB1/DQA1、IL23R – C1orf141 和 ADO – ZNF365 – EGR2。

临床上，本病西医多采用类固醇皮质激素和免疫抑制剂为主进行治疗，但存在副作用较大、病情易反复、不能防止复发等缺点，导致相当一部分患者因无法忍受而放弃治疗，造成失明。张梅芳教授认为，中医治疗葡萄膜炎是在整体观指导下的辨证论治。中医注重患者的整体辨证及不同患者的特殊性，重视个性化治疗，这些都是西医无法比拟的。

本案患者无明显的病史和家族史，没有眼部创伤或手术史，主要症状为双眼先后发红、刺痛、视力下降、畏光，伴随症状为头痛、耳鸣等表现，再根据眼部专科查体、OCT、FFA 的检查来推断患者可能患有 VKH。而患者抽血结果基本正常，却在 HLA – Ⅰ、HLA – Ⅱ分型中检测出 DRB4 * 01、DR53 阳性，进一步佐证了我们的诊断。VKH 的早期西医治疗为激素冲击，具体剂量则众说纷纭，目前文献记载的最大剂量——儿童 VKH 用药经验为 30mg/kg 糖皮质激素，考虑儿科医生会诊意见后，我们试探性给予 10mg/kg 甲泼尼龙进行治疗，并在治疗过程中注意眼部局部抗炎，以及兼顾激素冲击治疗后容易出现的不良反应，予护胃、预防骨质疏松、预防低钾等处理。

张梅芳教授认为，患者面色偏白，胃纳一般，此为脾虚之象；舌淡红、苔白、脉滑，此为湿盛表现。此外，患者 OCT 表现为黄斑区高度水肿，结合微观黄斑水肿的三焦辨证，辨证为脾虚湿盛证，予参苓白术散加减。方中白术、茯苓、白扁豆、山药、豆蔻、莲子、砂仁、薏苡仁健脾利湿，炒麦芽、炒稻芽健脾和胃，陈皮健脾理气，车前子利湿，柴胡引药上行，炙甘草调和诸药。治疗 3 天后，疗效立竿见影，视力明显提高，视网膜浆液性脱离明显好转。二诊后，患者黄斑形态基本正常，但由于患者较长时间使用激素治疗，出现了继发眼压升高的情况，予马来酸噻吗洛尔滴双眼，以降眼压来对症治疗。

儿童 VKH 患者激素的治疗疗程一般来说较长，且激素的冲击剂量是一个难点，我们此次给予的剂量，为各位同道日后治疗此类病证提供了一个参考。同时，激素使用过程中还应逐步减量，并随时观察患者的病情变化，此后我们逐步调整了激素的用量。中医方面，患者黄斑水肿逐渐消退，又长时间服用激素，易出现阴虚火旺之证，舌暗红、苔少、脉细数更是阴虚之象，因此改方为自拟滋阴清热利湿方。三诊后，患者的视力开始恢复。为了维持疗效并避免病情反复，我们继续指导患者逐步减少药量，同时维持激素治疗，并积极应对使用激素后产生的一系列副作用。时至今日，患者能够获得一个较为满意的视功能。

在临床工作中接诊儿童葡萄膜炎患者时，张梅芳教授强调，在诊断VKH时，必须综合考虑神经系统或听觉系统等相关病史，以避免漏诊或误诊。激素冲击治疗对VKH具有良好效果，但必须坚持足量、全程且规律地用药。若能与中医的辨证与辨病治疗相结合，可以显著提升治疗效果，减轻激素的副作用，并降低复发率。一旦患者被确诊为VKH，应立即进行大剂量激素冲击治疗，并维持至少6个月的激素治疗，其间不可随意停药。在病情的不同阶段，中医中药的运用都发挥着重要作用：早期能促进黄斑水肿的快速消退，中期能缓解部分因使用激素而产生的副作用，后期则有助于维持治疗效果。因此，中西医结合治疗确实是一种稳妥可靠的方法。

张梅芳教授认为，在中医干预方面，疾病初期，患者面色偏白、胃纳一般，此为脾虚之象；舌淡红、苔白、脉滑，此为湿盛表现。此外，患者OCT显示黄斑区高度水肿，结合微观黄斑水肿辨证，辨证为脾虚湿盛证，予参苓白术散加减。在疾病的中期，患者舌质红、舌苔黄、脉细数，结合患者面部痤疮等表现，辨证为阴虚湿热，予以滋阴清热方（自拟）加减。到了疾病的后期，患者长期服用激素，常常会出现阴虚体质，结合舌质红、苔少、脉细，辨证为阴虚火旺，予以知柏地黄丸以滋阴补肾明目。